Practical Management of Complex Cancer Pain

2nd EDITION

原书第2版

复杂癌痛临床管理

原著 [英] Manohar Sharma　　[英] Karen H. Simpson
　　 [英] Michael I. Bennett　[英] Sanjeeva Gupta

主审 曾维安　　主译 陈东泰　李　强　严　俨

中国科学技术出版社
·北 京·

图书在版编目（CIP）数据

复杂癌痛临床管理：原书第 2 版 /（英）马诺哈尔·夏尔马 (Manohar Sharma) 等原著；陈东泰，李强，严俨主译 . -- 北京：中国科学技术出版社，2025.6.
ISBN 978-7-5236-1306-1

Ⅰ . R730.5

中国国家版本馆 CIP 数据核字第 2025AF2872 号

著作权合同登记号：01-2024-5365

策划编辑	延　锦　陈　雪
责任编辑	延　锦
文字编辑	韩　放
装帧设计	佳木水轩
责任印制	徐　飞

出　　版	中国科学技术出版社
发　　行	中国科学技术出版社有限公司
地　　址	北京市海淀区中关村南大街 16 号
邮　　编	100081
发行电话	010-62173865
传　　真	010-62179148
网　　址	http://www.cspbooks.com.cn

开　　本	710mm×1000mm　1/16
字　　数	277 千字
印　　张	16.25
版　　次	2025 年 6 月第 1 版
印　　次	2025 年 6 月第 1 次印刷
印　　刷	北京博海升彩色印刷有限公司
书　　号	ISBN 978-7-5236-1306-1/R·3457
定　　价	138.00 元

（凡购买本社图书，如有缺页、倒页、脱页者，本社销售中心负责调换）

版权声明

© Oxford University Press 2022

Practical Management of Complex Cancer Pain, Second Edition was originally published in English in 2022. This translation is published by arrangement with Oxford University Press. China Science and Technology Press is solely responsible for this translation from the original work and Oxford University Press shall have no liability for any errors, omissions or inaccuracies or ambiguities in such translation or for any losses caused by reliance thereon.

《复杂癌痛临床管理（原书第 2 版）》的英文原版于 2022 年出版。本翻译版由牛津大学出版社授权，由中国科学技术出版社独立负责完成，牛津大学出版社不对翻译版中的错误、疏漏、不准确或模棱两可，以及由此导致的损失承担责任。

Oxford University Press makes no representation, express or implied, that the drug dosages in this book are correct. Readers must therefore always check the product information and clinical procedures with the up-to-date published product information and data sheets provided by the manufacturers and the most recent codes of conduct and safety regulations. The authors and the publishers do not accept responsibility or legal liability for any errors in the text or for the misuse or misapplication of material in this work. Except where otherwise stated drug dosages and recommendations are for the non–pregnant adult who is not breast-feeding.

牛津大学出版社对书中的药物剂量正确性保持中立态度。因此，读者必须参照生产商提供的最新产品信息和说明书查验产品说明和临床使用程序。作者及出版商对文本错误或书中的物质错用、误用不承担法律责任。除非另有说明，否则药物剂量仅适用于不进行母乳喂养的非妊娠成年人。

Links to third party websites are provided Oxford in good faith and for information only. Oxford disclaims any responsibility for the materials contained in any third website referenced in this work.

牛津大学出版社只是出于诚意和信息扩展提供第三方的网站链接。牛津大学出版社对本作品所提供的第三方网站内容不承担任何责任。

译者名单

主　审　曾维安
主　译　陈东泰　李　强　严　俨
副主译　陈祥楠　闫　芳　黄　洋　姚逸尘
译　者（以姓氏笔画为序）
　　　　王　妍　冯　妍　饶　艳　给力巴　曹　妍　盘语嫣
　　　　寇　嘉　彭　辉　蒋文琪

内容提要

本书引进自牛津大学出版社，是一部全面介绍复杂癌痛诊疗的经典著作。本书为全新第 2 版，共三篇 30 章，概述了复杂癌痛的定义与病理生理，以及癌痛的药物疼痛管理，并详细阐述了癌痛管理中的外科治疗和癌痛的肿瘤治疗及其他癌痛的诊疗方法。本书通过病例展开详细治疗方案，内容全面，实用性强，既可作为疼痛科医生，特别是从事癌痛治疗的医生的实用参考书，又可加深临床疼痛科医生对复杂癌痛的进一步理解，并提供更具体、更有效的诊疗方案。

译者前言

癌痛是肿瘤患者最常见且难以忍受的症状之一,严重影响患者的生活质量。如果癌痛得不到及时有效的控制,就会显著影响患者的日常生活、治疗进度和整体生活质量。尽管癌痛治疗方案趋向规范化,治疗手段逐渐多样化,但对于医疗工作者来说,癌痛的治疗仍然是非常棘手的临床问题。一般疼痛在肿瘤患者中的发病率约为30%,而在晚期肿瘤患者中可高达70%~80%。本书将从癌痛的病理生理、药物治疗、放疗等方面,重点介绍管理复杂癌痛的策略。本书适合疼痛科、姑息医学、康复科等从事疼痛相关专业的同道参考阅读。

在此,感谢参与本书翻译和审校工作的所有医务工作者,他们在繁忙的临床工作中依然辛勤付出,为本书的顺利出版提供了保障。感谢曾维安教授承担本书的主审工作,作为国内知名的麻醉学和疼痛学专家,他严谨求实的学者风范、精益求精的专业精神值得我们学习。尽管翻译过程中,我们反复斟酌,希望能用最准确的方式表达原著者的本意,但由于中外语言表达习惯有所差别,中文翻译版中可能存在一些疏漏之处,恳请各位同道和读者指正。衷心希望本书能够为读者开阔视野,让国内同行受益。

陈东泰

原书前言

癌症疼痛管理需要适当的知识、技能和态度，来支持对各种原因引起的癌症疼痛患者进行评估和管理。作者认为，读者此前已经接受过这方面的教育，特别是在管理癌症疼痛的早期阶段。本书对于从事许多学科的医生和相关医护人员而言都是有益的，特别是从事初级医疗、疼痛医学、姑息医学、肿瘤学和外科工作的医生。

本书重点介绍了管理复杂癌痛的实际问题。本书不是一部专注于癌痛管理理论或证据的著作，因为这些内容读者可以从现有的文献和期刊中获得。本书强调的是不同专业之间的协同合作。

本书涵盖了癌痛的病理生理学、药物治疗、放疗、治疗/缓解癌症，以及疼痛管理等多方面内容，详细介绍了介入性疼痛治疗技术，因为这些技术在管理癌痛患者的一些更复杂疼痛方面确实发挥了重要作用。书中通过介绍典型病例来帮助读者了解整体管理的复杂性，疼痛只是困扰患者和家属的因素之一。本书还包含了社区环境中患者的癌痛管理，并专门设有一章论述疼痛和姑息医学之间密切协作的重要性。

我们很高兴将该领域享有英国国内和国际声誉的各位编者组织在一起并撰写本书。感谢编者们收集、撰写并提供了一些优秀的放射影像和图片。很荣幸书中收录了 Simon Tordoff 的绘画作品，他的艺术作品在英国疼痛领域中享有盛誉。最后，感谢所有撰稿人，感谢他们勤奋的写作，感谢他们的精益求精。感谢牛津大学出版社，感谢他们的耐心和支持。

Manohar Sharma
Karen H. Simpson
Michael I. Bennett
Sanjeeva Gupta

目 录

上篇 概述与临床病例

第 1 章 复杂癌痛的定义和病理生理学 ……………………………………… 002

第 2 章 癌痛的药物治疗 …………………………………………………… 008

第 3 章 神经毒剂 …………………………………………………………… 019

第 4 章 外科手术在癌症疼痛管理中的作用 ………………………………… 025

第 5 章 癌症疼痛的肿瘤治疗 ……………………………………………… 032

第 6 章 盆腔疼痛 …………………………………………………………… 036

第 7 章 间皮瘤和胸壁疼痛 ………………………………………………… 041

第 8 章 癌症引起单侧上肢神经丛疼痛 ……………………………………… 048

第 9 章 下半身弥漫性癌症相关疼痛 ………………………………………… 055

第 10 章 侵袭性胰腺癌引起的上消化道疼痛 ……………………………… 063

第 11 章 多发性骨转移相关的活动诱发性疼痛 …………………………… 069

第 12 章 鞘内泵治疗癌痛 ………………………………………………… 077

第 13 章 癌症幸存者的疼痛进展 …………………………………………… 085

中篇 介入治疗技术

第 14 章 癌痛介入治疗的基本操作安全和患者注意事项 ………………… 094

第 15 章 癌痛的交感神经切除术 …………………………………………… 100

第 16 章 椎体成形术和脊柱后凸成形术在脊柱转移性疼痛的应用 ……… 116

第 17 章 脊髓切断术 ……………………………………………………… 125

第 18 章　鞘内镇痛用于癌痛治疗 …………………………………… 135
第 19 章　脊髓神经毁损术 …………………………………………… 156
第 20 章　头颈部癌痛的介入治疗 …………………………………… 164
第 21 章　癌痛治疗的神经外科技术 ………………………………… 174
第 22 章　周围神经阻滞，神经破坏性阻滞 ………………………… 182
第 23 章　脊髓电刺激治疗癌症及相关疼痛 ………………………… 187
第 24 章　放射肿瘤消融技术 ………………………………………… 197
第 25 章　脑射频毁损治疗癌痛 ……………………………………… 204
第 26 章　脊柱转移性疾病的射频消融治疗 ………………………… 211
第 27 章　高强度超声聚焦刀在癌痛治疗中的作用 ………………… 219

下篇　多学科合作

第 28 章　与姑息医学的合作 ………………………………………… 226
第 29 章　癌症幸存者的疼痛 ………………………………………… 233
第 30 章　在临终关怀及社区环境中对生命终末期
　　　　　复杂性疼痛的控制 ……………………………………… 242

附录　缩略语 …………………………………………………………… 249

上篇　概述与临床病例

Introduction and clinical cases

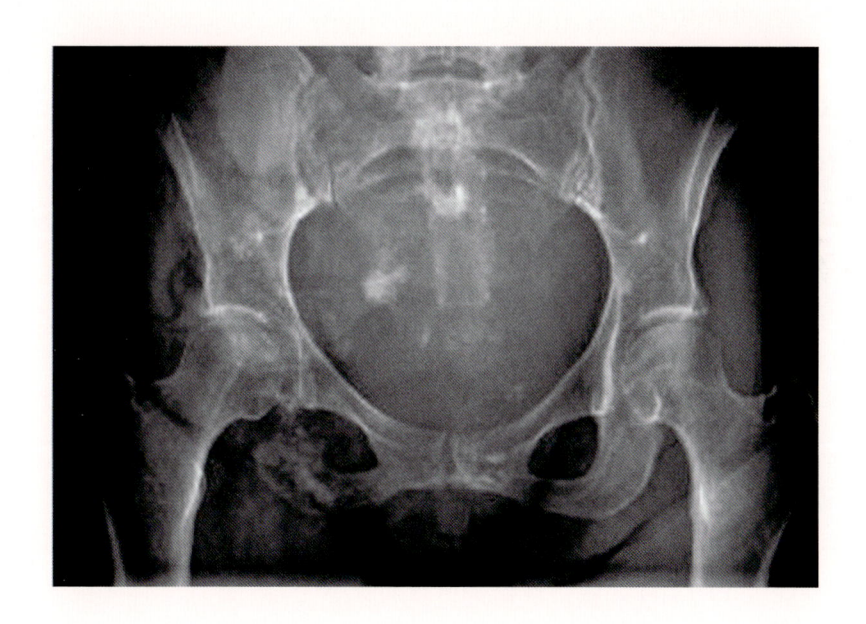

第 1 章 复杂癌痛的定义和病理生理学
Definition and pathophysiology of complex cancer pain

Michael I. Bennett 著

一、疼痛的定义

疼痛被国际疼痛研究学会（International Association for the Study of Pain，IASP）定义为"一种多维度的感官或情感上的不愉快体验，伴有潜在的或实质性的组织损伤，或者患者有损伤的经历描述"。慢性疼痛被定义为"疼痛持续时间超过正常的痊愈过程，或者与导致持续疼痛的慢性疾病相关，或者疼痛间隔数月或数年复发"。

疼痛是一种主观现象，反映了患者对自己本身感觉和情绪体验的感知。因此，直接量化某个人疼痛的感觉和情感成分是不可能的。"总体疼痛"的概念承认生理、心理、社会和精神对患者疼痛感知的影响，以及疼痛对患者生活多维度的影响。只有当这些方面都得到解决时，才有可能实现良好的疼痛控制。

临床中的疼痛机制
- 确定维持疼痛的基本机制通常有所帮助。伤害性（或炎症性）疼痛被定义为"非神经组织的实际或威胁性伤害所致痛觉感受器（疼痛受体）被激活而引起的疼痛"。
- 相反，神经病理性疼痛被定义为"由躯体感觉神经系统的病变或疾病引起的疼痛"。它可以进一步按照解剖学部位和疾病位置分为中枢性和周围性神经病理性疼痛。伤害性疼痛和神经性疼痛都是对疼痛机制的描述，而不是诊断。
- 然而，从神经生理学的角度来看，这些机制中许多是共存的关系，这表明严格区分伤害性疼痛和神经病理性疼痛过于简单化。在临床情况下，慢性疼痛

第1章 复杂癌痛的定义和病理生理学
Definition and pathophysiology of complex cancer pain

通常表现为一系列伤害性疼痛和神经病理性疼痛的特征。最有用的临床评估为疼痛是否主要是神经病理性疼痛。

- 在疼痛得到稳定控制的情况下，阵发性疼痛是一个最广泛地用于描述疼痛的质量、强度和时间变化的术语。它可以是可预测的、不可预测的、自发的，或者与基线疼痛相同或不同的诱发性疼痛。
- 癌症患者的疼痛并不是癌痛的同义词。严格来说，癌痛是由癌症直接导致的疼痛，例如，因软组织、骨骼或神经破坏/压迫导致的疼痛。
- 癌症患者的疼痛也可能是因为癌症或并发疾病所致。在本章中，复杂癌痛被定义为具有多因素性质的癌痛（由各种感觉和情绪机制引起并维持），或者是对常规治疗无效的癌痛。
- 本章后文将举例说明临床上经常被视为复杂癌痛综合征的情况。通常是因为这些疼痛对常规治疗的反应不佳，主要是伤害性疼痛和神经病理性疼痛的机制联合所致。

二、流行病学

（一）患病率和病因学

约 50% 的患者在被诊断为癌症时就有疼痛的症状，疼痛通常是患者和医生意识到问题的首要症状。随着疾病的进展，疼痛将更为常见。系统性回顾显示，约 59% 接受抗癌治疗的患者出现疼痛；在晚期癌症患者中，有 64%～74% 的患者出现疼痛；而在已治愈的患者中，仍有 33% 的患者有疼痛，这通常是癌症治疗导致的。一项针对欧洲癌症患者的社区调查发现，总体疼痛的发生率为 72%。与疼痛发生率相关性较高的因素是癌症侵犯或原发部位，包括胰腺、骨骼、脑、淋巴瘤、肺及头颈。然而，疼痛的发生率在不同癌症疾病之间、特定癌症疾病内部，以及临终关怀、疼痛专科门诊和肿瘤门诊服务等不同临床环境中各不相同。

如前所述，癌症患者的疼痛可能有多种原因，其中许多原因是并存的。大型观察研究表明，在癌症患者中，76% 的疼痛是直接由癌症导致的，11% 与癌症治疗相关，并且约 13% 是由并发症所致（如便秘及骨关节炎）。大多数疼痛本质上是伤害性疼痛，但约 20% 是因神经病理性机制所致疼痛。癌症患者平均有两次疼痛，因此神经病理性疼痛可以影响 40% 的患者。尽管大多数神经病理性疼痛是由癌症引起的（64%），但与所有癌症患者相比，癌症治疗所致的疼痛比例要明显高得多（20%）。这凸显了癌症治疗对癌症患者疼痛的影响越来越大，特别是神经病理性机制所致的疼痛。

（二）严重性和影响

观察性研究表明，至少有 1/3 的癌症患者将自己的疼痛评为中度或重度。使用 0~10 分的数字评分表为住院癌症患者进行疼痛评分，报告的平均分数为 3.7 分，有 2/3 的患者最严重时的疼痛评分超过 5 分。一项基于社区的大型调查研究发现，在那些每月至少经历数次癌症疼痛的患者中，93% 的患者将疼痛的严重程度评为中度至重度，44% 的患者评为重度，还有 3% 的患者认为这是可以想象到的最严重的疼痛。

与伤害性疼痛相比，伴有神经病理性疼痛患者的疼痛更严重，生活质量更差，并对日常生活有着更大的影响。同样，伴有神经病理性疼痛的患者较伤害性疼痛患者的一般状况更差，需使用更高剂量的阿片类药物，且需要更长的时间来达到疼痛控制。对于发作性疼痛无法得到控制的患者而言，他们有着更差的生活质量且存在抑郁情况。被定义为焦虑、适应障碍或抑郁等心理问题也与较严重的疼痛程度有关，包括疼痛严重程度更高、达到疼痛稳定控制的时间更长。严重的心理痛苦可能会导致相关的癌症疼痛更加难以处理。

关于年龄对疼痛管理影响的报道是不一致的。一些研究表明在年轻和老年（>75 岁）的癌症患者中，平均疼痛强度无明显差异。然而，由于不同的药代动力学差异，相较于年轻人，老年人可能仅需较少的镇痛药物就能达到更好的镇痛效果。例如，对于有肾脏疾病和认知功能障碍的患者来说（在老年人中更常见）我们可能需要调整药物剂量或使用替代药物。老年人对于强效镇痛药可能有异样的态度，因此可能更不愿意使用。

三、病理生理学

肿瘤生长可直接损伤组织进而导致炎症。肿瘤浸润或压迫感觉神经造成的损伤可导致神经病变（无痛性功能丧失）或神经病理性疼痛。除感觉神经的机械性损伤或肿胀外，癌细胞释放的化学物质及伴随的炎症介质对痛觉感受器的直接刺激也会引起疼痛。这些因子包括神经生长因子（NGF），细胞因子［如肿瘤坏死因子（TNF）］、白细胞介素（如 IL-6）、趋化因子、前列腺素和内皮素。这些因子激活感觉神经或初级传入神经元上的受体进而引起疼痛。在一项动物研究中，抗 NGF 治疗几乎消除了因癌症引起骨痛的小鼠的疼痛行为，表明 NGF 在这种情况下起到了重要作用，NGF 可能是药物治疗的一个重要的新靶点。因此，癌痛是一种复杂的综合征，其存在炎症、神经病理性和缺血的机制且往往不局限于某个部位。

炎症会导致感觉神经的活动增加，从而导致外周敏化。这些神经元投射到脊髓，从而导致更多的递质释放，特别是 P 物质，进而激活中枢感觉神经元上的神经激肽 –1（neurokinin-1，NK-1）受体。脊髓神经元也表达 N– 甲基 –D– 天门冬氨酸（NMDA）受体，只有在外周重复和持续地受到刺激时才会激活，从而进一步导致外周输入的增强。这是中枢敏化的一个重要机制。

脊髓感觉神经元向上传递冲动并投射到大脑高级中枢，包括丘脑、丘脑周围灰质和大脑皮层，这些中枢参与疼痛的情感和认知感知。其还通过延髓头端腹内侧区（RVM）与脑干相连，从该处向脊髓投射抑制性下行神经元，从而抑制外周输入。下行机制还受到边缘系统尤其是丘脑的影响。

因此，疼痛代表了外周和中枢敏化之间微妙的平衡，由兴奋性和抑制性中枢机制调节，并受到认知和情绪的影响。

四、复杂疼痛综合征

（一）骨痛

约有 40% 的肺癌、肾癌和甲状腺癌患者出现骨转移，在乳腺癌和前列腺癌患者中，骨转移的发生率约为 70%。因此，骨痛是癌症相关性疼痛中最常见的原因。它通常表现为持续的静息痛，在活动或运动后加重，通常被称为活动诱发性疼痛。这些活动相关的疼痛通常难以控制。

椎体的转移常常引起脊柱疼痛。椎弓根的疼痛可引起单侧神经根疼痛，椎旁肿瘤的硬膜外延伸也可导致单侧神经根疼痛。疾病的进展可导致椎体塌陷，单侧或双侧神经根疼痛，以及截瘫或四肢瘫痪（见下文"脊髓压迫"）。胸椎转移可导致胸壁周围出现带状疼痛，如果这种疼痛是由咳嗽引起的，那么由此产生的一个很大的风险就是脊髓压迫。如果存在严重的椎旁疾病，颈椎转移瘤可能导致 Horner 综合征。腰椎转移瘤可能导致骶髂关节或髂后上嵴的牵涉痛。

（二）脊髓压迫

脊髓或马尾神经压迫影响了约 3% 的癌症患者。它是由转移引起的椎体或椎弓根的塌陷或变形所致，发生该类转移最常见的癌种，包括乳腺癌、肺癌或前列腺癌。最常见的压迫部位是腰椎（占受影响患者的 70%），其次是胸椎（20%）和颈椎（10%）。多个部位受压也较为常见。

在急性期（最初数小时和数天），疼痛常局限于压迫部位或表现为单侧神经根疼痛，并伴有骨盆和腿部的远端感觉和运动症状。在脊髓受压较严重，尤其是在无法进行手术减压的情况下，脊髓损伤是不可逆的，因此会出现中枢神经病理性疼痛。数周或数月后，患者会出现疼痛性麻痹、烧灼感，有时还会出现电击痛或腿部突发剧痛。

（三）胸壁

原发性或转移性肺癌及间皮瘤会导致肿瘤侵犯胸壁，这可能引起局部的炎症性疼痛，通常表现为胸膜炎样症状。如果肿瘤浸润肋骨或肋间神经，疼痛通常更加持久，并具有神经病理性疼痛的症状。对于间皮瘤的患者而言，首发症状可能是胸口或背部的闷痛或轻微疼痛，并伴有呼吸困难。当以胸膜为来源的肿瘤向胸壁、肌肉和肋骨发展时，疼痛会更加剧烈，而且通常会在整个受累侧胸腔弥漫。胸壁交感神经的破坏也可能导致疼痛，并可能导致单侧胸壁发汗。

（四）臂丛神经病变

癌症患者的臂丛神经病变可能是手术中的牵拉损伤或肺上沟瘤（Pancoast 肿瘤）或转移瘤的侵袭所致。这种疼痛常表现为沿手部尺侧的烧灼痛（表明 $C_7 \sim T_1$ 神经根受累），并伴有前臂痉挛性或"压榨性"疼痛。它可能与手部感觉异常和 Horner 综合征（交感神经受累引起的不完全性上睑下垂）有关。

（五）胰腺疼痛

这类型的疼痛并不总与胰腺癌相关，但当胰腺导管阻塞或胰腺结缔组织、毛细血管和（或）传入神经被浸润时，更容易出现疼痛。当腹腔神经丛受到侵犯时，疼痛尤其常见且程度严重（其他腹膜后或上消化道癌症也可能导致疼痛）。约 90% 的胰头癌患者会出现疼痛，尤其是当癌细胞生长在壶腹部附近时。胰体癌和胰尾癌患者出现疼痛的情况要少得多。胰腺疼痛通常发生在上腹部。疼痛通常是持续性的，并在一段时间内越来越剧烈。疼痛还可放射到背部、肩胛骨之间，并向双侧扩散。背部疼痛通常提示腹膜后或腹腔神经丛浸润。

（六）腰骶部神经丛病变

腰骶部神经丛病变可能是肿瘤侵犯到椎管内（IT）或硬膜外间隙导致的，如腹膜后肿瘤、盆底肿瘤或肾癌。常见的表现包括骶骨周围、单侧或双侧腿部疼痛，并伴有乏力，这种情况通常会在癌症后期出现。

（七）盆腔疼痛

在所有盆腔疼痛的病因中，结直肠癌占 1/2，女性生殖道肿瘤占 1/4。表现

第1章 复杂癌痛的定义和病理生理学
Definition and pathophysiology of complex cancer pain

特征各不相同。中下腹疼痛常见于膀胱癌和子宫癌患者，也见于结直肠癌患者，特别是当肿瘤侵犯到膀胱或子宫时。单侧髂窝的疼痛与盆腔侧壁粘连的局部复发有关。

直肠肿瘤和骶骨前复发可能会导致会阴部或外生殖器疼痛，尤其是在坐位时。这种疼痛可能很轻微，被描述为"压迫感"，也可能很严重，以至患者无法坐下。骶前肿瘤可导致腰骶部神经丛病变，会阴和腰部周围可出现疼痛，严重时还会放射到大腿上部。

学习要点

- 癌痛应与癌症患者的疼痛区分开来——约有25%的疼痛是由癌症治疗或并发症引起的，而不是癌症本身所致。
- 癌痛往往是炎症和神经病理性疼痛共同导致，后者与镇痛药物使用量增加和生活质量下降有关。
- 骨转移是癌痛最常见的原因，这种疼痛往往相当严重，尤其在运动后会加剧。

拓展阅读

[1] Bennett MI, Bagnall AM, Closs SJ (2009). How effective are patient-based educational interventions in the management of cancer pain? Systematic review and meta- analysis. Pain, 143(3), 192-9.
[2] Bennett MI, Kaasa S, Barke A, Korwisi B, Rief W, Ttreede RD, IASP Taskforce for the Classification of Chronic Pain (2019). The IASP classification of chronic pain for ICD-11: chronic cancer-related pain. Pain, 160(1), 38-44.
[3] Bennett MI, Rayment C, Hjermstad M, Aaass N, Caraceni A, Kaasa S (2012). Prevalence and aetiology of neuropathic pain in cancer patients: a systematic review. Pain, 153(2), 359-65.
[4] Breivik H, Cherny N, Collett B, de Conno F, Filbet M, Foubert AaJ, et al. (2009). Cancer- related pain: a pan- European survey of prevalence, treatment, and patient attitudes. Aann Ooncol, 20(8), 1420-33.
[5] Deandrea S, Montanari M, Moja L, Aapolone G (2008). Prevalence of undertreatment in cancer pain. A review of published literature. Ann Ocncol, 19(12), 1985-91.
[6] Fainsinger RL, Fairchild A, Nekolaichuk C, Lawlor P, Lowe S, Hanson J (2009). Is pain intensity a predictor of the complexity of cancer pain management? J Clin Oncpl, 27(4), 585-90.
[7] Løhre ET, Klepstad P, Bennett MI, Brunelli C, Caraceni A, Fainsinger RL, et al. (2016). From 'breakthrough' to 'episodic' cancer pain? An EAPC RN Expert Delphi Survey towards a common terminology and classification of transient cancer pain exacerbations. J Pain Symptom Mmanage, 51(6), 1013-19.

第 2 章 癌痛的药物治疗
The pharmacological management of cancer pain

Michael I. Bennett　Paul Farquhar-Smith　著

一、疼痛的评估和分类

对于患者和他们身边的人来说，与癌症相关的疼痛绝非易事，尤其是当疼痛与一系列其他症状同时出现，导致衰弱、痛苦、功能丧失和对他人的依赖性增加时。许多国家在癌症疼痛治疗方面都取得了进步，通过相对简单的干预措施，许多患者有望很好地控制疼痛等症状。

（一）癌痛的类型

癌痛有几种形式。躯体的伤害性疼痛源自组织损伤和支配皮肤、韧带、关节、肌肉和肌腱的痛觉感受器激活，是典型的可较好定位的疼痛。内脏的伤害性疼痛无法准确定位，发生在内脏（常以间歇性绞痛性不适为特征）、网膜和肠系膜（通常有大量的炎症成分）、来自器官被膜（如肝脏）和其他器官（如胰腺）。大多数患者的疼痛介于伤害性疼痛和神经病理性疼痛（由外周或中枢神经系统的损害引起）之间，常为多种病因共同导致。

神经病理性疼痛很少能精确定位到损伤处或破坏点，患者通常会描述疼痛位于受伤神经或多条神经分布的区域。患者对疼痛区域的感觉可能出现障碍（痛觉障碍），也可能非常敏感，有些患者甚至不能忍受被触摸，即使是衣服或床单的摩擦。神经病理性疼痛特有的不愉快感通常与特定的描述性术语相关联，包括剧烈疼痛、射击感、烧灼感和刺痛。Leeds 神经病理性疼痛症状和体征评估量表（Leeds Assessment of Neuropathic Symptoms and Signs，LANSS）等专门用于评估神经病理性疼痛相关各种症状的量表，这些量表可在客观评估中发挥有益作用。

（二）癌症相关性疼痛的原因

疼痛可能与癌症直接相关，也可能是由周围或中枢神经系统的浸润或压迫，或者神经病变所致。癌症治疗也是导致神经病理性疼痛的一个常见原因，可由手术并发症引起（任何类型的手术术后都可能出现，但通常与开胸手术、乳腺手术和头颈部手术有关），也可由化疗所致的周围神经病变引起（特别是使用了铂类药物、长春碱、紫杉醇和硼替佐米等药物）。

（三）评估原则

要完全有效地控制癌痛必须及早进行系统性评估。评估应考虑到所有可用信息：疼痛的病史、疼痛对身体的影响和表现、疼痛对个人功能的限制、疼痛的时间变化、主观描述及严重程度的客观测量。视觉模拟评分法（visual analogue scale，VAS）、数字分级评分法（NRS）和语言分级评分法（verbal rating scale，VRS）可以帮助医生对患者进行客观评估。McGill 疼痛问卷和简明疼痛量表是多维度的工具，该量表结合了 NRS 和 VRS，并已在多国得到验证。

详尽的临床病史非常重要，尤其要注意癌痛时间上的特性。这将确定是否存在持续或强度不一的静息痛，以及是否存在偶发性或暴发性疼痛。暴发性疼痛被定义为"在静息痛相对稳定且得到充分控制的情况下，自发出现或在特定的、可预测或不可预测的触发因素下出现短暂的疼痛加剧"。如果患者有偶发性疼痛，确定疼痛是自发的还是由运动或咳嗽诱发的也很有帮助。临床病史将影响治疗策略的选择。例如，预防疼痛发作的诱因或用短效镇痛药控制，或者预先控制疼痛的治疗策略，可以在药物不良反应和镇痛之间取得更好的平衡。

此外，还应对患者进行系统的临床检查，以得出初步诊断。恰当的影像学检查，如同位素骨扫描或横断面影像学检查［计算机体层扫描（CT）或磁共振成像（MRI）］，有助于对疼痛进行临床诊断。在某些情况下，正电子发射体层成像（PET）可能有助于确定疼痛的病因。

二、有效控制疼痛的基本原则

在处理复杂的或其他与癌症相关的疼痛时，医生的挑战是如何在缓解疼痛和治疗药物不良反应之间找到适当的平衡。首要目标不应是期望完全消除疼痛，而是使疼痛得到控制，以便患者能够入睡、休息和正常工作。

疼痛的缓解需要临床医生了解患者个体化因素，包括患者的预后、任何并发症（如肾衰竭或肝衰竭）、患者既往的治疗过程、对于某些药物及药物之间潜在相互作用的恐惧及担忧。

有些患者甚至可能出于各种原因而不报告疼痛（可能是出于恐惧、担心对经济的影响，也可能是宗教或文化影响的结果）。这就强调了倾听的重要性，以及能够表现出同理心和提供富有同情心的护理的重要性。

面对晚期或危及生命的疾病，"首先不伤害"的原则显得尤为重要。避免谵妄、过度或不必要的镇静、幻觉和便秘等令人痛苦的不良反应与实现快速有效的镇痛同样重要。医生应注意监测并减轻不良反应。例如，大多数服用阿片类药物的患者都需要定期获取泻药处方。患者的镇痛方案需要"量身定做"，而不是"固定套路"，这需要在初步评估时花费时间和精力，并根据个人情况改变和仔细调整药物组合。个性化治疗在疼痛医学中已应用多年。

这种方法的成功取决于以下三个因素：第一，临床评估的准确性，尤其是对疼痛病理生理学的诊断；第二，系统合理的镇痛干预方法（包括何时及如何服用常规药物，以及在出现暴发性疼痛和其他阵发性疼痛时该如何处理）；第三，定期重复评估，慎重选择镇痛药物和调整剂量，以及处理不良反应。

这些原则将患者的获益置于治疗的核心位置，事实上，在可能的情况下，患者和医生应就治疗目标达成一致，并说明所有可选方案的信息。必要时，应提供快速的重新评估、方案信息或建议。

这种以患者为中心、整体和多模式的癌痛治疗方法结合了医学的科学和艺术。它不仅仅是一种实用的方法，更是一种尊重患者个人的复杂性方法。

在大多数癌痛病例中，药物治疗在疼痛控制中发挥了作用，尽管它有所争议，但世界卫生组织（World Health Organization，WHO）的癌症三阶梯镇痛治疗原则仍然提供了一些应予应用的重要指导。与阿片类药物单一疗法相比，联合使用其他非阿片类镇痛药可能使患者使用阿片类药物的剂量更低。

尽管存在争议，但许多人仍认为口服吗啡是阿片类药物的首选。在某些情况下，为了在不良反应和镇痛之间取得令人满意的平衡，可能有必要改用其他阿片类药物，或者使用其他给药途径。

病例讨论

这位年轻母亲的病例说明了将每位患者作为个体对待的重要性。

患者 A 现年 42 岁，患有晚期乳腺癌多年，在她生命的最后几个月里，病情进一步恶化，对化疗产生了耐药性。前胸壁出现疼痛性的皮肤转移结节，臂丛神经侵犯导致她出现疼痛性神经病变。尽管如此,她仍不愿升级镇痛方案,该方案包括缓释型(MR)吗啡 30mg,每天 2 次,对乙酰氨基酚 1g,每天 4 次,加巴喷丁 300mg,仅在夜间使用 1 次。她是单亲家庭,有一个 5 岁的女儿,由于担心女儿醒来时听不到她的声音,她不想在夜间服用过多镇静药。如果白天有暴发性疼痛发作,她会叫母亲来陪女儿,服用 10～20mg 的速释型(IR)吗啡,然后在床上休息 1～2 小时。这种方法很适合她和她的家人。她自己调整镇痛剂量,在家中安详地离开了人世。在她最后的日子里,当她虚弱得无法吞咽时,吗啡 40mg 和氯硝西泮 1mg 是通过持续皮下输注(CSCI)给药的。只有在社区护理团队的支持下才有可能做到这一点,如果需要的话,他们还可以打电话寻求专家建议。

总之,与癌症相关的疼痛应评估其严重程度和对患者功能的影响,并应联合使用改善疾病的治疗方法,非药物和改变生活方式方法、药物治疗,以及必要时的介入治疗方法。

准确识别疼痛的病理基础,还可以通过局部镇痛或介入治疗进行及时干预。

考虑患者的一般情况、预后和偏好对于选择最合适的策略至关重要。有必要与每位患者进行讨论,并在征得患者同意的情况下,与患者家属和(或)其他重要人员进行讨论。

欧洲疼痛联合会(European Pain Federation,EFIC)已经发布了癌症相关疼痛的管理标准,该标准反映了这种全面的患者护理方法。

三、有效疼痛控制的障碍

疾病或组织损伤的程度与患者的疼痛程度没有直接联系,必须结合患者的个人经历来考虑。有必要与患者及其个体化因素建立联系并产生共鸣。

痛苦被定义为:"一种与威胁到完整人格的事件相关联的严重痛苦状态,当感觉到人即将毁灭时就会发生;这种状态一直持续到威胁过去,或者人格的完整性能够以某种其他方式得到恢复"。

了解其中的一些社会心理、生存和精神问题,让适当的医疗保健、社会护理和其他支持人员参与进来,是控制疼痛综合方法的重要部分。

团队之间的沟通非常重要,包括确定主要处方者。大多数疼痛治疗都可以在初级保健中心和社区医院进行,这样可以减少需要专业镇痛人员协助的患者数量。在探讨有关镇痛的观念和担忧时,也应让患者有机会表达他们对开始使用新镇痛药物或调整剂量的担忧。有些患者天生厌恶服药。一些患者可能误认为如果在早期阶段使用药物来控制疼痛，那么到了疾病后期或晚期，疼痛加剧就"无药可医"了。还有一些患者可能担心药物成瘾，或者认为开始使用阿片类药物，尤其是吗啡，代表着预后的恶化。药物治疗的选择取决于许多复杂且相关的因素。可以采用一些相对简单的原则：给予镇痛药应口服优先、联合用药、定期评估，并根据需要增加或减少剂量。

四、癌痛药物的系统化方法

（一）非阿片类药物

常规的非阿片类镇痛药可以有效缓解一些轻微疼痛。在医院，可以静脉注射对乙酰氨基酚。非甾体抗炎药（NSAID），如双氯芬酸和布洛芬，可用于与骨痛相关的炎症性疼痛，或者与腹膜转移相关的内脏疼痛。当无法通过口服途径给药时，通过直肠给予双氯芬酸可非常有效地控制疼痛。酮洛芬可通过血脑屏障，因此对脑部原发性或继发性肿瘤导致的头痛患者特别有效。对于有明显炎症成分的疼痛患者（如广泛骨转移患者），可通过 CSCI 给予酮咯酸。长期规律使用非甾体抗炎药有可能导致急性肾损伤、胃溃疡和出血等不良反应。另外，应仔细关注镇痛药与其他药物的相互作用——最主要的风险是与华法林的相互作用。

（二）弱阿片类药物

可待因通常是首选的"弱阿片类药物"，与 1g 对乙酰氨基酚一起口服给药，剂量为 16mg 或 60mg，每天 4 次。可待因是罂粟中天然存在的一种生物碱，然而，作为一种前体药物，它只有在肝脏中转化为吗啡及其另一种代谢物可待因 –6– 葡萄糖醛酸后才会产生镇痛特性。这一过程分别由细胞色素 P_{450}（CYP）酶 CYP2D6 和代谢同工酶尿苷二磷酸葡萄糖醛酸转移酶 UGT2B7 催化。CYP2D6 的基因变异可导致特定的表型，从具有两个无功能等位基因的不良代谢者（最多占总人口的 10%，通常可待因对患者的镇痛作用较差）到具有重复或多个基因的广泛或超速代谢者（最多占总人口的 2%，他们对药物的代谢比其他患者快）。与地塞米松和选择性 5– 羟色胺再摄取抑制药（SSRI）之间的药物相互作用值得注意，前者通过酶诱导作用增强药物代谢，后者通过酶抑制作用减少或中断药物代谢。

在某些情况下，临床医生会跳过 WHO 癌症三阶梯镇痛治疗的第 2 阶段，以达到迅速镇痛的目的。在癌症疼痛患者中随机试验显示，与弱阿片类药物相比，滴定使用低剂量吗啡可明显减轻疼痛程度，具有同样良好的耐受性且起效更快。

（三）阿片类药物的管理

当患者疼痛不断加剧，或者使用常规的非阿片类药物和弱阿片类药物仍无法控制疼痛时，可以考虑使用所谓的辅助镇痛药，并逐步升级到强阿片类药物。疼痛的病因决定了是否应该考虑使用抗神经病理性疼痛药物。

吗啡仍然是治疗慢性癌痛的首选强效阿片类药物。口服制剂有两种：缓释型（MR）和速释型（IR 或 unmodified release）。必要时，未改良吗啡可通过皮下（SC）给药和 CSCI 给药，在某些情况下也可通过静脉注射给药。

吗啡有许多剂量和滴定策略，但所有策略都应遵循"评估、剂量和再评估"的循环。对于体质虚弱的患者和伴有肾损害等并发症的患者应谨慎用药。严重肾损害的患者［肾小球滤过率（eGFR）＜30ml/min］可考虑使用芬太尼等替代阿片类药物。

传统的滴定方法是每 4 小时 1 次的常规剂量口服 IR 吗啡来启动口服吗啡治疗。然而，一项研究证实，使用每 12 小时 1 次的常规剂量口服 MR 吗啡（IR 吗啡作为"补救"镇痛）同样有效且安全。

尽管存在争议，但很少有数据支持在慢性癌痛中其他阿片类药物比吗啡更具先天优势。与其他强效阿片类药物（如羟考酮和其他强效阿片类药物的新型经皮、口服、舌下和鼻内制剂）相比，吗啡仍具有成本优势。

一项关于口服吗啡有效性的综述查阅了 54 项研究，结果表明吗啡能很好地缓解癌症疼痛，而且口服吗啡的有效剂量范围很广。剂量的增加是通过增加 MR "常规剂量"和 IR "补救剂量"，增加的剂量为 30%～50%。在适当使用非阿片类药物和辅助镇痛药的情况下，大多数患者在 24h 内所需的吗啡剂量＜200mg。然而，患者之间的基因差异意味着他们对吗啡的反应存在差异。这可能是药代动力学（吗啡的代谢和转运）或药效学（与阿片受体的基因变异或细胞内信号系统的相互作用）差异的结果。

尽管癌痛患者不同于非癌痛患者，但阿片类药物危机的影响和意义不容忽视，尤其是在幸存者群体中。

以往关于剂量无上限的说法可能需要重新考虑。

不同患者的口服吸收率为 20%～80%，一些基因突变意味着帮助阿片类药物穿过细胞膜的转运蛋白 P 糖蛋白不能有效发挥作用，这导致吗啡的细胞转运过少或过多。儿茶酚 -O- 甲基转移酶（COMT）的基因遗传变异也被证明会显著影响吗啡在癌痛治疗中的疗效。COMT 是一种对疼痛有重要调节作用的酶，它在多巴胺、肾上腺素和去甲肾上腺素的降解过程中起着重要作用。

五、药物不良反应

吗啡有不良反应。这些不良反应，包括恶心、便秘、轻度认知障碍、剂量限制性嗜睡、呼吸抑制，在某些情况下还会导致肌阵挛和幻觉。阿片类药物影响整个胃肠道（GI），便秘是一种常见的不良反应（可待因也是如此），它通过肠道阿片受体介导，患者通常需要定期使用泻药。在开始治疗或剂量递增后的几天内出现的认知障碍和头晕可能是自限性的。由于活性代谢产物吗啡 -3- 葡糖酸内酯和吗啡 -6- 葡糖酸内酯的蓄积，肾损害的患者服用吗啡可能会产生毒性。

（一）改用强效阿片类药物

如果患者在连续使用吗啡期间出现了无法忍受的不良反应（如躁动、谵妄、肌阵挛性抽搐或幻觉），并且采取减量等简单措施无法改善，或者减量导致疼痛加剧，那么吗啡的阿片类替代品就可以发挥作用。

另一个适应证是吗啡的剂量限制性不良反应抑制了剂量的增加，导致疼痛缓解不足（尽管使用了辅助镇痛药和缓解疼痛的技术）。

对于吸收不良、吞咽困难或依从性差的患者，使用芬太尼或丁丙诺啡等经皮贴剂替代吗啡是一个合理的选择，但前提是镇痛需求稳定。也可以考虑使用 CSCI。在阿片类药物之间进行调整时，必须清楚了解剂量转换并考虑交叉耐受等问题。

（二）羟考酮

羟考酮作为口服吗啡的二线替代药物也具有重要作用。羟考酮有 MR 和 IR 两种制剂，因此可以为疼痛不稳定或疼痛加剧的患者进行剂量调整。一项研究将羟考酮与吗啡进行了对比（如果第一种阿片类药物的剂量限制性不良反应导致镇痛效果不佳，则可将其中一种阿片类药物换成另一种）。尽管羟考酮并未显示出足够明显的优势，且没有证据表明它应优先于吗啡作为一线用药，但本研究中的大多数癌症患者在必要时更换阿片类药物都获得了良好的疼痛控制效果。

（三）芬太尼

芬太尼是一种强效的人工合成阿片类药物，具有高脂溶性，可通过经皮贴剂给药。与口服吗啡相比，芬太尼具有一些临床优势，可能会降低便秘的发生率，而且其代谢产物不会在肾衰竭患者体内蓄积。如果口服途径不可靠，尤其是在患者吸收和（或）依从性有问题的情况下，这种方法很有效。有些患者可能更愿意使用芬太尼经皮贴剂，因为每72小时更换一次贴片比口服药物更方便。但是，在处理偶发性、不稳定或不断加剧的疼痛时，经皮芬太尼的效能较低。在这种情况下，快速、不谨慎地增加剂量有可能导致中毒。

（四）他喷他多

他喷他多是一种μ受体激动药和去甲肾上腺素再摄取抑制药，有片剂和注射两种剂型。在对癌症疼痛患者进行的临床试验中，他喷他多在疼痛缓解方面并不逊色于吗啡和羟考酮。在这些试验中，尽管阿片类药物具有双重作用机制，但没有明确的证据表明他喷他多对癌症疼痛中的神经病理性疼痛更有效。虽然在严重不良反应方面，与吗啡或羟考酮相比，他喷他多没有优势，但接受他喷他多治疗的患者出现的GI不良反应较少。

（五）美沙酮

美沙酮常常被认为是解决各种"难治性"疼痛的方法。美沙酮可以作为其他强效阿片类药物的有效替代品，但不应轻易考虑使用它。美沙酮是一种合成的强阿片类镇痛药。它价格低廉，是唯一一种可以作为液体给药的长效阿片类药物。

在过去10年中，一些轶事报道和一些公开的病例系列研究和临床试验中描述了美沙酮成功应用于对大剂量其他强效阿片类药物反应不佳的癌症疼痛治疗中。

美沙酮不会在肾衰竭的患者中蓄积，也不会穿过肾透析膜。大部分（约70%）通过肠道排泄。美沙酮的药代动力学个体间差异很大，可能会造成蓄积。这也是使用这种药物治疗慢性癌痛时需要特别注意的主要原因。美沙酮具有控制对吗啡或其他阿片类药物无反应的疼痛的潜力，因为美沙酮与其他μ受体激动药镇痛药有不完全的交叉耐受。

已有许多成功使用美沙酮治疗癌痛的病例报道，以及越来越多的回顾性和前瞻性开放病例研究。使用美沙酮的主要指征是，具有难治性疼痛的患者对吗啡或其他强效阿片类药物（通常剂量相对较高）产生了剂量限制性不良反应。尽管使用了辅助镇痛药和（或）缓解疼痛的技术，但这些不良反应往往会阻碍先前阿片类药物剂量的增加，并导致镇痛效果不佳。在一项双盲随机对照试验中，美沙酮在耐药性神经病理性疼痛患者中的镇痛效果优于安慰剂，并在其他神经病理性疼痛中显示出镇痛活性。

没有证据表明美沙酮作为镇痛药优于吗啡。虽然这绝非易事，但确实有几种方法可以把既往使用的阿片类药物安全地调整为美沙酮。从美沙酮调整为其他阿片类药物并没有一致认可的方法，而且由于其药理作用，这种策略可能是危险的。因此，美沙酮最好在专科住院环境下由有经验的团队作为替代阿片类药物进行使用。

（六）类固醇

地塞米松似乎对神经压迫或肿瘤浸润引起的严重神经痛、肝包膜牵拉痛、与恶性肿瘤引起的脑水肿相关的头痛或其他炎症介导的疼痛（如腹膜转移或多发性骨转移）特别有效。地塞米松等类固醇类药物的使用应非常谨慎，因为在短期内可能会出现情绪紊乱、失眠和高血糖，而从长远来看，肾上腺功能不全、致残性近端肌病、皮肤完整性受损，以及因其免疫抑制作用而导致的感染风险可能会使治疗复杂化。2019 年 COVID-19 大流行促使人们重新评估了类固醇在包括姑息治疗在内的许多情况下的使用。未来的临床实践无疑将以新出现的证据为指导。许多临床医生采用的方法是将类固醇作为一种"脉冲"疗法，进行为期 5 天的治疗试验。如果患者之前未服用过类固醇，可在 5 天后停药（如果无效），或者每 3~5 天逐渐减量，直至达到最低有效剂量。在使用新的抗癌分子靶向药物时应谨慎使用类固醇类药物（如用于黑色素瘤的伊匹单抗），因为使用这种药物时免疫系统需要不受抑制。

（七）苯二氮䓬类药物

除精心护理外，地西泮、氯硝西泮和巴氯芬等药物可缓解与癌症有关的肌肉痉挛、肌筋膜疼痛和韧带酸痛（或因一般情况恶化而无法活动）。虽然地西泮和氯硝西泮的疗效与巴氯芬相似，但它们白天更容易使患者嗜睡。

（八）双膦酸盐

双膦酸盐药物（如唑来膦酸）是治疗前列腺癌、乳腺癌和多发性骨髓瘤等肿瘤转移引起的骨痛的有效辅助药物。

虽然双膦酸盐药物一般耐受性良好，但会引起肌痛，并有肾功能恶化的风险，最近还发现它会导致颌骨坏死。约 75% 的骨转移病例涉及骨骼，由于疼痛包括静息痛、自发性疼痛和偶发性运动相关疼痛，因此治疗难度很大。人类单克隆抗体地诺单抗（Denosumab）在晚期乳腺癌骨转移患者中的疼痛预防效果较好，疼痛缓解程度与唑来膦酸相当。

（九）抗神经病理性疼痛的药物

中枢或外周神经系统的损伤或功能障碍可能导致癌症患者出现神经病理性疼痛，约有40%的病例存在这种情况。加巴喷丁和普瑞巴林等加巴喷丁类药物可用于治疗许多与癌症有关的神经病理性疼痛。抗抑郁药阿米替林（Amitriptyline）和度洛西汀（Duloxetine）对神经病理性疼痛也有疗效。虽然氯硝西泮的使用证据有限，但证据支持其在姑息治疗中的用处，而且它还具有可通过CSCI给药的优势。所有这些药物都应谨慎使用，并定期进行再评估。

在这种情况下，治疗方法的选择通常以非恶性神经病理性疼痛研究中产生的证据为指导。需要在随意地使用未经证实的疗法与只使用在双盲对照试验中显示出明确疗效的药物之间取得平衡。

因此，在这种情况下，辅助药物是否可以成功使用取决于主管医生对相关药物的熟悉程度，以及将这些知识应用于患者个体及其具体情况。由于改善生活质量是首要目标，因此避免出现令人不快或不希望出现的不良反应应成为主要关注点。三环类抗抑郁药如阿米替林（因其具有抗胆碱作用）应慎用于有谵妄风险的老年患者或非常虚弱的患者中。由于加巴喷丁完全经肾脏系统排泄，因此应慎用于肾损害的患者，并减少每天总剂量和增加剂量给药时间（即从每天3次剂量改为每天2次或1次）。

（十）氯胺酮

氯胺酮是一种NMDA受体拮抗药，已被证明可以阻断神经病理性疼痛中出现的超敏反应，增强镇痛作用并减轻吗啡产生的耐受性。然而，在癌痛方面，一项大型随机试验表明，在阿片类药物中添加氯胺酮并不能改善疼痛，反而会导致更多的不良反应。因此，应谨慎考虑将氯胺酮作为阿片类药物治疗癌症疼痛的辅助用药。

（十一）大麻素

国际上对使用大麻素镇痛，尤其是对治疗癌痛的研究兴趣浓厚。匿名调查显示，约有1/5的癌痛患者尝试使用大麻素镇痛。然而，对5项随机对照试验进行的一项低偏倚风险的Meta分析表明，对于晚期癌症成人患者而言，在阿片类药物之外添加大麻素并不能减轻癌症疼痛。

学习要点

- 对疼痛进行病理生理学诊断是必要的，以便为适当的治疗策略提供依据。
- 整体评估应包括对"疼痛"的主观因素及疼痛的客观指标的评估。
- 应与患者及其家属协商治疗目标并定期重新评估。
- 患者及其家属应该获得有关药物和非药物疼痛干预措施的信息，他们应该获得适当的建议和支持。
- 镇痛药的选择应合理、系统，并密切关注风险和意外不良反应的处理。

拓展阅读

[1] Bandieri E, Rromero M, Rripamonti CI, Artioli F, Sichetti D, Fanizza C, et al. (2016). Rrandomized trial of low-dose morphine versus weak opioids in moderate cancer pain. J Clin Oncol, 34(5), 436-42.

[2] Bennett MI, Eisenberg E, Ahmedzai SH, Bhaskar A, O'Brien T, Mercadante S, et al. (2019). Standards for the management of cancer-related pain across Europe. A position paper from the EFIC Task Force on Cancer Pain. Eur J Pain, 23(4), 660-68.

[3] Boland E, Bennett MI, Allgar V, Boland J (2020). Cannabinoids for cancer-related pain in adults: systematic review and meta-analysis. BMJ Support Palliat Care, 10(1), 14-24.

[4] Cleeland CS, Body JJ, Stopeck A, von Moos R, Fallowfield L, Mathias SD, et al. (2013). Pain outcomes in patients with advanced breast cancer and bone metastases: results from a randomized, double-blind study of denosumab and zoledronic acid. Cancer, 119(4), 832-38.

[5] Davies AN, Dickman A, Reid C, Stevens AM, Zeppetella G (2009). The management of cancer-related breakthrough pain: recommendations of a task group of the Science Committee of the Association for Palliative Medicine of Great Britain and Iireland. Eur J Pain, 13(4), 331-38.

[6] Hardy J, Quinn S, Fazekas B, Plummer J, Eckermann S, Agar M, et al. (2012). Randomized, double-blind, placebo-controlled study to assess the efficacy and toxicity of subcutaneous ketamine in the management of cancer pain. J Clin Oncol, 30(29), 3611-17.

[7] Kane C, Mulvey MR, Wright S, Craigs C, Wright J, Bennett MI (2018). Opioids combined with antidepressants or antiepileptic drugs for cancer pain: systematic review and meta-analysis. Palliat Med, 32(1), 276-86.

[8] Schmidt-hansen M, Bennett MI, Arnold S, Bromham N, Hilgart JS (2015). Oxycodone for cancer-related pain. Cochrane Database Syst Rev, 2, CD003870.

[9] Wiffen PJ, Wee B, Moore RA (2016). Oral morphine for cancer pain. Cochrane Database Syst Rew 4, CDd003868.

第 3 章 神经毒剂
Neurolytic agents

Mahesh Chaudhari 著

一、概述

WHO 癌症三阶梯镇痛治疗是广泛应用的初期癌痛治疗原则。约 90% 的晚期癌痛患者使用该阶梯疗法进行治疗。约有 10% 的癌痛患者对药物治疗反应不佳。在治疗反应不佳或镇痛药的不良反应特别大的患者中,一些人可能会从神经毁损术中得到较大的获益,因为该方法可以沿着神经通路中断疼痛传导。

(一)神经消融术

神经消融术可以通过以下几种方法实现(表 3-1)。

表 3-1 神经消融术的方法

化学方法	物理方法	手 术
乙醇(50%~100%) 苯酚(5%~12%) 甘油 硫酸铵	热能:射频热凝 冷能:冰盐水、冷冻探针 机械力:球囊压迫治疗三叉神经痛	极少使用,如中线脊髓切开术、骶前神经切断术、脊髓背根入髓区切开术(DREZ)、脊髓束切断术、丘脑切开术、扣带回切开术

(二)化学神经毁损术

神经消融术需要使用一些对神经功能有长期影响的药物。乙醇、苯酚、甘油和铵化合物等化学物质可用于各种神经毁损性阻滞。一般来说,局部原发性躯体疼痛对这种方法反应最佳。

二、神经毒剂

治疗恶性肿瘤疼痛最常用的神经毒剂是乙醇和苯酚（表 3-2）。动物尸体解剖实验研究表明，这些药物通过导致神经纤维脱髓鞘和蛋白质变性来有效缓解疼痛。在注射部位，所有类型的神经纤维（自主神经 / 感觉神经 / 运动神经）都会受到影响。然而，神经纤维受到破坏的程度因所用药物浓度和神经纤维类型

表 3-2　苯酚和乙醇作为神经毒剂的区别

	苯 酚	乙 醇
化学结构	酸	乙醇
物理特性	无色透明，有刺激性气味，难溶于水，与甘油混合后比重重于脑脊液（CSF）	无色透明，在室温下稳定，比重较 CSF 轻
浓度	5%~12%	50%~100%
等效浓度	5%	40%
机制	脂质分离、蛋白质沉淀	蛋白质凝固、坏死
稀释剂	水溶液（低比重）或甘油（高比重）	无
扩散	若使用甘油制成高比重溶液，则扩散较为局部且有限	若注射至 CSF 中，扩散非局部且无法控制，扩散情况取决于体位
注射	注射时无疼痛感	注射时烧灼感 / 疼痛
组织亲和力	对血管有亲和力，血管吸收	对神经更有针对性
脑脊液摄取	15min 内结束	30min 内结束
起效	即时，并在 1~3 天达峰值	即时，并在 3~5 天达峰值
持续时间	6~12 周	8~12 周
使用部位（偏好）	硬膜外、椎旁、周围神经阻滞、鞘内注射	IT、腹腔神经节、腰部交感神经链、椎旁神经
并发症	神经炎（不常见）、麻木、运动无力、高剂量时有肝 / 心并发症	神经炎（常见）、麻木、运动无力

而异。例如，浓度<5%的苯酚主要导致轴突蛋白质变性，因此主要影响感觉神经，而浓度>5%的苯酚则会导致蛋白质凝固和非选择性脱髓鞘，进而影响感觉神经和运动神经。

（一）乙醇

乙醇会对神经元造成非选择性破坏。目前认为乙醇的神经破坏作用是通过神经组织脱水及胆固醇、磷脂和脑苷脂分离来实现的。此外，乙醇还会影响髓鞘，导致黏蛋白和脂蛋白沉淀。神经组织吸收乙醇的速度很快。当乙醇注入蛛网膜下腔时，10min后CSF中只剩下10%。神经组织注射乙醇后的典型反应包括髓鞘破坏和炎症，其次是脱髓鞘和变性。蛛网膜下腔注射乙醇可导致后根轴突变性。注射部位附近的后根神经节出现中度肿胀和色素溶解，随后是细胞内水肿，最后是Wallerian变性。注射乙醇时需要格外小心，避免局部组织损伤或浸润，以防邻近组织发生蜂窝组织炎或坏死。注射后，应用生理盐水冲洗针头，以避免残留乙醇使其沿针道沉积。

无水乙醇（100%）在英国以5ml安瓿的形式供应。无水乙醇具有挥发性和吸湿性，会吸收空气中的水分，因此打开安瓿后应立即使用。它对局部组织有刺激性，注射时会产生暂时但明显的灼烧感和疼痛。乙醇产生的灼烧感是由于它对肌肉和其他组织的直接作用导致的。预先注射局部麻醉药可将灼烧感降至最低。最初的作用是局部麻醉，随后会破坏神经组织。无水乙醇通常用作周围神经阻滞（表3-3）、脑神经阻滞（三叉神经分支）和交感神经阻滞。这种化学物质的比重低于CSF。溶液比CSF轻，因此在将其注入蛛网膜下腔时，疼痛侧必须在最上方。神经毁损性阻滞使用的是少量乙醇，因此不会像经口摄入乙醇那样产生全身不良反应。注射乙醇后最常见的问题是注射后神经炎、麻醉过度、麻痹和注射部位疼痛。用于脊髓或腰交感神经阻滞时，阻滞后可能会出现体位性低血压。

（二）苯酚

1867年，Lister提出使用苯酚作为消毒剂。苯酚也被称为石炭酸，它有一个苯环，其中一个羟基被一个氢离子取代。在纯净状态下，苯酚是无色的，溶解性很差，在水中溶解成6.7%的溶液。苯酚在甘油中的溶解度很高。暴露在空气中时，苯酚会氧化形成醌和其他衍生物，使其呈现红色。低浓度使用时，苯酚具有局部麻醉特性。浓度较高时，苯酚会导致组织损伤、蛋白质凝固和坏死。它以各种共轭衍生物的形式通过肾脏排出体外。苯酚是治疗顽固性疼痛最常用

表 3-3　实验性使用乙醇作为周围神经毁损的神经毒剂

研究者（年份）	浓度（%）	结　果
Finkelberg（1907）	60～80	持续麻痹
May（1912）	76、80、90、100 50	运动麻痹 没有运动麻痹
Gordon（1914）	80	渐进性运动麻痹
Nasaroff（1925）	70	不完全的和暂时的麻痹
Labat 和 Greene（1931）	33	没有麻痹或瘫痪
Labat（1933）	48（混有 1% 普鲁卡因）、95	在麻痹方面无明显差异

的神经毒剂。苯酚的最初作用被认为是阻滞神经传导，类似于可逆的局部麻醉阻滞。与乙醇不同，注射苯酚产生的疼痛要轻得多。然而，神经纤维上的神经破坏作用会导致不可逆的传导阻滞。苯酚的浓度为 5%～12%。5% 苯酚的效果相当于 40% 乙醇的效果。

苯酚的两种主要剂型是苯酚水溶液和苯酚甘油溶液。除 IT 神经毁损术外，苯酚水溶液可用于大多数神经阻滞。含甘油的苯酚比重较 CSF 重，用于 IT 神经损毁术时，患者体位应为疼痛部位向下。苯酚甘油溶液是一种非常黏稠的溶液，因此需要通过较粗（至少 22G）的脊柱针进行注射。

根据其浓度不同，苯酚会对神经纤维造成无差别的破坏。Iggo 和 Walsh（1960 年）的研究表明，5% 的苯酚可选择性地阻断较小的神经纤维。Nathan 及其同事（1965 年）发现，苯酚首先阻断无髓鞘的 C 纤维，然后阻断髓鞘较细的 A 类 δ 纤维。Pedersen 和 Juun-Jensen（1965 年）指出，IT 苯酚溶液产生的运动阻滞是由多种神经纤维损伤引起的。神经破坏效应似乎主要是蛋白质变性和非选择性破坏的结果。最大的蛋白质变性发生在第 2 周，最大的非选择性破坏发生在第 14 周。

（三）甘油

早先关于使用甘油缓解三叉神经痛的报道引起了人们对甘油使用的广泛兴趣。组织病理学检查显示，在神经元内注射甘油后，会出现广泛髓鞘肿胀、轴突溶解和严重炎症。电镜检查证实了 Wallerian 变性、吞噬作用和肥大细胞脱颗粒。在实验模型中研究了不同浓度甘油的不同影响，但没有组织学数据支持这些观察结果。

三、外周神经 / 神经丛和内脏神经的神经毁损术

1. 神经根阻滞。
2. 神经丛阻滞（如肿瘤浸润引起的臂丛或腰丛病变）。
3. 肋间神经阻滞（如苯酚治疗肋骨转移）。
4. 椎旁阻滞。
5. 腹腔和内脏神经丛阻滞（如胰腺癌的化学神经消融）。
6. 腹股沟阻滞（如腹盆腔恶性肿瘤）。
7. 奇神经节阻滞（如会阴疼痛）。

四、神经毒剂的选择

一般来说，两种常用的神经毒剂乙醇和苯酚水溶液的起效时间和作用持续时间相似。苯酚的血管吸收率更高，因此在血管丰富的区域（如腹腔轴）建议使用乙醇。乙醇导致的神经炎是一种众所周知的现象，当乙醇注射到躯体神经附近时可能会发生。乙醇引起的灼痛可能比原来的疼痛更严重。除此之外，用于周围神经阻滞时两种药物之间几乎没有差异。使用者的经验通常会影响神经毒剂的选择。

对于 IT 神经毁损术而言，两种最常用的神经毒剂的某些物理特性使其适用于不同的患者亚群。与 CSF 相比，乙醇的比重较低，可在患者无法根据疼痛部位配合体位变动的情况下使用。因此，乙醇适用于无法根据疼痛部位而进行体位变动的患者。然而，与 CSF 相比，甘油苯酚的 IT 注射属于高比重溶液注射，当疼痛部位向下时，它可以到达患者的神经背根。Jacob 和 Howland（1966 年）发现，注射乙醇时括约肌受损的发生率高于注射苯酚，但两种药剂的镇痛效果相同。

甘油苯酚比重高，扩散速度非常缓慢。因此，可以通过调整注射时患者的体位来控制其神经破坏作用。乙醇的起效较快，但其作用部位可通过将手术台从头到脚或从一侧倾斜到另一侧来控制。

蛛网膜下腔神经破坏技术最早由 Maher 于 1955 年使用，他主张使用苯酚作为 IT 神经毒剂。据多位学者报道，在蛛网膜下腔注射苯酚后，65%~70% 的病例疼痛得到了很好的缓解。Mahe 建议使用甘油苯酚作为首选药物，因为它具有高比重性、扩散性小、苯酚释放缓慢、并发症发生率低等特点。Brown（1961 年）报道称，在良性肿瘤的慢性疼痛患者中，使用甘油苯酚进行蛛网膜下腔神经破

坏的疗效欠佳。Mark 等（1962 年）证实，恶性肿瘤疼痛对这种策略的反应要好于良性肿瘤慢性疼痛。总之，要为大部分患者提供高质量的疼痛缓解，并尽量减少不良后果，就必须精心挑选患者并使用细致的技术。注射 IT 后患者的体位应至少保持 30min，以便让神经毒剂（乙醇或苯酚）固定在神经根上。

学习要点

- 在 WHO 癌症三阶梯镇痛治疗无效的顽固性癌痛患者（约 10%）中，神经破坏性阻滞是一种可行的选择。
- 神经阻滞术后的并发症可能很严重，因此目前主要限用于治疗癌痛。

拓展阅读

[1] Brown AS (1961). Treatment of intractable pain by nerve block with phenol. In: Proceedings of the 2nd International Congress of Neurological Surgery, International Congress Series 36, pp. Ee59-60. Amsterdam: Eexcerpta Medica.

[2] Derrick WS (1970). Control of pain in the cancer patient by subarachnoid alcohol block. Postgrad Med, 48(5), 232-37.

[3] Iggo A, Walsh EeG (1960). Selective block of small fibres in the spinal roots by phenol. Brain, 83, 701-708.

[4] Jacob RG, Howland WS (1966). A comparison of intrathecal alcohol and phenol. J Ky Med Assoc, 64, 40.

[5] Kelly RE, Gautier- Smith PC (1959). Intrathecal phenol in the treatment of reflex spasms and spasticity. Lancet, 2(7112), 1102-105.

[6] Maher RM (1955). Relief of pain in incurable cancer. Lancet, 1(6853), 18-20.

[7] Maher RM (1957). Neurone selection in relief of pain: further experiences with intrathecal injections. Lancet, 1(6958), 16-19.

[8] Mandl F (1949). Paravertebral Block. New York: Grune & Stratton.

[9] Mark VH, White JC, Zervas NT, Ervin FR, Rrichardson EP (1962). Intrathecal use of phenol for the relief of chronic severe pain. N Eengl J Med, 262, 589-93.

[10] Nathan PW (1959). Intrathecal phenol to relieve spasticity in paraplegia. Lancet, 2(7112), 1099-102.

[11] Nathan PW, Sears TA, Smith MC (1965). Effects of phenol solutions on the nerve roots of the cat: an electrophysiological and histological study. J Neurol Sci, 2, 7-29.

[12] Pedersen E, Juun-Jensen P (1965). Treatment of spasticity by subarachnoid phenol- glycerin. Neurology, 15(3), 256.

[13] Putnam TJ, Hampton AO (1936). A technique of injection in the gasserian ganglion under roentgenographiccontrol. Arch Neurol Psychiatry, 35(1), 92-98.

[14] Scott-Warren J, Bhaskar A (2015). Cancer pain management: part ii: interventional techniques. Contin Eeduc Anaesth Crit Care Pain, 15(2), 68-72.

[15] Wood KA (1978). The use of phenol as a neurolytic agent: a review. Pain, 5(3), 205-29.

第 4 章 外科手术在癌症疼痛管理中的作用
The role of surgery in cancer pain management

Paul Eldridge　Deepti Bhargava　著

一、疼痛类型

（一）概述

癌症患者经常遭受疼痛，这通常是他们的主要症状。然而，认识到与癌症相关的疼痛可能有多种不同的病因很重要。在考虑到患者主诉疼痛的特殊情况时，这一点往往被忽视。此外，虽然不是本章的主题，但生命受限患者的心理状态也会影响他们的疼痛程度。

癌症疼痛可能与癌症、治疗或既往病史有关。了解主要的疼痛及其性质以便能够有效地管理是至关重要的。

（二）病因

1. 神经病理性疼痛，疼痛由中枢或周围神经系统的疼痛通路紊乱引起。
2. 全身性肿瘤的非转移性表现。
3. "医源性"化疗后。
4. "医源性"放疗后 (如臂丛神经病变)。
5. "医源性"术后疼痛。
6. 伤害性疼痛（如病理性骨折）。
7. 直接侵袭周围组织。
8. 畸形（如椎体塌陷）。
9. 偶然性（即已存在的疾病，如骨关节炎）。

现代疗法的进步大大降低了上述"医源性"问题的发生率。然而，对这些可能性病因进行正确的鉴别诊断是至关重要的，因为这些病因并不是单一存在的，可能多种病因同时存在。在姑息治疗时，首要任务是尽快缓解疼痛，但同时对症治疗及病因治疗往往被忽视。在涉及多学科参与时更是如此。参与患者癌症治疗的所有科室都应紧密沟通，即时获取相应的临床信息、检查及影像学结果。

（三）姑息治疗

思考一下"姑息"这个词的含义是很有必要的。至少在一般情况下，它并没有明确的定义。它可以指不以治愈为目的的治疗，或者仅以缓解症状为目的的治疗。有很多姑息治疗虽然没有消除疾病，但延长了患者的预期寿命。然而，并不意味着所有旨在根除癌症的治疗方法都能做到这一点。

癌症的发病率在世界范围内不断上升，即使这种疾病无法根除，患者的预期寿命也有了相当大的改善，因此长期存活的癌症患者人数也不断增加。这将影响疼痛控制方面的选择。除了癌症管理之外，其他领域的专家可能并未持续关注这些进步的性质或规模。

癌症治疗预后的知识更新是重要的，因为这确实影响了缓解疼痛的治疗选择。

二、治疗癌症疼痛的手术原则

治疗疼痛的一般外科原则适用于癌症患者，也适用于其他情况，优先顺序如下：①病因治疗；②电神经调控；③化学神经调控；④神经消融术（毁损术）。

（一）病因治疗

这是最基本和最有效的策略。多年来外科手术一直是癌症治疗的基石。外科手术有三个目标：第一，建立病理诊断；第二，试图根治肿瘤；第三，缓解症状。疼痛是一种症状，其他的症状可以包含在功能丧失的概念中。外科手术可以完全或部分地实现这些目标。然而，在有些情况下，还是无法得到明确的诊断。

诊断是很重要的，因为肿瘤的病理类型和组织学分级与肿瘤的分期相关，肿瘤分期又可以准确地预测预后。考虑是进行手术切除（有时称为减瘤术）、毁损术或是使用化学神经调控技术是很重要的。切除手术通常会伴随着重建手术，可能是很小的手术，也可能是相当复杂的手术，如减压手术后的脊柱固定。

对预后的准确评估通常指导治疗的选择，但在某些情况下，这可能仍然不确定。

神经外科治疗，即减压和脊柱转移性疾病的固定手术，是个很好的例子。在一项随机前瞻性试验中，这种手术已被证明可以改善预后和功能，并提供极好的疼痛缓解。对原发性恶性脑肿瘤（神经胶质瘤）进行的手术切除是这种策略的另一个例子。

当前手术技术有了相当大的改进，手术和围术期麻醉护理的改进及重症护理的进步都降低了围术期死亡率。综合而言，这更有利于平衡手术风险。外科技术向可以达到同样治疗目的的微创方向发展所取得的进步显而易见。此外，使用化疗药物的肿瘤治疗和靶向放射技术也取得了进步。

癌症患者的生存时间有所延长，人们的总体健康状况也有所改善。换言之，癌症的发病率大幅上升。因此，现在有更多的老年患者可以考虑接受更广泛的外科手术。

（二）电神经调控

为达到外科手术的目的，通常可以用两种方法来调控神经系统，一种是通过电刺激，另一种是通过药物传递系统。这两种情况的目标都是将治疗传递到一个特定的神经靶点，从而避免不必要的不良反应。

治疗疼痛的目标神经是最主要的，它涉及了疼痛传导通路。一般来说，毁损术也需要考虑同样的目标神经，并且很容易看到提供刺激的电极如何治疗病变。电刺激的优点是具有可逆性，能更好地延长寿命，保留功能，以及无继发性疼痛异常综合征。相比于伤害性疼痛而言，电刺激更常用于治疗神经病理性疼痛，因为伤害性疼痛是一种在癌症患者中非常常见的疼痛，而最广泛使用的脊髓电刺激技术对其无效。因此，人们对脊髓电刺激的兴趣再次高涨（见第23章），开发更复杂的电参数（如高频、脉冲、闭环系统，以及目标为脑深部组织）。

（三）化学神经调控

神经系统在化学突触水平上发挥作用，而不是通过电传导。因此，全身药物的靶点是通过设计或选择一个只在特定受体上有活性的分子。神经系统只通过激活相应的突触来发挥特异性作用，因此只有在这个突触位置才有丰富的化学递质。给药系统的改进目标是改善全身给药，因为给药必然涉及整个身体。对于实际目的，化学神经调控意味着 IT 药物传递系统，而对大多数药物特异性的改进顶多是近似的。因此，对于相同的镇痛效果，IT 吗啡的"有效"剂量约比全身给药量低 100 倍。虽然这远不及神经系统本身所实现的特异性，但它是对全身给药的一个巨大改进。除了减轻不良反应，与口服或肠外给药相比，IT 给药可以通过在发挥作用的靶点提供更高浓度的药物剂量来改善药物效能。提高 IT 给药效能的机制一部分是吸收问题，另一部分是它可以让药物跨过生理屏障进行传递（如血脑屏障）。

（四）神经消融术（毁损术）

尽管目前的神经外科操作尽可能避免对组织的损伤，但这种策略在癌症疼痛患者中是个例外。不愿因治疗疼痛而损伤神经系统是因为毁损术有期限，通常为 12~18 个月。也因为毁损神经会带来令人担忧的不良反应，即会引发一种新的由病变本身引起的感觉迟发性疼痛异常，且通常难以治疗。然而，在姑息治疗的情况下，这些因素的影响较小，因为患者疾病的进展情况意味着这些并发症通常没有足够的时间产生。但是毁损术的期限问题可能需要反复斟酌，因为癌症患者的生存时间持续得到改善。许多关于毁损术的期限和疼痛异常不良问题发生率的数据是基于档案记载的，仅来自于临床系列研究。这是因为癌症患者死亡相对较快，因此超过 6 个月的数据很少有记录。

三、结果

外科手术结果是一个相当重要的领域，可以通过两种方法来考虑：干预所带来的结构变化和由此对患者的症状和生活质量的影响。

（一）结构性结果 / 变化

干预的结构性变化应该可以通过更高质量的术前和术后检查进行评估。这可以通过成像来实现，但也可能通过在重新评估该区域之前对病变的大小和性质进行神经生理学评估来实现。这一概念可以扩展到其他类别的治疗，包括"病因治疗"和化学神经调控，在后一种情况下，神经生理学技术可能更重要。有理由对治疗干预进行强制性的程序后验证和审计，以建立良好的质量控制。

（二）症状结果

能够测量治疗的症状结果是至关重要的，这应该包括那些没有进行干预患者的结果。然而，这很困难，而且要求很高。因为定量衡量生活质量可能是一个挑战，而不仅是镇痛，且收集可靠的数据可能很耗时。然而，在不能批判性地评估结果的情况下进行大型的侵入性手术是不合适的。作为提供服务的条件，卫生保健专员应要求潜在供应者提供这些信息并进行持续审计。

四、可控性

（一）WHO癌症三阶梯镇痛治疗和误区

WHO癌症三阶梯镇痛治疗已经存在多年。在全球使用不同治疗方案的时代下，癌症三阶梯镇痛治疗是改善癌症疼痛管理的重要历史里程碑。在治疗"升级"到干预水平之前它是个棘手的问题。疼痛治疗在进步，因此癌症三阶梯治疗需要不断更新，应该重新思考它背后的逻辑。

在药物治疗过程中会遇到很多棘手的问题，但在确认药物治疗无效之前，任何情况下都不应考虑侵入性手术。然而，"棘手"不是程度上的定义。这不仅取决于治疗的疗效，还取决于药物不良反应的影响。有各种与生活质量相关的评分量表（如EuroQuol 5D）。这些定性量表可以用来获取一些定量变量，如最著名的是由英国国家卫生与临床优化研究所（NICE）推荐使用的量表，该量表试图将治疗或干预产生的成本与生活质量方面的获益联系起来。这些经济信息被用来做出有关干预措施的资金筹措的决定。然而，这种方法也有缺点，在某些情况下，它可能对生活质量的下降相对不敏感。

一个特别的问题是对药物不良反应的认识。例如，在一项随机试验中，最佳医疗管理与IT药物治疗疼痛的比价。该研究发现干预组通过减少医疗治疗的不良反应使患者的生活质量和生存得到改善。在一项转移性脊柱疾病的手术干预试验中也发现了类似的结果。

WHO癌症阶梯镇痛治疗遵循传统的医学模式，该模式认为，在开始手术治疗之前，应尽可能使用无创性医学（药物）治疗。这是基于手术发病率、不良反应和并发症远比实际情况更频繁和更显著的事实。

（二）WHO癌症阶梯镇痛治疗或介入/手术技术

- 当处理局灶性病变时，应优先将介入或手术作为理想的替代方案。因为一旦成功后，它们通常没有不良反应，不像药物治疗不良反应呈剂量相关性且通常是永久性的。
- 随着手术技术、麻醉技术及围术期护理的进步，有创治疗创伤减少，住院时间缩短。这改善了风险和收益之间的平衡，总体是获益更多的。
- 前面提到的两项随机试验很好地说明了这一点，这两项试验被归类为1类证据。

（三）赋予患者选择权

- 促进WHO癌症三阶梯镇痛治疗修改。

- 在治疗决策中赋予患者权力是很重要的。
- 在诊断时，应让患者了解其病情和所有可用的潜在治疗方法，包括采取干预措施，以及不进行干预的益处、风险和结果。
- 医生的最终职责是根据个人在其病情中的最大利益提出建议。
- 除病例数量外，中心可以提供的所有可采取的治疗方法的能力也会改善结果，这应该是患者及其治疗临床团队可获得信息的一部分。

五、结论

神经外科医疗机构内有许多治疗癌症疼痛的方法，包括手术治疗癌症。虽然癌症疼痛通常可以通过医疗手段成功控制，但神经外科方法，尤其是病灶毁损术，不应被放弃。仍然有一个经常被忽略的地方，在不使用大剂量阿片类药物的情况下，能够显著缓解疼痛，可以提高生活质量，同时也会延长生存时间。

学习要点

- 治疗癌症可以非常有效地控制疼痛。
- 团队之间的密切合作，例如，针对特定疾病的专科、医学和放射肿瘤学、姑息治疗、功能性神经外科和疼痛医学，对于取得良好转归至关重要。
- 在诊断时，患者有权获得有关病情的完整信息，并了解所有潜在的治疗选择，包括介入治疗和医疗治疗，以便能够做出明智的选择。
- 棘手的问题可以让患者和他们的治疗团队共同决定。

拓展阅读

[1] Bittar RG, Kar-Purkayastha I, Owen SLl, Bbear RE, Green A, Wang S, et al. (2005). Deep brain stimulation for pain relief: a meta-analysis. J Clin Neurosci, 12(7), 515-19.

[2] Cetas JS, Raslan A, Burchiel KJ (2011). Evidence base for destructive procedures. In: Winn HR (ed) Youmans Neurological Surgery, 6th edn, pp. 1835-44. Philadelphia, PA: Elsevier.

[3] Freeman WJ, Watts JW (1948). Psychosurgery for pain. South Med J, 41(11), 1045-49.

[4] Jones B, Finlay I, Ray A, Simpson B (2003). Is there still a role for open cordotomy in cancer pain management? J Pain Symptom Manag, 25(2), 179-84.

[5] Leksell L (1951). The stereotaxic method and radiosurgery of the brain Acta Chir Scand, 102(4),

312-19.

[6] Lihua P, Su M, Zejun Z, Ke W, Bennett MI (2013). Spinal cord stimulation for cancer- related pain in adults. Cochrane Database Syst Rev, 2, CD009389.

[7] Morrica G (1974). Chemical hypophysectomy for cancer pain. In: Bonica JJ (ed) Advances in Neurology, Vol. 4, pp. 707-14. New York: Raven Press.

[8] Nauta HJ, Soukup VM, Fabian RH, Lin JT, Grady JJ, Williams CG, et al. (2000). Punctate midline myelotomy for the relief of visceral cancer pain. J Neurosurg, 92(2), 125-30.

[9] Patchell RA, Tibbs PA, Regine WF, Payne Rr, Saris S, Kryscio RJ, et al. (2005). Direct decompressive surgical resection in the treatment of spinal cord compression caused by metastatic cancer: a randomised trial. Llancet, 366(9486), 643-48.

[10] Raslan AM, Cetas JS, McCartney S, Burchiel KJ (2011). Destructive procedures for control of cancer pain: the case for cordotomy. J Neurosurg, 114(1), 155-70.

[11] Schug SA, Zech D, Dörr U (1990). Cancer pain management according to WHO analgesic guidelines. J Pain Symptom Manag, 5(1), 27-32.

[12] Smith TJ, Staats PS, Deer T, Stearns LJ, Rauck RL, Boortz-Marx RL, et al. (2002). Randomized clinical trial of an implantable drug delivery system compared with comprehensive medical management for refractory cancer pain: impact on pain, drug-related toxicity, and survival. J Clin Oncol, 20(19), 4040-49.

[13] Thomas KC, Nosyk B, Fisher CG, Dvorak M, Patchell RA, Regine WF, et al. (2006). Cost-effectiveness of surgery plus radiotherapy versus radiotherapy alone for metastatic epidural spinal cord compression. Int J Radiat Oncol Biol Phys, 66(4), 1212-18.

[14] Yen CP, Kung SS, Su YF, Lin WC, Howng SL, Kwan AL (2005). Stereotactic bilateral anterior cingulotomy for intractable pain. J Clin Neurosci, 12(8), 886-90.

第 5 章 癌症疼痛的肿瘤治疗
Oncological management of cancer pain

Chinnamani Eswar 著

一、概述

(一)全身治疗

对原发性肿瘤和任何继发性肿瘤进行适当及时的肿瘤学治疗可以显著改善疼痛。所给予的治疗通常是姑息性的，目的是快速缓解症状。

治疗通常需要结合药物和非药物措施来控制疼痛。癌症治疗可以是全身性的，以化疗、激素和靶向药物治疗的形式，或者使用局部放疗和外科手术。

(二)化疗

化疗可采用静脉注射或口服，具有全身性作用，对原发性肿瘤和远处转移都有效。

当患者对治疗有反应时，肿瘤体积会减小，通常会缓解疼痛。

在一些肿瘤类型中（如小细胞癌），可能在几天内就快速出现症状，但在大多数其他类型肿瘤中可能需要 4~6 周才能观察到症状。

使用化疗作为姑息治疗的决定是在对患者进行仔细评估后做出的，在治疗获益与治疗相关毒性之间取得平衡。

淋巴瘤和骨髓瘤等血液学恶性肿瘤是化疗通过对恶性细胞的快速消除而缓解疼痛的好例子。

(三)激素治疗

激素制剂在许多癌症的治疗中起着重要作用。广泛骨转移的转移性前列腺癌是一个很好的例子，其中抗雄激素和促黄体生成素释放激素激动药可诱导快速的抗癌反应，并在几天内出现良好的疼痛缓解。一线激素治疗的反应仍在继续，通常持续 2~3 年。同样，在伴有骨转移雌激素受体阳性的乳腺癌中，几类激素制剂（如他莫昔芬、芳香化酶抑制药、依西美坦）可以连续多年使用，从而提供良好的镇痛效果。

（四）靶向治疗

在过去的 5 年里，一些新的药物已经投入临床使用。例如，在转移性肾细胞癌中，新的靶向药物如多激酶抑制药（舒尼替尼、索拉非尼）已在大型随机研究中显示，可对原发性和骨转移区域产生良好抗癌作用，从而改善疼痛。目前有几种其他药物用于肺癌、黑色素瘤、乳腺癌、肠癌和其他肿瘤类型。

（五）双膦酸盐

已证明当与其他局部治疗和全身治疗一起使用时，双膦酸盐对减轻骨转移引起的疼痛有益。它们还能减少不良骨相关事件（如脊椎塌陷引起的病理性骨折和脊髓压迫）的发生，从而改善疼痛。新一代药物（如唑来膦酸盐和狄诺塞麦）也非常有效，不良反应很少。

（六）免疫疗法

在过去的 10 年里，免疫疗法一直在使用，但在少数肿瘤类型中作用有限。然而，在过去 5 年中，取得了重大进展。一个很好的例子是免疫检查点抑制药，它有助于恢复或增强抗肿瘤免疫反应。这些药物在转移性黑色素瘤、肺癌和头颈部恶性肿瘤中使肿瘤消退并可缓解症状。

二、局部治疗

（一）放疗

外束放疗由产生超高压 X 线的线性加速器提供。使用现代放疗计划和治疗设备可以非常精确地集中在原发性或继发性肿瘤及边缘。这种精确的技术有助于实现良好的肿瘤治疗和快速疼痛缓解。它还可通过避免损伤相邻的正常结构来降低毒性。

对于引起疼痛的骨转移区域，几项研究证实，在同一天进行 8Gy 的单一治疗可提供一种简单有效的疼痛缓解方法。

约 80% 的患者通过姑息性放疗获得了有效的疼痛缓解。疼痛可以在 1 周内缓解，但约 4 周内效果最好。

然而，受损骨骼的完全愈合可能需要长达 12 周的时间。

尽管放疗通常不会在同一区域重复进行，但如果在持续一段时间的治疗后疼痛复发，则可以重复一次 8Gy 的放疗。

病理性骨折和导致脊髓或神经根压迫的脊椎塌陷区域可以使用单次或一个疗程的放疗。这样可以减小肿瘤体积并稳定受影响的骨骼，从而有助于减轻疼痛。

放射治疗在控制原发性或继发性肿瘤局部侵袭邻近结构引起的疼痛方面非常有效。在这种情况下，一个疗程的放疗有助于缩小肿块，并减轻肿瘤侵袭组织所产生的压迫，例如，侵袭胸壁、脊椎或纵隔的原发性肺部肿瘤。

脑转移引起颅内压升高的严重头痛可以通过一个疗程的姑息性放疗来缓解。

侵犯胸壁和臂丛神经的局部晚期癌症可得到有效治疗。

对于广泛骨转移的患者，主要为前列腺癌和乳腺癌，有时可以用单次或一个疗程的放疗来治疗大面积骨转移。常见的例子包括在单个靶区治疗整个骨盆或半骨盆，这有助于立即缓解疼痛并提高生活质量。在治疗过程中，患者通常会服用类固醇和镇吐药，以防止治疗引起的恶心和流感样症状。

（二）放射性同位素

对于广泛骨转移的患者，如果他们有更广泛的疼痛，局部外射束放疗或大范围治疗将无法涵盖所有疼痛区域。在这种情况下，一种方法是使用静脉注射的骨放射性核素，这些放射性核素被吸引到骨矿化区域。

直到最近，锶一直是以这种方式使用的主要同位素，但在一项多中心随机试验中，一种半衰期较短的新药物 Xofigo®（以前称为 Alpharadin®）已被证明对转移性去势耐受性前列腺癌有显著益处。由于骨髓抑制的风险，需要在给药前常规测量基线血细胞计数。

（三）外科手术

尽管转移性癌症患者通常不需要进行大手术，但一些姑息手术可以快速缓解疼痛。

对于病理性骨折患者，内固定有助于控制疼痛并恢复活动能力。脊椎塌陷患者的紧急重建脊柱稳定性是另一个骨骼结构恢复正常的例子。

对于原发性或继发性脑肿瘤患者，局部侵袭可导致梗阻性脑积水，引起严重头痛，需要手术减压。乳房切除术、腹水引流和食管支架术都是手术干预缓解疼痛的好例子。

姑息性放疗通常与外科手术相结合，以最大化临床获益。

三、结论

癌症相关的疼痛管理通常需要多模式的方法。除了立即接受镇痛外，患者的情况还需要多学科团队（MDT）中的肿瘤学家仔细评估，以探索所有可能的肿瘤学治疗方法。患者及其他重要的人员需要参与关于每种方法的利弊讨论。重点应该是在保证生活质量的情况下迅速缓解症状。

学习要点

- 了解化疗、激素和靶向药物等全身治疗在癌症疼痛管理中的作用。
- 了解姑息性放疗和放射性同位素在癌症疼痛管理中的作用。
- 了解手术和支持性治疗（如双膦酸盐）在镇痛中的作用。
- 最重要的是了解多学科团队在癌症疼痛管理中的重要性。

拓展阅读

[1] Dennis K, Makhani L, Zeng L, Lam H, Chow Ee (2013). Single fraction conventional external beam radiation therapy for bone metastases: a systematic review of randomised controlled trials. Radiother Oncol, 106(1), 5-14.

[2] Fallon M, Giusti R, Aielli F, Hoskin P, Rolke R, Sharma M, Ripamonti CI (2018). "https:// www.ncbi.nlm.nih.gov/pubmed/ 30052758" Management of cancer pain in adult patients: ESMO Clinical Practice Guidelines. ESMO Guidelines Committee. Ann Oncol, 29(Suppl 4), iv166-91.

[3] Janjan N (2001). Bone metastases: approaches to management. Semin Oncol, 28(11), 28-34.

[4] Rosen LS, Gordon D, Kaminski M, Howell A, Belch A, Mackey J, et al. (2001). Zoledronic acid versus pamidronate in the treatment of skeletal metastases in patients with breast cancer or osteolytic lesions of multiple myeloma: a phase III, double blind, comparative trial. Cancer J, 7(5), 377-87.

[5] Salazar OM, Sandhu T, da Motta NW, Eescutia MA, Lanzós-Gonzales E, Mouelle-Sone A, et al. (2001). Fractionated half-body irradiation (HBI) for the rapid palliation of widespread, symptomatic, metastatic bone disease: a randomized phase III trial of the International Aatomic Energy Agency (IAEA). Int J Radiat Oncol Biol Phys, 50(3), 765-75.

第 6 章　盆腔疼痛
Pelvic pain

Arun Bhaskar　著

恶性肿瘤患者的盆腔疼痛会使人衰弱，并对生存和生活质量产生重大影响。Meta 分析显示，泌尿生殖道恶性肿瘤盆腔疼痛的发生率为 52%，妇科恶性肿瘤为 60%，胃肠道恶性肿瘤为 59%。疼痛可能是由肿瘤侵入深层组织、拉伸或扩张中空内脏并压迫它们引起的。组织也可能因手术或放疗而受损。患者会出现自主神经紊乱，如尿潴留和（或）大便失禁。一些患者需要进行分流手术（如膀胱造瘘术或结肠造口术）作为盆腔清除手术的一部分。他们的活动能力可能受到肿瘤累及腰骶丛，以及淋巴管和静脉引流阻塞引起的下肢水肿的影响。许多患者难以承受，在临终关怀期间需要心理支持和最佳镇痛。

一、病例讨论

（一）病史

一位 36 岁女士在生下第 2 个孩子 3 年后确诊为宫颈鳞状细胞癌。她之前流产过两次。进行了经腹子宫切除术和双侧输卵管切除术，并进行了盆腔和网膜淋巴结取样。她接受了辅助化疗，随后使用铯进行骨盆近距离放疗。在定期随访中病情稳定，偶尔会出现骨盆深部疼痛，根据需要服用对乙酰氨基酚、布洛芬和曲马多。

（二）疾病进展

16 个月后，她出现里急后重和偶尔的直肠出血，扫描显示左侧盆腔肿物复发，考虑为直肠乙状结肠肿块。期间她的食欲下降，体重减轻。她又经历了一次手术，因肿瘤无法完全切除，进行了肿瘤部分切除术和结肠造口术。她接受了进一步化疗，并对骨盆进行了 15 次外射束放疗。随后她出现左腿疼痛，考虑为左腰骶丛肿瘤浸润所致。有持续的盆腔疼痛，包括里急后重和与排尿相关的膀胱疼痛。

（三）社区初期护理

社区姑息治疗团队参与了她的护理。给她使用了吗啡 10mg，每天 2 次，作为常规镇痛，硫酸吗啡溶液 5~10mg 用于暴发性疼痛。她每天服用 6~8 次 IR 吗啡，但仍无法完全控制疼痛。她有自发性、暴发性和活动诱发性疼痛，后者是在活动和排尿时出现的。随后对她的背景阿片类药物剂量进行了滴定，包括增加缓解暴发性疼痛药物的剂量。吗啡剂量增加到 240mg，每天 2 次，硫酸吗啡溶液多达 80mg，用于紧急镇痛。

她的镇痛方案使她昏昏欲睡，但她仍感到剧烈疼痛。于是每天 4 次口服氯胺酮 10mg，但耐受性不好，使她神志不清。她开始使用便携式注射泵，24h 输注羟考酮 360mg，并被转诊至疼痛服务中心。

（四）专科疼痛诊所的初步护理

给患者使用了普瑞巴林和阿米替林，但因不良反应而停用。使用了西酞普兰治疗情绪低落。并鼓励她定期服用对乙酰氨基酚 1g，每天 4 次，增加口服芬太尼作为暴发性疼痛的一线镇痛药，剂量为 100μg，并滴定至每次发作 200μg。建议她使用 IR 羟考酮 20mg 作为二线药物。随后停止输注羟考酮，并重新使用长效羟考酮 80mg，每天 2 次。她接受了硬膜外阻滞和奇神经节阻滞（后者通过骶尾部入路）。

这些干预措施的镇痛效果良好，骶骨和臀部疼痛，以及里急后重的症状显著减轻。她在 72h 内不需要额外的紧急镇痛，但随后开始主诉里急后重再次出现。随后，她对奇神经节进行了射频消融术（RFA），这在接下来的 4 个月起到了作用。

（五）疾病进展与姑息治疗管理

患者在接下来的 4 个月内没有出现任何严重疼痛问题，在此期间开始了姑息化疗。她出现了排尿困难，排尿时伴有痉挛性疼痛。她的肿瘤科医生使用了解痉药（Buscopan®）和抗生素（甲氧苄啶），因为她出现了可能与尿潴留有关的泌尿系统感染。因为超声显示左侧肾积水，考虑为左侧输尿管肿瘤浸润所致，故通过插入输尿管支架缓解肾积水问题。持续的腰部疼痛有所缓解，但她仍诉有膀胱痉挛和偶尔出现的左臀部剧烈刺痛，尤其是在坐位时。因为她开始不能控制肠道和膀胱，这使她非常沮丧。尽管她正在接受姑息化疗，但在 CT 中发现了肿瘤进展。

此外，服用羟考酮等补救镇痛药物会使她昏昏欲睡、头晕，且将口服芬太尼剂量提高到 400μg 并没有任何效果。

（六）专科疼痛门诊的进一步管理

由于痉挛性盆腔疼痛似乎是由交感神经介导的，因此她可以从下腹上神经丛阻滞中获益。她仍在接受化疗，并不想中断治疗。因此，决定在进行诊断性阻滞的同时直接进行神经毁损术，以最大限度地使用化疗周期之间的时间间隙。

鉴于为左侧盆腔肿块，因此决定采用右侧 L_5/S_1 跨椎间盘入路。

手术后，她没有出现任何并发症，且达到了良好的镇痛效果，阿片类镇痛需求显著降低。

（七）进一步的疾病进展（骶骨疼痛）

尽管进行了姑息化疗，但她的疾病进展迅速，出现了肝脏转移，且骶骨肿瘤受累导致左臀剧烈疼痛。她的盆腔肿块进一步增大，侵犯了两侧的骶神经。

介入手术选择包括经皮脊髓切断术、通过置入系统进行 IT 药物输送和局部干预（如使用高压苯酚甘油溶液行神经毁损鞍区阻滞）。她对经皮脊髓切断术的兴趣不大。疼痛小组一致认为，这可能不是最好的选择，因为她现在双侧臀部疼痛。置入 IT 给药系统的选择也不合适，因为患者有造口且体重迅速减轻，经常出现尿潴留和感染。最后考虑行双侧骶骨感觉脉冲射频（RF）消融，消融后通过每个射频针头注射 0.3ml 6% 苯酚水溶液。这比使用高压苯酚的鞍区阻滞更可取，因为它可以更好地覆盖 $S_{1\sim2}$ 神经根疼痛，而不影响她在最少支撑下活动的能力。因镇痛充分，这样她坐位时就不会有太多的不适。她还能够仰卧接受骶骨和盆腔的 10 次外射束放疗，进而缓解疼痛。

（八）姑息治疗环境中的临终关怀

到了这个阶段，她的情绪越来越低落。她对肿瘤的生长和扩散没有得到任何控制而感到失望。社区团队将她的一些心理困扰视为疼痛，并开始使用注射器注射羟考酮/咪达唑仑。这导致了一些不良反应，如嗜睡及嗜睡状态，从而使得药物摄入减少。患者一天中大部分时间都感到疲劳，但她也有清醒的时候，并表达了与年幼的孩子和丈夫一起度假的愿望。疼痛小组与患者及其家人讨论了留置 IT 泵用于镇痛的治疗方案。考虑到她的偏好，以及处于疾病晚期，决定使用外部泵（专用 IT 便携式注射泵）。将隧道样 IT 导管放置在上腰部水平，并

第6章 盆腔疼痛
Pelvic pain

开始输注氢吗啡酮和可乐定。在停止SC输注的同时逐渐滴定。她的家人、社区姑息治疗团队、社区护士和全科医生（GP）为她提供了很好的支持。预先填充的注射器是在医院药房无菌室准备的，每周由社区姑息治疗护士更换。假期过得很顺利，没有发生任何意外，她又存活了5周。临终护理是在她去世前约36h开始的，她的家人得到了社区团队的支持。

二、结论

此病例说明了盆腔恶性肿瘤患者问题的复杂性，包括疼痛。除了内脏痛和神经病理性疼痛外，患者还经常面临自主神经功能障碍。许多患者需要进行造瘘，这会影响身体意象和家庭关系，通常还会造成情绪低落。姑息治疗的结果虽然有时会延长生命，但需要在家庭环境中采取多学科的持续护理。

在讨论了罕见但可能具有破坏性的神经和自主神经并发症后，应考虑患者早期疼痛干预的作用。只有在仔细考虑不良反应（如便秘、嗜睡和认知障碍）对生活质量的影响后，才应开始增加全身性阿片类药物和有不良反应的药物（如苯二氮䓬类药物和氯胺酮）。

如果可以，应该探索IT镇痛的作用，最好是作为一种置入式系统。放疗、姑息化疗和双膦酸盐治疗骨转移可以对疼痛产生显著影响。

咨询和支持性护理服务对于确保患者、家属和护理人员的需求得到满足尤为重要。

晚期盆腔恶性肿瘤患者有复杂的问题，这些问题往往是多因素的，需要多学科的方法解决。以患者为中心的多模式方法，强调持续的支持性护理，对于优化管理至关重要。

学习要点

- 盆腔恶性肿瘤早期的疼痛通常可以通过简单的镇痛药、阿片类药物滴定和辅助性神经病理性疼痛药物来控制。
- 肿瘤管理有助于控制疾病，通常还能控制疼痛。
- 可能需要进行造瘘以控制症状。
- 应尽早考虑介入性疼痛管理（如下腹上神经丛和奇神经节阻滞）。
- 根据健康状况、预期生存时间、局部可用性和专业知识，一些顽固性疼痛患者可能需要IT输注、脊髓切断术和IT神经毁损术。

拓展阅读

[1] Başağan Moğol E, Türker G, Kelebek Girgin N, Uckunkaya N, Sahin S (2004). Blockade of ganglion impar through sacrococcygeal junction for cancer-related pelvic pain. Agri, 16(4), 48-53.

[2] Bhaskar AK, Simpson KH (2020). Interventional management of pain in cancer and palliative care. Medicine, 48(1), 9-13.

[3] Deer TR, Pope JE, Hayek SM, Bux A, Buchser E, Eldabe S, et al. (2017). The Polyanalgesic Consensus Conference (PACC): recommendations on intrathecal drug infusion systems best practices and guidelines. Neuromodulation, 20(2), 96-132.

[4] Erdine S, Yucel A, Celik M, Talu GK (2003). Transdiscal approach for hypogastric plexus block. Reg Anesth Pain Med, 28(4), 304-308.

[5] Mercadante S, Klepstad P, Kurita GP, Sjogren P, Giarratano A, European Palliative Care Research Collaborative (2015). Sympathetic blocks for visceral cancer pain management: a systematic review and EAPC recommendations. Crit Rev Oncol Hematol, 96(3), 577-83.

[6] van den Beuken-van Everdingen MH, Hochstenbach LM, Joosten EA, et al. (2016). Update on prevalence of pain in patients with cancer: systematic review and meta-analysis. J Pain Symptom Manage, 51(6), 1070-90.

第 7 章 间皮瘤和胸壁疼痛
Mesothelioma and chest wall pain

Manohar Sharma　Sanjeeva Gupta　Lakshmi Vas　著

在英国，每年约有 1800 例新发间皮瘤确诊病例。大多数间皮瘤患者都曾从事过吸入石棉或接触石棉粉尘和纤维的工作。大多数患者在确诊后 1 年内死亡，2006—2020 年，英国有多达 3 万人死于该疾病。间皮瘤患者经常伴有疼痛、疲劳和体重减轻等不良症状。顽固性疼痛是一个主要问题。疼痛是由肿瘤压迫残肺、胸腔积液，以及肿瘤浸润胸壁和神经结构引起的。手术切除或活检肿瘤也可能引起疼痛。疼痛通常可以通过使用世界卫生组织（WHO）癌症三阶梯镇痛治疗的简单镇痛药和强阿片类药物来控制。然而，疼痛是顽固性且严重的，在这些情况下，必须尽早考虑疼痛管理干预措施（如神经阻滞、IT 神经毁损术、脊髓输注和脊髓切断术）。

一、病例讨论

（一）背景信息

本例患者主诉右侧胸壁严重疼痛 3 个月。他知道自己得了无法治愈的癌症，接受了强效阿片类药物、常规镇痛药和辅助药物的治疗，最初疼痛得到了控制。然而疼痛使他变得虚弱不堪。除了右胸，没有其他部位的疼痛。他的高血压控制得很好。

（二）病史

患者为 70 岁男性，至初级保健医生处就诊，几个月来有右胸痛和呼吸急促加剧的病史。退休前，他是一名造船厂工人。他被转诊到地区胸科中心，并被诊断为恶性胸膜间皮瘤。肿瘤无法安全地切除或通过肿瘤科治疗治愈。肿瘤科医生认为他不适合做进一步的化疗或放疗。他的呼吸急促与胸腔积液有关；引流积液会有帮助。他逐渐感到疲劳。右侧胸壁疼痛难以忍受。他的家庭医生用各种镇痛药对他进行了治疗，最初起到了作用。他被转诊到当地的姑息治疗小组，升级了治疗药物。随后，他被转诊到关节疼痛和姑息治疗诊所进行评估。

（三）疼痛描述

患者右胸大部分区域持续性疼痛，疼痛呈自发性、尖锐性和射击样。他在简明疼痛量表（BPI）中的平均疼痛得分为（6～10）/10。走路时疼痛更严重（BPI 为 10/10），且休息并不能缓解疼痛。

（四）药物

患者每天使用的药物包括硫酸吗啡缓释片 150mg，每天 2 次；硫酸吗啡溶液 50mg，按需使用，每 2 小时一次（每天使用 4～6 次）；加巴喷丁 1.2g，每天 3 次；对乙酰氨基酚 1g，每天 4 次；双氯芬酸钠 50mg，每天 4 次；口服氯胺酮 50mg，每天 4 次；雷米普利每天 10mg。

（五）对日常生活的影响

起初当他的全科医生滴定药物时，患者的疼痛控制得很好。现在，疼痛会使他的睡眠中断，有些时候晚上根本睡不着。他不能出门，因为他的疼痛大多数时候很严重，而且严重影响生活。他无法想象自己的余生会生活在如此严重的痛苦中。药物使他感到疲倦，以及出现恶心、便秘和嗜睡的不良反应。

（六）其他疼痛治疗

该患者曾尝试过经皮神经电刺激疗法（TENS）、局部热贴、利多卡因贴敷和物理治疗，但这些治疗对他的症状没有帮助，现已停止。

（七）检查

胸部 X 线检查：见图 7-1。

CT：右下胸壁被肿瘤浸润，胸膜明显受累。肿瘤大小明显大于 3 个月前的一次扫描。

活检：上皮样间皮瘤。

血液检查：无异常。

（八）情况和期望

患者与家人一起到诊所就诊。从他的病史和体征可知其正在遭受疼痛折磨。

他以为那天要打一针就可以回家了。他从社区姑息护理护士那里得到了一些关于脊髓束切断术的相关信息。

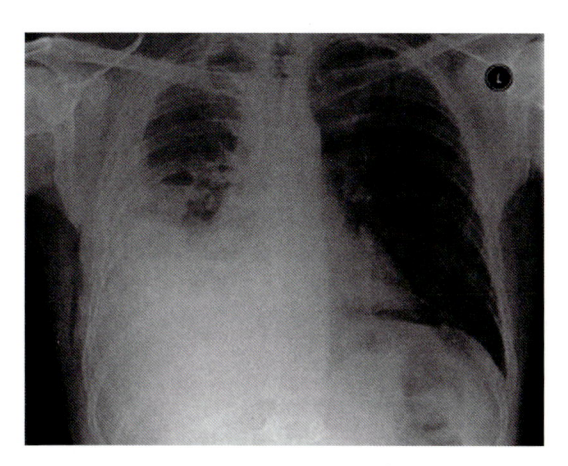

第7章 间皮瘤和胸壁疼痛
Mesothelioma and chest wall pain

▲ 图 7-1　胸部 X 线片：间皮瘤引起右侧半胸受累

他希望下周去度假。

二、评估和检查结果

体格检查显示胸壁收缩（图 7-2），右肺底呼吸音降低，心音低钝。右侧半胸检查提示无神经功能缺损或敏感性增强。胸椎没有压痛。

患者能够在不出现呼吸急促的情况下进行对话。他能够仰卧约 45min。他的生命体征正常。他的预期存活时间约为 6 个月。

疼痛管理的相关问题

患者出现严重的无法控制的疼痛。他每天口服吗啡 600mg，并需要服用镇静药。继续增加吗啡剂量不太可能改善镇痛效果。

他对疼痛控制干预措施没有足够的了解，需要住进临终关怀医院来控制症状，并在他不那么痛苦的时候讨论进一步的疼痛控制方案。

三、疼痛控制方法

- 阿片类药物调整。
- 椎旁和肋间神经阻滞。
- IT 神经毁损。
- 体外泵持续硬膜外 /IT 泵镇痛。
- 鞘内给药（ITDD）系统。
- 经皮颈髓切断术。

043

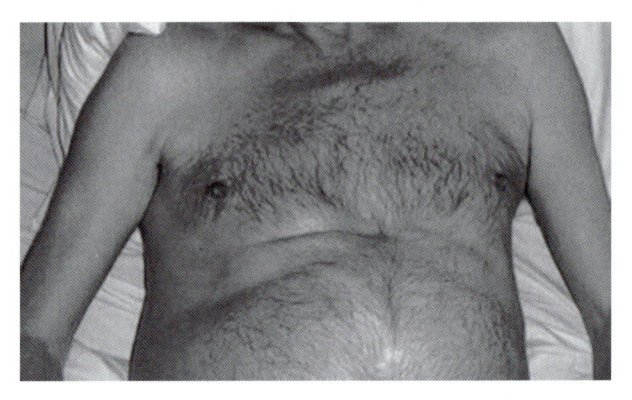

▲ 图 7-2 由间皮瘤引起的右胸壁收缩

- 超声引导下针刺触发点治疗（USGDN）。

当前背景下疼痛缓解的方案

1. 阿片类药物调整

阿片类药物调整应被视为一线选择，因为患者的疼痛对剂量增加没有很好的反应。肿瘤有可能进一步局部扩散，侵犯胸腔和神经结构。作为临终关怀医院的住院患者，最好考虑这个方案。阿片类药物也可以通过便携式注射泵或局部（贴片）使用，特别是在对口服阿片类药物的吸收存在障碍的情况下。

2. 椎旁和肋间神经阻滞

椎旁和肋间神经阻滞是一种选择，但当疼痛分布在多个生皮节时，疼痛缓解可能不佳。最好的情况下，疼痛缓解可能会持续 1~2 周，最坏的情况是，患者可能会因手术患肺气肿。持续的椎旁输注可能有一些好处和疗效，但需要治疗团队的持续投入来管理椎旁输注。

3. IT 神经毁损术

如果疼痛分布涉及 1~2 个生皮节，IT 神经毁损术是控制疼痛的一个非常好的选择。然而，胸部的 IT 神经毁损术比脊柱其他部位要困难得多（见第 18 章）。

4. 外注射泵持续硬膜外 /IT 泵镇痛

持续硬膜外输注可能有效。然而，有必要每天对此进行监测，以检查镇痛药物方案及导管部位是否存在任何感染或导管是否有移位。如果没有适当的环境和条件来监测这种治疗方案，那么在社区环境下这种方法的疗效和安全性将是一个重要问题。

5. ITDD 系统

ITDD 系统可以有效地将小剂量吗啡和其他镇痛药直接输送至 CSF 中。与口服或非肠道途径相比，阿片类药物的剂量要小得多，还可以迅速缓解疼痛。然而通过置入式泵（储液器）进行的 IT 输注通常被认为对隔膜以下的疼痛有效，除非 IT 导管尖端位于受影响的皮肤组织附近。关于在胸部中段放置 IT 导管的安全性是有争议的（见第 12 章）。

6. 经皮颈髓切断术

在本病例中，经皮颈髓切断术被认为是一种特别好的一次性干预措施（见第 16 章）。进行开放性颈髓切断术不是一个好的选择，因为患者疼痛的上界为 T_4 皮节，而开放性手术仅对 T_6 以下的疼痛有效。与开放式脊柱手术和全身麻醉相比，经皮技术由于恢复期更短，且没有额外并发症，现在更加常用。

7. USGDN

一种不同的临床观点认为，患者的胸壁肌肉是内脏疼痛的效应器，这产生了新的治疗方案。来自内脏和胸壁的伤害性感受输入汇聚到背角的内脏神经元上。这种会聚通过胸壁肌肉痉挛来表现视觉痛苦，这种痉挛的强度足以使人感觉到所谓的疼痛。持续性肌肉痉挛在相应的躯体节段产生肌筋膜触发点（MTrP），表现如下。

(1) 自发性疼痛 MTrP 激活，使胸壁运动疼痛。

(2) 迟发性 MTrP，触诊时胸壁柔软。

(3) 束发带、纤维缩短和胸肌萎缩导致胸壁收缩。

MTrP 独立于内脏触发点，并向神经中枢提供持续的伤害性输入，导致外周和中枢敏化。通过在超声显像下将 32G 实心针插入 MTrP，MTrP 疼痛和炎症对即时疼痛缓解有着敏锐的反应。这种"针效应"可能通过内啡肽释放、反射松弛、炎症介质减少等途径使 MTrP 失活。对于因胸膜受累而导致胸壁疼痛的患者，USGDN 可以单独使用，也可以作为神经干预（如脊髓切断术）的辅助手段。无论何种临床场景下，这项技术可能都有帮助，因为它不需要昂贵的硬件设施，但确实需要适当的技能。

四、提供治疗

患者在当天住进了临终关怀医院。他接受了阿片类药物治疗，即使用盐酸羟考酮控释片®。2 周后，他仍然有无法控制的剧烈疼痛，就像最初的表现一样。

在与他和他的家属进一步讨论后，他决定接受经皮颈髓切断术。在手术当天早上，他的阿片类药物剂量减少了一半，同时改用短效阿片类药物。他对手术的耐受性很好，并且疼痛在颈髓切开术后立即消失了。

（一）结果

阿片类药物的剂量进一步减少到最初口服吗啡当量的 1/2 左右。他回家时胸壁没有任何疼痛。

（二）第 4 周随访

患者在经皮颈髓切断术后 4 周没有胸壁疼痛。他的镇痛需求没有变化。他正计划去度假。

（三）6 个月后疼痛复发

患者和他的家人在 6 个月后与我们取得了联系。他们去欧洲度假 1 周。在过去的几天里，他的疼痛复发，感到非常疲惫和虚弱。

（四）疼痛管理方案

他被重新送入临终关怀医院，并由疼痛和姑息医学团队进行评估。此时，他已病入膏肓，预计只能存活几周。

他不适合再次行脊髓切断术。由于疼痛区域较大，IT 神经毁损术是不安全的，因此也没有进行讨论。讨论了通过硬膜外导管置入或便携式注射泵给阿片类药物的方案，并向患者及其家人解释了这一方案。将硬膜外导管插入胸中段，输注吗啡和左旋布比卡因。这很好地控制了他的疼痛。

他在 3 周后去世，期间未受疼痛困扰。

学习要点

- 患有复杂且严重癌症疼痛的患者必须在疼痛和姑息治疗团队密切合作的环境中进行评估。
- 应鼓励尽早转诊进行疼痛评估。病例中并未进行疼痛评估，患者在转诊时服用了极高剂量的阿片类药物。
- 患者在早期可能不需要疼痛介入治疗技术，但及时转诊有助于让患者了解治疗方案（包括风险和益处），且可以在需要时短时间内就进行干预、并与治疗团队建立融洽的关系。
- 疼痛评估对于诊断疼痛性质特别重要，即神经病理性疼痛、伤害性疼痛或偶发性疼痛，因为这与疼痛管理计划有关。
- 干预前的知情同意至关重要，例如，脊髓前侧柱切断术可能会有严重的并发症，尽管这种情况很少见。

- 脊髓前侧柱切断术不应作为抢救性手术，也不应太迟，从而避免患者无法从中受益。使用脊髓切断术时患者的预期寿命应为6～12个月，从而获得最佳效益。
- 尽管根据世界卫生组织癌症三阶梯镇痛治疗确定最佳治疗方案，但仅应向确诊为癌症且疼痛控制不佳的患者提供脊髓前侧柱切断术。
- 患者的围术期护理必须在适当的环境中进行，由有经验工作人员在术前和术后熟练照顾患者，适当地减少阿片类药物，以及处理其他姑息治疗问题，如疲劳、与癌症相关的疼痛和预后不良。

拓展阅读

[1] Please also refer to chapters elsewhere in this book about cervical cordotomy (→ Chapter 17), IT pumps (→ Chapters 12 and 20), neurosurgical techniques for pain relief (→ Chapter 21), and spinal neurolytic blocks (→ Chapter 19).

[2] Bain E, Hugel H, Sharma M (2013). Percutaneous cervical cordotomy for the management of pain from cancer: a prospective review of 45 cases. J Palliat Med, 16(8), 901-907.

[3] Jackson MB, Pounder D, Price C, Matthews AW, Nneville E (1999). Percutaneous cervical cordotomy for the control of pain in patients with pleural mesothelioma. Thorax, 54, 238-41.

[4] Mesothelioma Framework (2007). Available at: https:// www.england.nhs.uk/ wp- content/ uploads/2013/ 06/ b10- cancer- mal- mesot.pdf.

[5] Price C, Pounder D, Jackson M, Rogers P, Nneville E (2003). Respiratory function after unilateral percutaneous cervical cordotomy. J Pain Symptom Manage, 25(5), 459-63.

[6] Vas L (2019). Effectiveness of ultrasound- guided dry needling in treating chronic pain. Pain News, 17(4), 202-12.

第 8 章 癌症引起单侧上肢神经丛疼痛
Unilateral upper limb plexopathy pain caused by cancer

Lakshmi Vas 著

本章探讨的概念是，尽管神经阻滞在上肢神经丛疾病的治疗中可能占有一席之地，但介入科疼痛医生必须仔细评估导致患者疼痛的所有因素。本章我们将讨论一位因臂丛神经损伤出现上肢疼痛的乳腺癌患者。在她的治疗中需要考虑复杂的相互作用问题，包括疼痛、功能丧失、对预后的恐惧和对未来的担忧。

一、病例讨论

（一）病史

一位 46 岁女性在 18 个月前因患 3 级乳腺浸润性导管癌，接受了乳房肿块切除术和腋窝淋巴结清扫术后，出现左肩疼痛。经过 28 次放疗、6 个周期的表柔比星和氟尿嘧啶治疗后，患者的疼痛加重。姑息治疗小组使用了阿片类药物和辅助镇痛药，包括抗神经病理性疼痛的药物，疼痛缓解了 50%。然而，在过去的 6 个月里，她的疼痛、睡眠障碍和残疾情况有所恶化。在与当地 MDT 讨论后，她的肿瘤医生建议她对自己无法忍受的肩部疼痛行疼痛治疗。之后她病情有所缓解，预期寿命较长。

（二）疼痛的性质

患者的 NRS 疼痛评分为（9～10）/10。疼痛图例详见图 8-1。坐位、立位和行走时疼痛严重，休息也无法缓解。她的疼痛检测量表（painDETECT）评分为 20 分，表明有明确的神经病理性疼痛。她的手臂、肩膀和手的残疾得分为 68

分，表明她有严重残疾。

(三) 药物

她每天服用曲马多缓释片 100mg，双氯芬酸 100mg，加巴喷丁 3g，对乙酰氨基酚 1.95g，度洛西汀 60mg。由于口服吗啡，她出现了严重的恶心和呕吐等不良反应。改用 50μg/h 芬太尼贴片，加多潘立酮、法莫替丁和奥丹西酮。她服用二甲双胍和西格列汀治疗糖尿病，服用激素治疗乳腺癌。

(四) 对日常生活的影响

术后、放疗、化疗导致的疼痛和神经病理性疼痛已持续 15 天达到 (8~10)/10 (NRS)。她不能自理，需要别人照顾。一想到自己的左臂将逐渐恶化直至完全残疾，她就感到沮丧。药物治疗使她疲倦、恶心、便秘和困倦。

(五) 其他尝试治疗疼痛的方法

TENS、局部冰敷和理疗只能起到暂时的作用。

(六) 检查

肩部和颈部 X 线片：未见明显异常。

肩关节 MRI：肩关节囊及其周围韧带增厚，伴轻度反应性积液延伸至关节周围凹陷，提示粘连性关节囊炎。冈上肌可见少量肌内不完全撕裂。肩胛下肌、冈下肌、小圆肌、大圆肌异常高信号，无明显萎缩或脂肪替代，腋窝脂肪及邻近胸肌轻度软组织水肿提示放疗后肌肉改变或去神经支配损伤。肱二头肌肌腱、盂唇和关节缘正常。

近期乳房 X 线检查：未见异常。

PET-CT：乳房组织增厚、结节伴皮肤增厚。未见局灶性肿块，也未见明显淋巴结。身体没有任何异常。

血检结果：正常。

(七) 临床情况及期望

患者和她丈夫一起到诊所就诊。从她的病史和非语言线索可以看出，她非常痛苦，但配合得很好。

(八) 评估及检查结果

体格检查显示乳房肿胀、坚硬、变色、疼痛，伴有严重的痛觉过敏，手臂和前臂触觉丧失 (图 8-1)。斜方肌、肩胛提肌、三角肌、冈上肌和冈下肌、菱形肌、圆肌和胸肌触感硬。她的肩膀、手腕和手指的所有活动都受到严重限制。肘部活动自如，但有疼痛感。

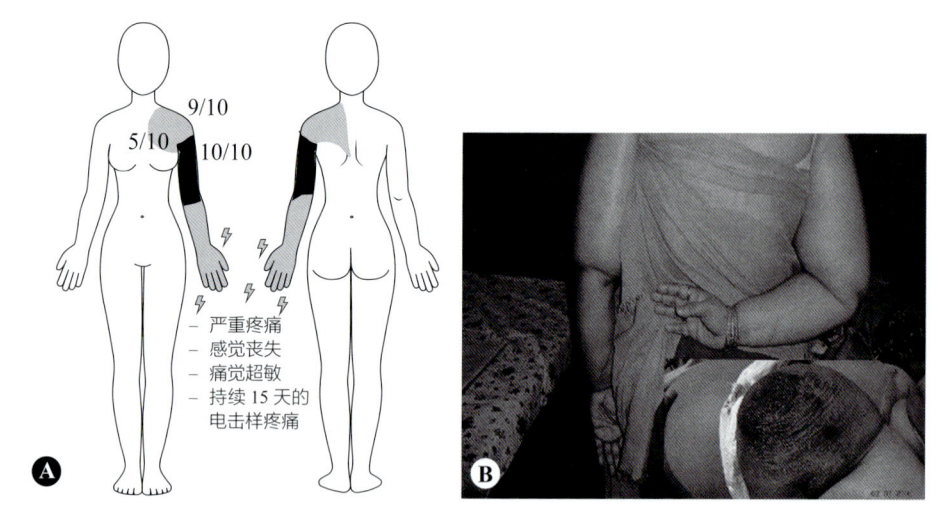

▲ 图 8-1　**A.** 肢体不同部位疼痛的分布、强度和特征；**B.** 临床照片显示患者左臂完全不能活动，右臂正常内旋。插图示左乳房变色硬化

（九）疼痛管理的相关问题

尽管服用了最大可耐受剂量的药物，但患者仍有严重的无法控制的疼痛，并出现了镇静不良反应。因此，增加用药剂量不太可能改善她的镇痛效果。

（十）在当前的临床状况下缓解疼痛的方案

1. 阿片类药物交替使用：可行但不是理想的选择，因为神经病理性疼痛通常对阿片类药物没有特别的反应。

2. 星状神经节阻滞 / 连续臂丛阻滞：星状神经节阻滞或椎旁后路连续臂丛阻滞可暂时缓解大部分的肩部疼痛，但不太可能长期起作用。

3. 硬膜外神经毁损术和经皮颈髓切断术：当癌症处于缓解期时，这些不是有适应证的选择。

4. ITDD：不是颈椎病和上胸痛的有效选择。在英国并没有广泛推行，并非在所有医疗机构患者都可获得该项治疗。

5. 脊髓刺激器：如果更简单的方式都失败了，这是一个可以选择的方法。

6. 脉冲射频（PRF）之后行超声引导下针刺触发点治疗（USGDN）：这是作者所在中心在运动神经受到神经病变影响的前提下开发的一种创新治疗方法。运动神经病（神经肌病）导致肌筋膜触发点（MTrP）和肌束紧张带的产生，引起肌筋膜疼痛综合征（MPS）。PRF 对所有负责肩部运动的肌肉神经进行治疗，然后对同一肌肉进行 USGDN 治疗，减轻静息疼痛、痛觉超敏、僵硬，提高肩部活动范围。USGDN 在肌肉中产生局部抽搐反射（LTR），相应减少肌紧张带的僵硬、静息疼痛、压痛和 MTrP 中的炎症介质。PRF（用于神经）和 USGDN（用于肌肉）的组合已被证明对缓解各种神经病理性疼痛是有用的。

（十一）治疗

在解释了神经肌病及 PRF 和 USGDN 的可能效果后，患者同意接受手术。患者接受 PRF 和 USGDN 治疗（表 8-1、图 8-2 和图 8-3）。

（十二）结局

PRF 后患者疼痛有所改善，USGDN 后患者电击痛消失，疼痛和功能障碍情况明显减轻，6 个月时疗效保持不变（图 8-4）。

二、神经肌病和 USGDN 的解读

运动神经病变导致神经肌肉交界处乙酰胆碱释放增加，并导致可记录在肌电图上的 MTrP 附件终板区的微终板电位逐渐增强（即正常终板电位的 10~1000 倍）。这会导致肌肉痉挛。

缺乏 ATP（可能还缺乏氧气）会导致 MTrP 和紧张带的形成，最终导致 MPS。MTrP 在触诊时可能是潜伏性的。如果它是自发的疼痛，则被称为活化 MTrP。

活化 MTrP 中的炎性介质刺激肌肉伤害性感受器，也使传入伤害性感觉神经敏化。这种外周敏化进展到中枢敏化，与边缘系统功能障碍一起在 MPS 的启动、维持、放大和持续中发挥作用。

神经肌病的名称表明运动神经障碍通过 MPS 表达。肌肉僵硬导致肌肉纤维的无序募集，这影响了它们的运动和同步性，相互抑制减少或完全缺失，当激动肌收缩时，拮抗肌肉松弛，反之亦然。

将针插入 MTrP，在肌肉中产生 LTR，相应减轻疼痛和压痛。专门解决 MTrP 的治疗方法是在超声波的帮助下放置非常精细的 32G 实心针，以准确定位受累肌肉，称为 USGDN。

在临床实践中，通过诸如 painDETECT 量表等问卷评估的所有被认为是典型神经病理性特征的症状都对 USGDN 有反应。这些症状，包括烧灼感、麻木感、痛觉超敏、感觉过敏和痛觉过敏，给患者带来极大的痛苦和伤害。

表 8-1　PRF 和 USGDN 治疗肩关节神经和肌肉的情况

PRF 治疗之前：NRS 9~10 分，严重电击痛和痛觉超敏，各方向运动受到严重限制，pD 20，DASH 68，测力仪显示 0.5psi

PRF 在 40℃下治疗 10min，作用于支配肩部肌肉的神经	USGDN 治疗负责肩部运动的肌肉，每组 1min，进行 8 组
• 支配斜方肌的脊副神经 • 支配肩胛骨提肌的肩胛骨背神经 • 连接冈上肌和冈下肌的肩胛上神经 • 支配小圆肌、肱三头肌，主要是三角肌的腋窝神经 • 支配肩胛下肌、大圆肌和背阔肌的肩胛下神经 • 支配肱二头肌和喙臂肌的肌肉皮神经 • 支配胸大肌和胸小肌的胸外侧和内侧神经	• 斜方肌，肩胛提肌（两者都是肩关节外展的关键） • 冈上肌（负责前 15° 外展） • 冈下肌和小圆肌（外旋肌），大圆肌和背阔肌（都是内旋肌和内收肌，使抬起的手降低是肩痛的常见问题） • 肩胛下肌（内旋肌） • 菱形肌（肩胛骨内收） • 三角肌，外展、屈曲（前纤维）和伸展（后纤维）的主要执行肌肉 • 肱二头肌，肱三头肌，喙肱肌（内收内旋，弱屈肌）胸大肌和胸小肌（内收内旋，弱屈肌）
NRS 5 分，减少 50% 的电击痛和痛觉超敏，pD 12 分，DASH 60 分，屈曲 70°，伸展 15°，外展 60°。测力计显示 0.5psi	NRS 0 分，无电击痛和痛觉超敏，pD 6 分，DASH 20 分，屈曲 90°，伸展 35°，外展 60°。测力计显示 5psi。能做所有家务，停用芬太尼、曲马多和度洛西汀。继续服用对乙酰氨基酚和普瑞巴林

6 个月后：NRS0 分，无电击痛和痛觉超敏，pD6 分，DASH20 分，屈曲 90°，伸展 35°，正常外展，测力计显示 5psi，能做所有家务。继续服用对乙酰氨基酚和普瑞巴林

DASH. 手臂、肩膀和手部功能障碍评分；pD.（painDETECT）疼痛检测评分；psi. 磅 / 平方英寸

到目前为止，因为 MPS 与神经病变没有关联，它们对疼痛治疗没有作用。所有这些症状通常都会对 USGDN 产生反应，需要重申这些症状可能主要是由于潜在的 MPS 导致。

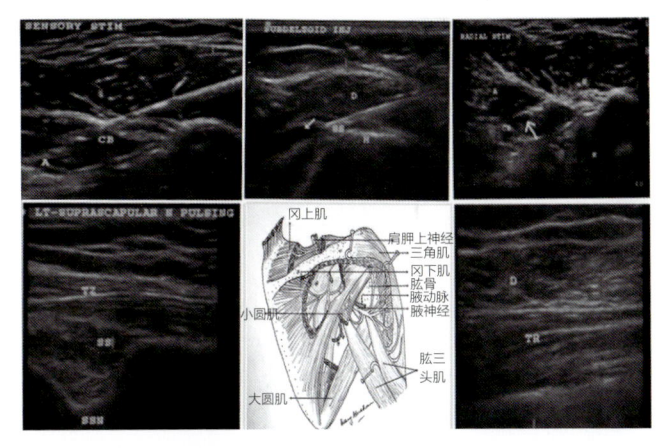

第8章 癌症引起单侧上肢神经丛疼痛
Unilateral upper limb plexopathy pain caused by cancer

▲ 图 8-2 支配肩关节运动肌肉的神经的 PRF 超声图像

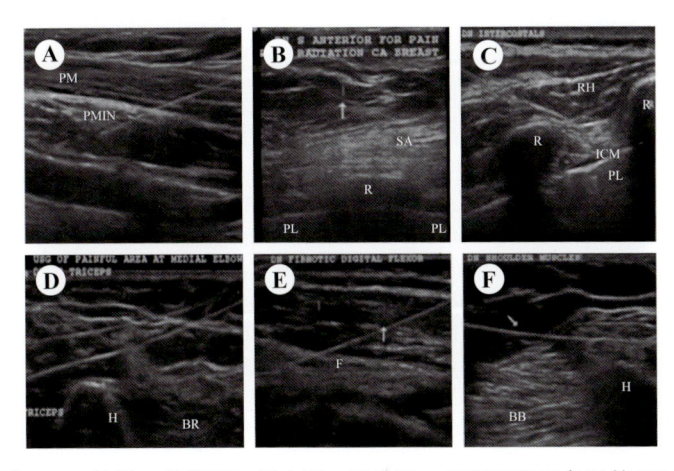

▲ 图 8-3 胸肌、前锯肌、斜方肌、三头肌、指屈肌和三角肌的 USGDN
A. 针刺入动脉浅层的胸大肌（PM）、小肌（PMIN）；B. 针刺入高回声（纤维化）的前锯肌（SA），以减轻她的胸壁疼痛；C. 针刺入左肩关节间区胸膜（PL）和肋骨（R）浅层的菱形肌（RH）和肋间肌肉；D. USGDN 针刺入肱骨下端的三头肌，以缓解电击痛和麻木；E. USGDN 治疗纤维性指屈肌，以改善疼痛和握力；F. 三角肌 USGDN，以改善屈曲、内旋和外展

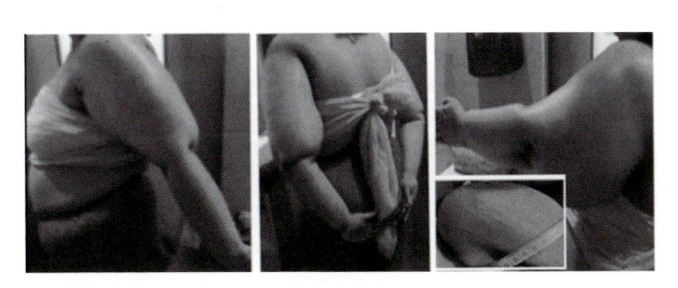

▲ 图 8-4 临床照片显示伸展、内旋和屈曲得到改善，插图为经过 USGDN 后左乳房的皮肤和纹理恢复正常

053

学习要点

- 复杂癌痛需要个性化的评估和量身定制的治疗方案。
- 早期转诊有助于患者了解治疗方案、风险和益处，并与治疗团队建立融洽的关系。
- 疼痛特征的诊断至关重要。本章讨论的患者有复杂的神经病理性疼痛，但也伴有潜在的肌筋膜疼痛，这就需要一个新的视角。
- 所有新疗法都必须征得患者的知情同意。
- 患者对 USGDN 改善神经病理性疼痛症状的反应提示 MPS 在神经病理性疼痛临床症状中的重要性。
- 虽然我们将疼痛定义为 MPS 和神经病理性疼痛，但在临床上这些定义过于简单，可能对于本病例中描述的具有复杂疼痛表现的患者没有帮助。

拓展阅读

[1] Chen Q, Wang HJ, Gay RE, Thompson JM, Manduca A, An KN, et al. (2016). Quantification of myofascial taut bands. Arch Phys Med Rehabil, 97(1), 67-73.

[2] Mense S (2003). The pathogenesis of muscle pain. Curr Pain Hheadache Rep, 7(6), 419-25.

[3] Shah JP, Thaker N, Heimur J, Aredo JV, Sikdar S, Gerber L. (2015). Myofascial trigger points then and now: a historical and scientific perspective. PM&R, 7(7), 746-61.

[4] Sikdar S, Shah JP, Gebreab T, Yen RH, Gilliams E, Danoff J, Gerber LH (2009). Novel applications of ultrasound technology to visualize and characterize myofascial trigger points and surrounding soft tissue. Arch Phys Med Rehabil, 90(11), 1829-38.

[5] Vas L (2019). Effectiveness of ultrasound-guided dry needling in treating chronic pain. Pain News, 17(4), 202-22.

[6] Vas L, Khandagale N, Pai R (2014). Successful management of chronic post-surgical pain following total knee replacement. Pain Med, 15(10), 1781-85.

[7] Vas L, Pai R (2019). Ultrasound-guided dry needling as a treatment for postmastectomy pain syndrome: a case series of twenty patients. Indian J Palliat Care, 25(1), 93-102.

[8] Vas L, Pai R, Geete D, Verma CV (2017). Improvement in CRPS after deep dry needling suggests a role in myofascial pain. Pain Med, 19(1), 208-12.

[9] Vas L, Phanse S, Pai R (2016). A new perspective of neuromyopathy to explain intractable pancreatic cancer pains; dry needling as an effective adjunct to neurolytic blocks. Indian J Palliat Care, 22(1), 85-93.

第9章 下半身弥漫性癌症相关疼痛
Diffuse cancer-related pain in lower half of body

Kate Marley 著

本章讨论了一个伴有难治性疼痛的晚期癌症患者的复杂病例，提出了平衡不同的治疗策略优势和劣势所面临的挑战。本病例强调了疼痛医学、姑息治疗、肿瘤学和神经外科团队合作的优势，以达到对患者最有利的结果。

一、病例讨论

（一）病史

患者是一位 69 岁的女士，因转移性乳腺癌接受了 6 年的治疗。两年前，她在姑息医学门诊就诊，主诉背部、右臀部和右腿疼痛。据了解，她的腰椎和主动脉旁淋巴结有转移，骨盆也有软组织肿块。多年来，她接受了几种不同的化疗药物的治疗。

（二）疼痛描述

她的背部、右臀部和右腿的疼痛有一些神经病理性疼痛的特征（灼烧痛和电击痛），但她很难完全描述这种疼痛。疼痛在运动时更严重，但休息时也会出现。她似乎对强阿片类药物只有部分反应，尽管将羟考酮 MR（盐酸羟考酮控释片®）片剂量增加到 160mg，每天 2 次，但疼痛仍很严重。她对各种神经病理性药物产生了不良反应，不能耐受超过 150mg 普瑞巴林，每天 2 次的剂量。

这种疼痛有几个原因：腰椎疾病引起的骨痛，骨盆肿块引起的神经病理性和内脏痛，以及淋巴水肿。她对阿片类药物只有部分反应，可能需要其他方法控制疼痛。
接下来可以做些什么来控制疼痛？

二、入住临终关怀医院以更好地控制症状

患者最初不愿意住进临终关怀医院，因为她之前在肿瘤中心住院期间目睹了几位患者的死亡。这使她开始思考自己的死亡问题。她认为住进临终关怀医院是"向不可避免的事情屈服"，也是"末日的开始"。然而，疼痛非常严重，限制了她的日常活动，因此她同意短期住院。

在她入住临终关怀医院期间，予以微量泵注冲击剂量的氯胺酮进行治疗，持续了几天，有很好的效果。疗程结束后出院，2周内复诊。

不幸的是，在她下一次于姑息治疗门诊就诊时，疼痛开始复发，鉴于皮下注射氯胺酮的良好反应，予以口服氯胺酮10mg，每天3次。2周后，她进行了复查，疼痛虽有所改善，但仍未得到完全控制，因此氯胺酮的剂量增加到20mg，每天3次。在做出这些调整的同时，盐酸羟考酮控释片®的剂量减少到120mg，每天2次。

氯胺酮
- 氯胺酮是一种强效的NMDA受体通道阻滞药，用于标准镇痛药难以控制的疼痛。它可以通过口服，舌下、皮下注射或静脉注射途径给药。
- 在本病例中最初使用的"冲击治疗"方案即在微量注射泵中使用氯胺酮100mg/24h，5天内将剂量逐渐增加到300mg，然后增加到500mg，随后停止使用。使用这种疗法，对一些患者来说，疼痛治疗效果可能会持续数周。这个过程可以根据需要重复进行。咪达唑仑或氟哌啶醇可与氯胺酮一起使用，以防止有时与之相关的精神分离症状。
- 口服氯胺酮也可用于当镇痛剂量持续超过冲击剂量时。患者的全科医生和社区药剂师之间需要联络，以确保患者不会因为口服制剂需要特殊的订购程序而没有药可用。
- 长期使用可能会有尿路问题，如膀胱炎。

患者疼痛稳定了6个月，能够继续肿瘤治疗，并在此期间进行正常的日常生活。她并非完全没有疼痛，但疼痛发作的强度较低，对盐酸羟考酮控释片®IR口服液的反应较好。

三、癌症和疼痛进展

6个月后，同样的疼痛开始复发，而且越来越剧烈，甚至严重影响了患者的生活，使她无法在周末与丈夫外出。最近的CT显示肿瘤在淋巴结和骨盆中有

进展。

下一步该怎么做？
还有哪些信息有助于控制这位女士的疼痛？

她对疼痛和病情恶化的消息感到非常难过。她与她的肿瘤医生讨论了进一步的化疗方案，并对此有复杂的感受。她的最后一轮化疗让她筋疲力尽，而且她曾因中性粒细胞减少性败血症而住院。一方面，她害怕继续接受化疗；另一方面，她认为这是她唯一的生存机会。

她的肿瘤医生对于她的疼痛和随之而来的功能减退非常担忧，并建议她再次入住临终关怀医院，她的姑息治疗顾问也有同样的看法。患者觉得自己别无选择，只能回到临终关怀医院。她对临终关怀医院的团队有信心，因为他们以前帮助她减轻过痛苦。她还觉得她可以和临终关怀医院的团队倾诉她的希望及对自己疾病的恐惧。

四、再次入住临终关怀医院和全身疼痛

患者此前曾向顾问和临终关怀医院的其他团队成员讲述了她对癌症的感受。在这次入院期间，这种情况一直持续着。她是一名虔诚的基督教徒，一开始祈求上帝赐予她力量以战胜疾病，当发现病情无法治愈时，她祈求上帝赐予她力量来承受治疗，并祈求上帝赐予她更多的时间陪伴家人。

她描述了她对此时出现的癌症感到愤怒，并因自己与丈夫的计划作废而感到生活被剥夺。他们原计划去旅行，以弥补他们在开展事业时曾错过的假期，特别是，他们想去西班牙和日本看望女儿。

有时她发现自己质疑自己的信仰，这对她来说尤其痛苦。她所在教堂的牧师非常支持患者和她的丈夫，她不愿意向牧师吐露心声，因为她不想"让他失望"。然而，她与临终关怀牧师讨论了这些精神问题，她发现这非常有帮助，并最终能够向她的牧师透露她的感受，牧师一如既往地支持她。

结合她在临终关怀所接受的心理和精神支持，她的镇痛方案做了重大调整。增加氯胺酮的用量有一定效果，并决定用莫雷-马金滴定调整为美沙酮滴定。

入住临终关怀医院时，她正在服用以下药物：氯胺酮 30mg，每天 3 次；盐

酸羟考酮控释片 MR 140mg，每天 2 次；普瑞巴林 150mg，每天 2 次；盐酸羟考酮控释片 IR 口服液，每次 40mg（按需服用）。

从临终关怀医院出院后，她正在服用以下药物：氯胺酮 50mg，每天 3 次；美沙酮 45mg，每天 2 次，可追加 15mg 每次按需服用；普瑞巴林 150mg，每天 2 次；盐酸羟考酮控释片 IR 口服液 60mg（按需服用）。

美沙酮
- 强效阿片类药物调整为美沙酮，希望能改善这位女士的疼痛控制情况。
- 美沙酮滴定并不简单，大多数姑息治疗的病例都是在住院环境中进行，因为必须密切观察患者是否有中毒迹象。
- Morley 和 Makin 描述了本例中使用的治疗方案，包括停止常规强效阿片类药物，然后在几天内滴定美沙酮，然后调整为常规每天 2 次剂量。

总体疼痛
- 随着镇痛剂量的调整，我们的患者还表达了她对自己的疾病及疾病对她的生活和家人影响的担忧。
- Cicely Saunders 女士提出了"总体疼痛"的概念，强调疼痛的心理、精神和社会层面的影响。
- 患者因失去退休生活而感到痛苦，开始质疑她的信仰，并对发生在她身上的事情感到愤怒，她能有机会表达这些担忧并在需要的时候解决这些问题。

患者最初发现美沙酮对缓解疼痛非常有帮助，并继续门诊随诊 6 个月。然而，疼痛越来越剧烈，尤其是右腿的疼痛。她的右脚下垂，姑息医学顾问建议进行脊柱磁共振检查，检查报告显示 $L_{2\sim5}$ 广泛的骶骨浸润性病变。转移没有导致任何明显的椎管狭窄，脊髓和马尾的外观正常。骶骨浸润可能导致一些神经组织受压。

做磁共振扫描非常痛苦，她无法仰卧。放疗是治疗这种疼痛的理想方法。然而，为了接受这种治疗，她需要仰卧。听到更多关于疾病的进展，她悲痛欲绝，同意进入临终关怀医院，接受缓解疼痛的治疗，以便进一步接受放疗。

现在可以对镇痛方案进行哪些调整？

硬膜外镇痛

增加美沙酮的剂量对疼痛没有帮助，姑息医学顾问向与临终关怀团队合作的麻醉和慢性疼痛管理顾问咨询关于硬膜外镇痛的意见。

硬膜外输注含二醋吗啡、可乐定和左旋布比卡因的注射液。在这段时间里，停用美沙酮。

疼痛控制有所改善，她能够仰卧。因此，她被转诊到区域肿瘤中心，对腰椎和骶骨进行了 5 次放疗，此期间进行硬膜外镇痛。如果她在肿瘤中心治疗期间硬膜外泵用完，则需返回临终关怀医院重新填充硬膜外泵。

随后，患者被转回临终关怀医院进行进一步康复和疼痛控制。由于渗漏，硬膜外置管必须更换，并且随着硬膜外药液中二醋吗啡剂量的增加，疼痛控制仍然存在问题。

1 个月后，硬膜外每天输注 85mg 二醋吗啡辅以左旋布比卡因和可乐定。期间硬膜外导管断开，她很快就出现了发热症状。她没有出现新的神经系统症状，医生对她的脊柱进行紧急磁共振检查，也没有发现任何脓肿迹象。

为患者移除硬膜外导管，并通过微量注射泵以 40mg/24h 的速度输注阿芬太尼镇痛。

五、进一步疼痛治疗的选择

（一）疼痛进一步治疗的选择

1. 重新滴定强阿片类药物：尝试硬膜外注射的原因是，传统途径给予阿片类药物对她的疼痛仅部分起效，因此可能不是最有效的注射途径。

2. 重新放置硬膜外导管：但这并非没有问题，这意味着辖区护士需要经常上门拜访，并且导管断裂和感染的风险仍然存在。然而，患者认为硬膜外镇痛比口服阿片类药物更有效。

3. IT 泵镇痛：患者无法在当地获得这种治疗，必须转诊至三级医疗中心。仍然存在感染的风险，并且这种镇痛方法可能无法缓解意料之外的疼痛。

4. 经皮颈椎 / 开放性脊髓切断术 / 丘脑切开术治疗右下肢疼痛。

患者和她的医生讨论了各种选择，她决定想更多地了解 IT 泵的信息。她的医生建议她接受另一家临终关怀机构的一名慢性疼痛管理顾问和一名姑息治疗顾问的联合治疗。

在门诊，医生与患者和她的丈夫讨论了各种镇痛方案。当讨论 IT 泵的风险和益处时，医生告诉她，她可以在静息状态下疼痛控制情况得到改善，但感染风险很大，且泵不会改善足下垂症状或增加她的运动能力。

（二）鞘内药物输注

镇痛药和姑息治疗联合使用使患者能够选择最合适的方案，并使患者能够在充分知情的情况下做出关于镇痛泵的决定。

这是针对这位女士的一种治疗方案，因为她的疼痛性质复杂，没有一种单一的神经消融手术对她的疼痛有帮助，并且她在使用硬膜外镇痛时还出现了并发症。口服和皮下注射镇痛并没有改善她的疼痛症状，随着剂量的增加，她遭受了更多的不良反应。鞘内注射给予阿片类药物在相对较小的剂量下产生良好的镇痛反应，且几乎没有全身不良反应。

随着镇痛效果的改善，她在静息状态下会更舒服，如果疼痛控制得更好，她可能有更多的活动机会，但这不能绝对保证，因为她的行动受限是由足下垂导致的。

考虑到泵是内置的，不需要频繁填充，希望她能有更多的时间待在家里。

（三）鞘内泵置入术

患者决定选择鞘内泵，因此住进了三级医院神经外科中心，进行了吗啡 1mg 和布比卡因 2.5mg 的鞘内镇痛试验。患者觉得镇痛有效，并计划在 1 周后置入鞘内装置。

她入院时使用的药物：阿芬太尼 40mg/24h 持续经皮输注，左旋甲丙嗪 12.5mg/24h 持续经皮输注。

她接受了左侧腹部置入鞘内输液泵的手术。所使用的泵是带有 40ml 储液器的 Synchromed® Ⅱ。

泵中药物的初始剂量为吗啡 1.5mg/d，布比卡因 5mg/d。

起初患者有些昏昏欲睡。注射泵中的阿芬太尼在置入鞘内泵时降至 20mg/24h，然后很快降至 10mg，紧接着 5mg/24h，并在 48h 内完全停用。

泵中的药物被调整为吗啡 2.8041mg/d，布比卡因 9.3747mg/d。疼痛控制明显好转，患者出院，转回到临终关怀医院继续治疗。她在康复方面取得了很好的进展，并能回家和家人一起过圣诞节。

患者从社区中心转回到临终关怀医院。鉴于她的疼痛控制方面的变化，她需要理疗师和医疗专家进一步重新评估，以评估独立生活能力的改善，并考虑在家里使用什么设备可以帮助她。

第9章 下半身弥漫性癌症相关疼痛
Diffuse cancer-related pain in lower half of body

圣诞节后，她接受了分期 CT，并去看了她的肿瘤医生。消息不是很好，CT 显示：左、右肺底结节；右肾积水，输尿管扩张到髂血管，有一 5cm×3.4cm 的软组织肿块，累及髂动静脉；腹主动脉旁结节增大；新发的右髂骨结节；右侧髂骨、骶骨、L_2 和 L_5 发生硬化性改变

她的背部和右髋部再次开始剧烈疼痛，并计划进行进一步的化疗。为此患者置入了一条从外周插入的中心静脉导管。在开始化疗之前先计划进行了一些姑息性放疗，以试图控制来自右侧髂骨的疼痛。

不幸的是，当她在接受放疗时，由于疼痛无法仰卧，即使使用冲击剂量镇痛药物也无法耐受放疗所需的扫描。增加鞘内注射药物剂量，疼痛无缓解，因此她被安排转回神经外科病房。

她每天都要接受疼痛科、姑息治疗科和神经外科小组的诊治。在每次放疗前，她都会使用更多的鞘内注射药物，并配合使用冲击剂量的镇痛药和劳拉西泮，这使得她在神经外科病房住院期间还能够在当地肿瘤科每天进行放疗。

她被转回临终关怀医院接受持续的症状管理和心理、精神支持。

转院时泵内药物的剂量为：吗啡 25.78mg/d，布比卡因 45.118mg/d，剂量保持不变，她的疼痛得到合理控制，直到几个月后去世。

学习要点

- 癌痛是复杂和多因素起源的，可能需要多种治疗方式来控制。
- 在这种情况下，需要疼痛诊疗、姑息治疗、神经外科和肿瘤治疗之间的通力合作。
- 阿片类药物和局部麻醉药的鞘内注射给药可以有效地管理口服镇痛难以治疗的复杂疼痛。
- 在处理身体症状的同时，解决心理、精神和社会层面的问题是很重要的。

拓展阅读

[1] Clark D (1999). 'Total pain', disciplinary power and the body in the work of Cicely Saunders, 1958-1967. Soc Sci Med, 49(6), 727-36.
[2] Fallon M, Giusti R, Aielli F, Hoskin P, Rolke R, Sharma M, Ripamonti CI (2018). Management of cancer pain in adult patients: ESMO Clinical Practice Guidelines. Ann Oncol, 29(Suppl 4), iv166-91.
[3] Fallon M, Welsh J (1996). Tthe role of ketamine in pain control. Eur J Palliat Care, 3, 143-46.

[4] Jackson K, Ashby M, Martin P, Pisasale M, Brumley D, Hayes B (2001). 'Burst' ketamine for refractory cancer pain: an open-label audit of 39 patients. J Pain Symptom Manage, 22(4), 834-42.

[5] Morley JS, Makin MK (1998). The use of methadone in cancer pain poorly responsive to other opioids. Pain Rev, 5(1), 51-58.

[6] Storr TM, Quibell R (2009). Can ketamine prescribed for pain cause damage to the urinary tract? Palliat Med, 23(7), 670-72.

第 10 章 侵袭性胰腺癌引起的上消化道疼痛
Upper gastrointestinal pain from invasive pancreatic cancer

Hemkumar Pushparaj　著

一、病例讨论

患者为 56 岁女性，急诊就诊，有 7 天黄疸史，尿色深，便色淡，皮肤瘙痒。在全科就诊之前，她没有任何疼痛史，但她认为自己体重可能减轻了 3~4kg。她是一名医护人员，没有肝脏疾病的危险因素，她不喝酒，也没有定期服用任何药物。值得注意的是，她的哥哥在 60 岁生日之前死于胰腺癌。

（一）初步评估

在第一次评估和检查时，患者被检查出有重度黄疸，且右上腹有可触及的包块。未见慢性肝病的皮肤红斑。

血液检查显示血清胆红素升高至 207μmol/L，其他肝功能检查紊乱，丙氨酸转氨酶为 712U/L，碱性磷酸酶为 685U/L。

（二）进一步评估

最初对她进行了腹部超声扫描。在这次检查中，无论是在肝脏还是在胰头部，都没有发现散在病变。超声检查报告提示患者胆总管扩张至 14mm。

在初步评估 3 天后，继续进行胸部、腹部和盆腔的 CT。CT 提示胆道梗阻，可见胆总管远端狭窄。

鉴于胆管病理诊断存疑，随后进行了内镜逆行胰胆管造影术（ERCP）。检查结果与胆管癌一致。我们进行了细胞学检查，并放置了腔内支架来解决胆道梗阻的问题。

（三）疼痛表现和评估

手术后的第 2 天，患者第一次主诉疼痛。据记录，这种疼痛是一种持续的上腹部"疼痛"，辐射到背部，并在左侧卧时加剧。这种疼痛的 NRS 评分最严重时为 9/10，最轻微时为 5/10。检查时发现上腹部有压痛，患者心动过速、烦躁不安、身体不适。

血液检查显示血清淀粉酶升高至 2400U/L，提示诊断为术后胰腺炎。

患者仍住在外科病房，医院急性疼痛小组对她进行了评估，建议使用患者自控镇痛（PCA），虽然她只用了少量吗啡（24h 内使用了 10mg），但镇痛是有效的。此时临床和影像学诊断为胆管癌（肿瘤标志物检测没有帮助；CA19-9 升高至 54U/ml，癌胚抗原升高至 15U/ml，CA125 升高至 67U/ml）。PCA 仅需使用 48h，因为术后胰腺炎和相关疼痛综合征在 72h 内会自行缓解。

（四）癌症诊断与手术

ERCP 细胞学检查证实胆管癌的诊断。当地上消化道肿瘤小组会议讨论了该病例，并将患者转诊到地区肝胆中心进行评估。她接受了大型手术（即保留幽门的胰十二指肠切除术）。术后组织学证实为中度分化腺癌，与初次诊断的胆管癌伴淋巴结累及一致。病理分期为 pT$_3$pN$_2$（图 10-1）。手术是在她初次就诊后 5 周进行的。术后 10 个月，患者身体健康，但上腹部和背部疼痛逐渐加重。此时，患者的功能状态良好。

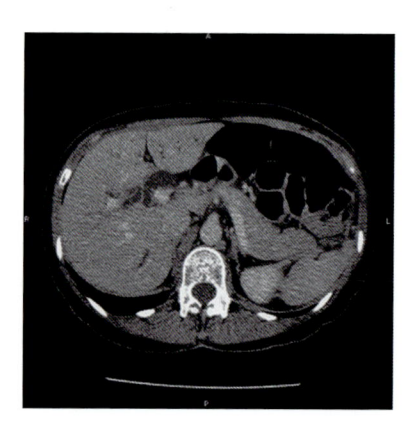

▲ 图 10-1　CT 显示腹腔神经丛周围有轻微病变

（五）疼痛复发及初期处理

患者向全科医生诉上腹部和背部疼痛，描述为持续性和实质性疼痛，这也

第10章 侵袭性胰腺癌引起的上消化道疼痛
Upper gastrointestinal pain from invasive pancreatic cancer

影响了晚上的睡眠。最严重时疼痛可评为 7/10，疼痛最轻时可评为 3/10。仰卧会加重不适，间歇性服用 30/500mg Co-Codamol 只能部分缓解不适。

初级医疗机构调整了她的用药，通过联合使用布洛芬 400mg，每天 3 次，Co-Codamol 30/500mg，2~4h 按需服用，曲马多 MR 100mg，每天 2 次，疼痛得到部分缓解。白天，疼痛对她的功能状态没有明显的影响，但仍有几次疼痛发作较为剧烈，影响睡眠质量。

(六) 癌症复发及进一步治疗

CT 显示腹腔神经丛区域有软组织团块（图 10-2），临床和影像学诊断为首次发病的 14 个月后复发。她被转诊到肿瘤小组考虑行姑息化疗。然而，她拒绝接受治疗，因为权衡利弊之后，她觉得获益与药物的不良反应相比更无法忍受。

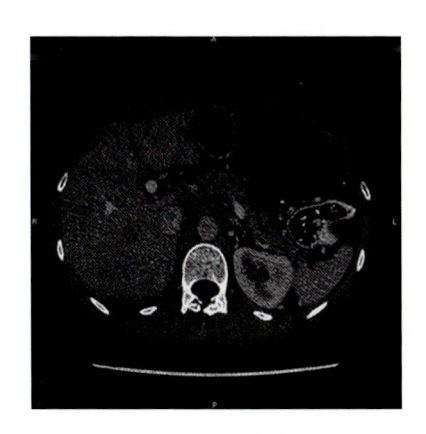

▲ 图 10-2 CT 显示腹腔神经丛周围病变

停用 Co-Codamol 和曲马多，并给予 MR 吗啡 30mg，每天 2 次，间歇剂量 IR 吗啡 10mg，按需给药每 2~4 小时一次。一般来说，她每天需要额外服用 4~5 次镇痛药。不幸的是，不良反应和镇痛效果之间并未达到可接受的平衡，而且治疗还导致患者出现烦躁、镇静、间歇性幻觉和视觉错觉的症状。吗啡因此被换成 MR 羟考酮。MR 羟考酮的剂量增加到 50mg，每天 2 次，同时根据需要使用 IR 羟考酮 20mg。

这确实将夜间疼痛程度降低到 VAS（2~3）/10，使患者能够入睡，或在一剂羟考酮 IR 后疼痛缓解可以入睡。患者自诉白天有部分时间没有疼痛。通过加入小剂量的加巴喷丁作为辅助镇痛药，这种情况得到了进一步改善，最初为夜间 100mg，但该剂量在 3 天内以稳定的剂量递增，直至每天 3 次，总剂量为 300mg。

二、临终关怀机构中的疼痛升级和管理

可悲的是，这种改善并没有维持太久，疼痛综合征加重，患者被转诊到姑息治疗专科就诊。患者因这种不适而感到沮丧和疲惫，并对药物和一直支持她的医护人员失去了信心。然而，疼痛综合征与典型的晚期胰头癌患者症状十分相似，即一种持续不断的疼痛，仰卧时尤其严重，并伴有上腹部不适及情感障碍。

夜间睡眠受到干扰。患者陷入了痛苦、失眠、疲惫和沮丧的恶性循环。疼痛仅对强阿片类药物、辅助药物和非阿片类药物的组合有部分反应，并且疼痛程度呈指数级上升。大剂量药物导致的不良反应限制了阿片类药物和辅助镇痛药剂量进一步增加。

（一）手术控制疼痛

患者的体重又减了 10kg，但是除手术留下的瘢痕外，腹部检查没有发现任何异常。神经及感觉检查无明显异常。此时的鉴别诊断是神经根性脊髓疼痛和（或）潜在的脊髓压迫。然而，鉴于 CT 的检查结果，临床和放射学诊断支持疼痛综合征是由复发性胆管癌浸润到腹腔神经丛引起。在此诊断后，尽快转诊行双侧胸腔内脏神经切除术（BITS），由上消化道腹腔镜外科医生对患者进行评估，并经由 MDT 后同意采用这种方法。

对于这种方法是否会给患者带来良好的结果，最初存在一些不确定性，因为尽管有文献证明这种方法对胰腺病变患者有效，但它是否会对非直接由胰腺癌引起的疼痛综合征患者有益仍有待证实。但鉴于症状的性质，考虑在试验的基础上进行这一手术。在专家姑息治疗小组评估 1 个月后，她接受了 BITS。手术在全身麻醉下进行，涉及双侧全胸膜分离，以及从 T_4 到肋膈隐窝的所有内脏神经的分离。在麻醉苏醒后的几小时内，很明显手术对患者产生了很好的镇痛作用。盐酸羟考酮控释片 MR 的剂量降至仅 10mg，每天 2 次，加巴喷丁的剂量也在接下来的 1 个月内下降。然而，她仍然在晚上服用加巴喷丁 300mg，因为她发现这个剂量有很好的助眠效果。

在诊所复查，疼痛得到了很好的控制（最严重时 NRS 为 2/10，最轻微时为 0/10），她的睡眠没有受到干扰，她感到不那么疲惫，心理上更坚强。功能状态得到改善。然而，一个并发症导致患者新的和额外的痛苦，那就是每天 4~6 次的频繁、恶臭、白陶土样的稀便。治疗剂量的 Creon® 并不能缓解这些症状。结肠镜检查显示从直肠到盲肠的大肠弥漫性增厚。抗生素治疗结束后病情得到

稳定。

患者拒绝化疗，6个月后复查CT显示腹腔神经丛及周围软组织病变进展甚微。此时疼痛仍在良好控制之下，睡眠、食欲和情绪均无问题。

(二)疼痛复发

1个月后，她出现间歇性绞痛样的腹痛，并伴有腹胀和恶心，她以腹胀、呕吐和剧烈腹痛的急症就诊。X线片和CT显示乙状结肠扭转，她接受了部分结肠切除术和回肠造口术。

然而，在手术后，她无法从服用MR盐酸羟考酮控释片®中获得足够的疗效，但在服用IR羟考酮时似乎疗效更佳。这可能与回肠造口导致药物通过时间过快有关，尽管联合服用了Creon®、磷酸可待因和洛哌丁胺。

肠扭转治疗后2~3个月令人担忧的持续症状是持续腹泻，伴有吸收不良等症状。术后2个月，她被转诊到胃肠道和饮食小组。腹泻继发于吸收不良，是细菌过度生长的并发症，患者接受了一个疗程的广谱抗生素治疗。使用Augmentin®治疗细菌过度生长，随后腹泻的频率似乎有所下降。在接下来的1个月里，病情逐渐稳定，当地的外科团队考虑对她的造口拟行回纳术。

遗憾的是，在回纳之前的CT显示有腹水和腹膜转移的迹象，以及肝脏右叶新发小面积转移灶。考虑到这些因素，外科团队一致认为此时造口回纳是不合适的。

(三)与肿瘤转移及治疗相关的疼痛

在最初诊断后的24个月，她出现了髋关节疼痛，在2~3周的时间内迅速加重。这种疼痛是间歇性的，与负重有关，最严重时评分为9/10，最轻微时评分为2/10。检查发现右髋关节内旋时剧烈疼痛，X线片显示右侧耻骨支和髋臼有破坏性病变(图10-3)。

给予盐酸羟考酮控释片®MR的剂量增加到50mg，每天2次。不幸的是，病变既不适合放疗也不适合骨科手术干预。鉴于顽固性疼痛，她接受了左侧经皮棘丘脑颈髓切开术。这使部分症状得到了缓解，尽管疼痛强度降至VAS 4/10，但盐酸羟考酮控释片®MR的剂量保持不变，患者每天需要予4~6次盐酸羟考酮控释片IR。

不幸的是，她的功能状况在几周内明显恶化，她被送往当地一家临终关怀医院接受临终关怀。当无法通过口服途径给药时，在她生命的最后几天，使用二醋吗啡80mg和氯硝西泮2mg进行24h连续皮下注射来控制症状。

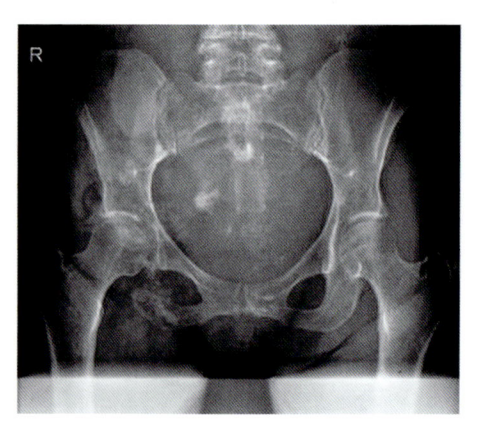

▲ 图 10-3　X 线片显示右侧耻骨支和髋臼周围有破坏性病变

学习要点

- 多学科团队之间的密切合作，包括疾病专科、肿瘤学、姑息治疗和疼痛医学，对于提供恰当的诊断和一系列疼痛控制方案至关重要。
- 疼痛可能与许多原因有关。准确地诊断和评估疼痛类型对于选择适当的治疗方案非常重要。
- 当药物治疗不足或有难以忍受的不良反应时，针对癌症疼痛通路的手术技术可能是有效的。
- 腹腔神经丛阻滞在控制疼痛和减少胰腺及其他上消化道肿瘤相关疼痛的阿片类药物需求方面有良好的证据基础，从而改善生活质量。

拓展阅读

[1] Arcidiacono PG, Calori G, Carrara S, McNicol ED, Testoni PA (2011). Celiac plexus block for pancreatic cancer pain in adults. Cochrane Ddatabase Syst Rev, 16(3), CDd007519.
[2] Molnár I, Hegyi G, Zsom L, Saahs C, Vagedes J, Kapócs G, et al. (2019). Celiac plexus block increases quality of life in patients with pancreatic cancer. J Pain Res, 12, 307-15.
[3] Poolman M, Makin M, Briggs J, Scofield K, Campkin N, Williams M, et al. (2020). Percutaneous cervical cordotomy for cancer- related pain: national data. BMJ Support Palliat Care, 10(4), 429-34.
[4] Urits I, Jones MR, Orhurhu V, Peck J, Corrigan D, Hhubble A, et al. (2020). A comprehensive review of the celiac plexus block for the management of chronic abdominal pain. Curr Pain Hheadache Rep, 24(8), 42.
[5] Yan BM, Myers RP (2007). Neurolytic celiac plexus block for pain control in unresectable pancreatic cancer. Am J Gastroenterol, 102(2), 430-38.

第 11 章　多发性骨转移相关的活动诱发性疼痛
Multiple bone metastasis-related incident pain

Manohar Sharma　Sanjeeva Gupta　著

一、活动诱发性疼痛

（一）概述

本章将重点介绍一种复杂且难以管理的癌症相关疼痛，即由活动诱发性疼痛。这种类型的疼痛通常与长骨病理性骨折有关，但也可能由脊柱转移瘤导致的脊柱不稳定所引起。活动诱发性疼痛患者通常难以护理，尤其出现脊髓压迫相关的运动无力症状时。通常患者在静息状态几乎没有疼痛，但最轻微的活动就会引起非常剧烈的疼痛。活动诱发性疼痛对阿片类药物反应不佳。通常需要脊髓、周围神经阻滞和静脉输注大剂量的局部麻醉药来控制疼痛，但会导致麻木、乏力和其他与交感神经阻滞有关的不良反应。对于活动诱发性疼痛的病因治疗疗效显著，例如，长骨病理性骨折的手术固定、脊柱不稳定的脊柱固定、局灶性和单侧疼痛的脊髓束切断术。

（二）骨转移相关活动诱发性疼痛

活动诱发性疼痛常见于前列腺癌、乳腺癌和肺癌的骨转移。病理性骨折可引起严重的运动相关疼痛，最好的控制方法是手术固定骨折部位。然而，如果局部复发或转移性疾病导致固定失败，疼痛将难以通过 WHO 癌症三阶梯镇痛治疗方法控制，且进一步的手术固定治疗通常也不可行，图 11-1 展示一个病例。

（三）脊柱不稳定相关的活动诱发性疼痛

活动诱发性疼痛的另一个病因是脊柱继发性病变，可导致脊髓压迫和脊柱

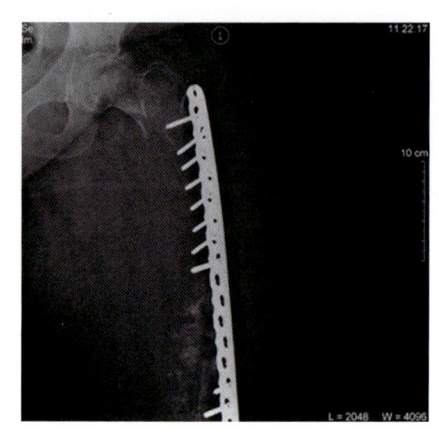

▲ 图 11-1　尽管进行了大范围的手术固定，该患者仍有严重的疼痛，使得正常护理及日常活动难以实现

不稳定。识别疼痛模式及获得关于椎体成形术、脊柱固定、放疗或联合 RFA 的脊柱外科意见是很重要的（见第 24～26 章）。图 11-2 和图 11-3 显示了一位有严重活动诱发性疼痛并服用了极高剂量阿片类药物的患者，其疼痛在脊柱固定后得到良好的控制。

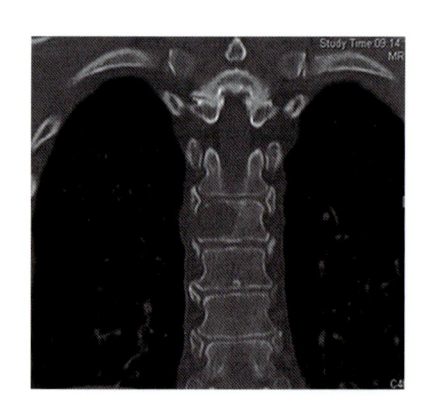

▲ 图 11-2　CT 显示 T_5 节段脊柱转移

二、病例讨论

患者，女，56 岁，诊断为骨软骨肉瘤。因主诉右腿严重疼痛 6 个月余被转诊至该医院。入院时肿瘤已侵犯右骨盆，穿过股骨颈，并侵犯右侧坐骨神经。该患者已经接受了当地全科医生、姑息治疗团队、骨科团队、肿瘤团队和慢性

第11章　多发性骨转移相关的活动诱发性疼痛
Multiple bone metastasis-related incident pain

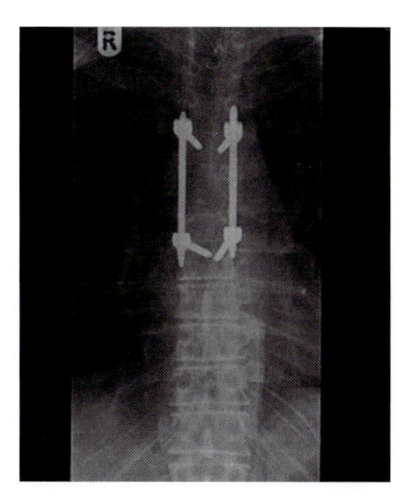

▲ 图 11-3　与图 11-2 是同一患者，$T_{4\sim6}$ 节段脊柱固定后疼痛得到良好控制

疼痛团队的检查。骨科团队曾建议其进行右腿截肢术，但患者认为该疗法过于极端，因而想尝试其他镇痛疗法。患者已接受过局部放疗，但疼痛没有太大改善。

（一）社会心理方面的转诊信息

该患者从其他地区的医院转诊而来，住在乘坐救护车约 5h 车程的地方，为当地临终关怀医院住院患者。当地的疼痛诊所和姑息治疗团队缺少进一步控制其疼痛的设备。1 年前，该患者被告知预计生存期为 4 个月。

（二）疼痛描述

患者静息时有中度自发性疼痛，BPI 评分为 5/10。运动时，疼痛加剧。右腿仅轻微移动就会产生剧烈疼痛（BPI 评分为 10/10），使其很难在床上翻身或移动。

（三）对日常生活的影响

由于不能站立和行走，该患者只能坐在轮椅上。目前的镇痛方案下，她在静息状态较为舒适。医生给她开了很多镇痛药，但这些药物无法缓解活动诱发性疼痛，还令其嗜睡、食欲不振和睡眠紊乱。

（四）药物治疗

盐酸羟考酮控释片® 600mg，每天 2 次；奥诺美® 140mg，每 4 小时 1 次；普瑞巴林 150mg，每天 2 次；阿米替林 100mg，每晚 1 次。常规使用对乙酰氨基酚、双氯芬酸、番泻叶和兰索拉唑。

071

（五）检查结果

骨盆 CT（图 11-4）由转诊医院提供，显示右股骨颈骨折、耻骨支缺失和髋臼骨折。其他血液化验结果正常。该患者有肺部转移，但这些并没有影响其呼吸功能。

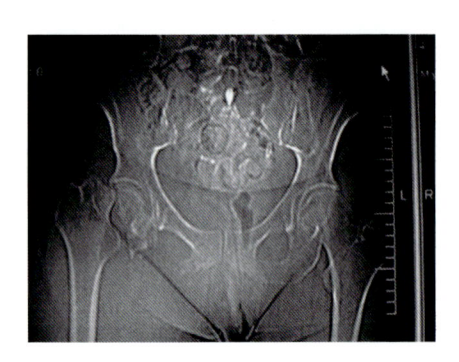

▲ 图 11-4　CT 显示右股骨颈骨折、髋臼骨折伴耻骨支缺失

（六）临床情况和患者期望

患者被转诊至上级医院考虑行脊髓束切断术。

若疼痛可以得到良好的控制，患者渴望去度假。患者希望能大量减少阿片类药物的剂量，即减少当前剂量的 1/2 以上，以减少不良反应。

（七）评估

入院后，疼痛和姑息治疗团队对患者进行了联合评估。患者主诉非常疲惫且嗜睡。由于疼痛控制较差，患者非常焦虑和痛苦。疼痛主要是活动诱发性疼痛。患者右腿的任何轻微运动都会引起剧烈疼痛，且无法站立。其预计生存期为 6 个月左右。患者愿意接受任何适当的手术治疗来控制疼痛。在室内，患者血氧饱和度正常，无呼吸急促，可仰卧。

（八）体格检查

- 右腹股沟和腿部疼痛剧烈。
- 超重。
- 右腿外旋。
- 右下肢无感觉丧失。
- 无温度、颜色变化或肿胀的自主神经改变。
- 运动无力，但由于疼痛而难以评估。

- 右腿无法移动，但可在轮椅上活动。
- 右腿任何活动都引起剧烈疼痛。
- 通过床旁呼吸试验评估确认患者有良好的呼吸储备。

（九）疼痛管理相关问题

患者有严重的活动诱发性疼痛和部分可控的自发疼痛，右腿任何活动都受限。由于活动诱发性疼痛控制不佳，很难自理，患者睡眠欠佳，需要陪护，且食欲欠佳，时常嗜睡。患者希望能去度假，和其伴侣共度美好的时光。

由于疼痛控制不佳和高剂量镇痛药带来的不良反应导致患者生活质量很差。对于一项可能有严重（尽管罕见）并发症的大型镇痛手术，充分的知情同意是一个重要环节。这是通过与患者及其家属多次讨论手术过程、向患者提供有关手术的书面信息、并在手术前一天入院，以便有更多时间缓解焦虑等方面实现的。

三、镇痛管理方案

- ITDD 系统。
- 连续硬膜外 /IT 镇痛泵。
- 经皮颈髓切开术。
- 开放性脊髓束切断术。
- 椎体切除术。

（一）当前的疼痛缓解方案

1. ITDD 系统

ITDD 系统可有效地将吗啡和其他镇痛药直接输送至脑脊液。与口服或肠外途径相比，使用更小的药物剂量便可迅速缓解疼痛。本患者的镇痛方案未采用 ITDD 系统主要有以下两个原因：首先，患者是从外地转诊的，当地疼痛团队无法提供该装置（如泵的药物补充）；其次，IT 输注可能对于自发性疼痛有效，但不能良好控制活动诱发性疼痛（见第 18 章）。

2. 连续硬膜外 /IT 镇痛泵

由于当地缺乏镇痛技术支持，无法行连续硬膜外导管留置。IT 镇痛泵和硬膜外镇痛泵输注可帮助治疗下半身的广泛性疼痛，但其对活动诱发性疼痛的疗效尚不确定。在输注过程中需要足够剂量的局部麻醉药，这将导致下肢感觉麻木和运动无力（见第 12 章、第 17 章和第 18 章）。

3. 经皮颈髓切断术和开放式脊髓束切断术

经皮和开放式脊髓束切断术同样适用于本病例。与开放式手术相比，经皮技术因恢复更快、并发症少而更为普遍。对于不能配合或无法耐受经皮脊髓束切断术（例如，由于疼痛不能仰卧或在清醒时过于焦虑而不能进行脊髓束切断术）的患者，则可以选择开放式手术（见第 17 章和第 21 章）。

4. 椎体切除术

根据适应证，该方案也适用于本病例（见第 25 章）。在笔者医院，结合团队治疗经验，笔者认为经皮脊髓束切断术占用较少的资源及较少的手术室时间而更具优势。

（二）治疗方案

患者接受了经皮颈髓切断术。由于患者右腿剧烈疼痛，运动时加重，所以很难平卧于手术台上。患者对手术的耐受性良好，并且在经皮脊髓切断过程中没有明显疼痛。从手术台上转移至床上时患者疼痛并未进一步加剧。在手术的当天早上，患者使用阿片类药物的剂量减少了一半，可以根据需要使用短效阿片类药物镇痛。

（三）围术期其他问题

在恢复室，患者情绪焦虑，虽然右腿没有疼痛，但是患者出现了心动过速、呼吸过速和不宁腿综合征。当询问患者时，患者不能告知具体不适，但是依旧情绪激动。

（四）可能存在的问题

通过仔细分析，我们发现患者在经皮脊髓束切断术当天晨起服用的盐酸羟考酮控释片®的剂量应该从 600mg 减少到 300mg。然而，由于病房失误，只给了 30 mg。因此考虑患者出现了急性阿片类药物戒断症状，立即静脉注射芬太尼，并同时口服盐酸羟考酮控释片®来缓解其症状。

（五）预后

术后第 2 天，患者右腿疼痛消失，但在左腿类似位置出现了从未出现过的轻微疼痛，在 2 天后该疼痛症状消失。在手术后的几天里，患者出现颈部僵硬和头痛的症状。与坐在轮椅上相比，患者的行动能力提高了，并且可以借助支架行走。在出院后 5 天，患者盐酸羟考酮控释片®的剂量减少到 150mg，每天 2 次，并且还尝试在出院时停止使用普瑞巴林、阿米替林和 OxyNorm®。

四、并发症

由于脊髓水肿和阿片类药物剂量显著减少，患者会出现全身不适，这是大型神经消融手术（如脊髓束切断术）后常见的并发症。术后第 2 天出现的轻微镜像痛（左腿与右腿相似部位的疼痛）可持续几天。在极少数情况下，镜像痛会变得和最初的疼痛程度一样。另外，患者手里拿着烟睡着导致手指被烧伤，这是由于经皮颈髓切断术使其感觉出现丧失。

转诊至临终关怀医院随访 4 周

手术后 4 周，患者转诊到当地的临终关怀医院，疼痛得到了较好的控制，出院前计划更进一步减少患者的阿片类药物使用。患者身体状况能够允许其去欧洲度假。

患者在经皮颈髓切断术后 6 个月去世，疼痛缓解效果一直持续到其去世。

五、患者关于经皮颈髓切断术的反馈

患者和转诊医生对经皮颈髓切断术和疼痛控制的效果感到满意。虽然患者接受手术的过程有些困难，但认为它值得推广。

学习要点

- 患有复杂和严重癌痛的患者必须在疼痛专家和姑息治疗团队密切合作下进行评估。
- 如果疼痛难以控制，应鼓励患者尽早转诊到疼痛专家小组接受治疗。本病例中没有尽早转诊，而是给患者使用了大剂量的阿片类药物和其他镇痛药。
- 患者可能在早期不需要介入疼痛技术治疗，但疼痛团队的早期评估有助于患者了解治疗方案（包括风险和益处），并与治疗团队建立融洽的关系。这在本病例中得以体现，因为需要在短时间内行经皮脊髓束切断术治疗。
- 辨别疼痛的特征非常必要，即神经性、伤害性或是活动诱发性疼痛，因为这与疼痛管理计划密切相关（例如，活动诱发性疼痛对阿片类药物反应不佳）。
- 知情同意在所有病例中都是必不可少的，特别是对于经皮脊髓束切断术等可能会有严重的并发症的治疗措施。
- 围术期护理必须在适宜的环境中进行，即由有经验的医护人员熟练地进行术前和术后护理、管理阿片类药物戒断、处理与保姑息治疗相关的问题（如疲劳、与癌症相关的焦虑和预后不良）。
- 围术期的阿片类药物管理至关重要。由于经皮脊髓束切断术控制疼痛效果好，患者可能会出现阿片类药物中毒。在本病例中，由于病房的阿片类药物管理问题，该患者遭受了阿片类药物戒断症状。

- 经皮脊髓束切断术不应作为一种补救措施或患者难以忍受时才采用，这时患者受益已经为时已晚。患者应在 6～12 个月的预期寿命时接受治疗以获得最佳获益。
- 经皮脊髓束切断术只提供给确诊癌症和基于 WHO 癌症三阶梯镇痛治疗控制不佳的患者。
- 尽管疼痛控制良好，但患者通常需要后续持续技术支持，因此团队之间密切合作也是不可或缺的。

拓展阅读

[1] Please see chapters elsewhere in this book for cervical cordotomy (→ Chapter 17), IT pumps (→ Chapters 12 and 18), neurosurgical techniques for pain relief (→ Chapter 21), radiofrequency brain lesioning for cancer-related pain (→ Chapter 25), and spinal neurolysis (→ Chapter 19).

[2] Crul B, Laura BM, van Egmond J, van Dongen RTM (2005). The present role of percutaneous cervical cordotomy for the treatment of cancer pain. J Headache Pain, 6(1), 24-29.

[3] Faculty of Pain Medicine (2019). Framework for Provision of Pain Services for Adults Across the UK with Cancer or Life-L Limiting Disease. London: Faculty of Pain Medicine. Available at: "https:// www.rcoa.ac.uk/ news-and- bulletin/ rcoa-news-and-statements/fpm-release-framework- pain- services- cancer- and- life".

[4] Jackson MB, Pounder D, Price C, Matthews AW, Nneville E (1999). Percutaneous cervical cordotomy for the control of pain in patients with pleural mesothelioma. Thorax, 54(3), 238-41.

[5] NHS England (2015). Enhanced supportive care: integrating supportive care in oncology. Available at: https:// www.england.nhs.uk/ wp-content/uploads/2016/03/ ca1-enhncd-supprtv-care-guid.pdf.

[6] Poolman M, Makin M, Briggs J, Scofield K, Campkin N, Williams M, et al. (2020). Percutaneous cervical cordotomy for cancer-related pain: national data. BMJ Support Palliat Care, 10(4), 429-34.

第 12 章 鞘内泵治疗癌痛
Intrathecal pump for cancer pain

Hemkumar Pushparaj 著

一、病例讨论

（一）现病史

患者因长期左腿疼痛病史转诊至疼痛门诊，6岁时曾股骨骨折，并接受过骨样骨瘤切除术。患者在5年前因左髋关节僵硬接受了骨科医生的检查，当时疼痛得到了很好的控制，该症状被描述为"僵硬"而非疼痛。

患者首次因会阴肿块6个月病史就诊于妇科。切除肿块后的组织学检查显示"约 4cm×4cm×4cm 的梭形细胞肿瘤，表面溃疡，镜下为中度至重度细胞不典型增生"，考虑为平滑肌肉瘤。

（二）初始肿瘤治疗和疼痛管理

患者被转诊至肿瘤科接受辅助性近距离放疗，医生在其肿瘤部位置入12枚施源器，照射总剂量为30Gy，分6次照射，一天照射2次。由于"预期放射反应"引起的局部疼痛，给予吗啡缓释片（MST®）20mg，每天2次，硫酸吗啡（IR）溶液 10mg，每 4~6 小时一次，并于近距离放疗后逐渐减少剂量并停止。

不幸的是，患者出现比预期更严重的放射反应，在近距离放疗结束时，患者出现了严重的阴道疼痛，患者描述为"灼烧""抽痛"和"难以忍受的痉挛"。行盆腔 MRI 扫描检查未发现明显的疼痛原因，也没有肿瘤复发的证据。服用 MST® 10mg，每天 2 次。在接下来的肿瘤诊治中，疼痛加重，并感觉似一种神经病理性疼痛症状（锐痛、刺痛和自发性疼痛）。

患者开始服用普瑞巴林，最初剂量为 50mg，每天 2 次，逐渐增加到每天 3

次，然后 100mg，每天 3 次。患者继续使用吗啡缓释片，剂量为 10mg，每天 2 次。

与患者讨论了转诊接受"神经阻滞"的治疗方案，但患者疼痛在现有治疗方案下控制良好。

（三）疼痛急性加重

随后，患者会阴部出现放射性坏死，在放射反应疼痛得到良好控制后不久出现急性溃疡并产生疼痛。此时将吗啡缓释片增加到 20mg，每天 2 次，普瑞巴林增加到 200mg，每天 3 次，按需服用硫酸吗啡溶液 10mg，并转诊给心理医生进行心理治疗。

进一步滴定芬太尼贴片到 75mg/h，对乙酰氨基酚 1g 每天 4 次，布洛芬 600mg 每天 3 次的治疗，患者会阴疼痛得到很好控制。

然而，患者出现新的疼痛问题，可能是由于左侧坐骨神经（S_1 部分）在骨盆内受压。疼痛性质为锐痛和刺痛，并从臀部放射至脚踝。疼痛与频繁发生的腿部无力及腿部肿胀有关。左直腿抬高幅度仅有 45°，右侧则可抬高至 70°。

二、疼痛门诊评估和管理

（一）疼痛门诊评估

此时，患者被转诊到本院疼痛门诊，其会阴和左腿疼痛加重，不良反应（嗜睡）导致无法继续增加阿片类药物剂量。

患者目前诊断为左侧 S_1 神经病理性疼痛及会阴疼痛，继发于盆腔神经的放射性损伤。可疑会阴部平滑肌肉瘤复发，导致坐骨神经沿骨盆走行段受压。然而，患者神经生理学正常，1 个月后进行的 MRI 扫描显示 L_3/L_4、L_4/L_5 和 L_5/S_1 的退行性改变，骨赘突出到椎管中，无椎管损伤，也无转移性疾病或盆腔功能不全性骨折的证据。

没有明确的癌症复发的证据，但患者进展性症状表明可能预后不佳。

（二）初始管理

最初，患者行尾侧硬膜外类固醇注射，一年内接受 3 次。第 1 次注射疗效可维持 3 个月，但镇痛效果不能持续。神经节阻滞和腹下神经丛阻滞均无效。

使用各种药物包括拉科酰胺、拉莫三嗪和氯胺酮，联合阿片类药物如盐酸羟考酮控释片®和 OxyNorm®，但疼痛控制没有太大改善。

物理治疗最初是有效的，肌肉群在力量和控制方面得到了改善，但最终疼痛进展到整个左腿并伴有刺痛感。患者在家里和工作中都越来越难以自理，使她愈发痛苦。

进一步的 MRI 显示和之前一样的退行性改变，但肿瘤复发的猜测仍然没有明确的证据。

ITDD 是一种选择，因此患者可进行 IT 测试剂量检测，同时转诊给疼痛专科护士进行 ITDD 系统上的信息登记。

由于患者预期寿命大于 2 年，所以经皮脊髓束切断术和脊髓电刺激也不被认为是合适的治疗方案，因为需要反复进行 MRI 以监测疾病进展。值得注意的是，MRI 兼容的脊髓电刺激系统最近也广泛开展。

（三）鞘内试验剂量

由于患者体重指数（BMI）较高，所以在 X 线引导下给予 IT 测试剂量。

用 24G Sprotte 针在 L_2/L_3 处注射氢吗啡酮 0.5mg（患者每天服用约 100mg 的羟考酮，每天服用约 200mg 吗啡。如果 200mg 口服吗啡当量约相当于 IT 给药 1mg 氢吗啡酮，12h 的测试剂量约是 0.5mg）。

试验剂量良好地缓解了疼痛，疗效维持的时间超过 24h。

如果患者已证实有平滑肌肉瘤的复发和进展，那么更适合选择联合药物试验剂量。如果单独使用氢吗啡酮没有产生良好的效果，那么需要在试验剂量中添加 15～30mg 可乐定和（或）1～2mg 布比卡因。

三、鞘内泵

泵的置入和初始管理

鞘内泵置入在深度镇静和局部麻醉下进行。

常规抗生素使用方案为单剂量静脉注射氟氯西林和庆大霉素 2mg/kg。

在 X 线引导下使用旁正中入路在 L_2/L_3 水平，进行硬膜穿刺，导管尖端留置在 T_{12} 的上边界。

镇痛泵中将 80mg 氢吗啡酮配制为 40ml 注射用水（water for injection，WFI）。单次泵入注射剂量 0.3mg；持续输注速率设置为氢吗啡酮 1.0mg/d。选择单次给药剂量设定为 0.3mg 的原因是 0.5mg 剂量可产生长时间低血压，设置持续输注剂量为 1mg 的原因是根据患者口服阿片类药物消耗量计算出的剂量。2mg/ml 氢吗啡酮注射液 40ml，可应用持续至少 4～5 周，必要时持续输注量可增加 1 倍。

置入鞘内泵后，盐酸羟考酮控释片剂量减半至 20mg，每天 2 次，而奥诺美和普瑞巴林剂量不变。患者术后平稳，转回普通肿瘤科病房，并在术后第 3 天出院。

四、放置鞘内镇痛泵后疼痛进展

2 周后复查时，患者仍有疼痛，但对疼痛缓解程度感到满意。患者已经停用了盐酸羟考酮控释片 ® 和 OxyNorm®，并开始重返工作岗位。医生将氢吗啡酮持续输注速率增加到 1.2mg/d，并建议逐渐减少普瑞巴林用量。

（一）"鞘内泵失效"

4 个月后，治疗小组接到电话，患者诉疼痛控制不佳，甚至恢复到使用鞘内泵之前的水平。患者重新开始使用普瑞巴林 100mg，每天 2 次，OxyNorm® 10mg，每天 4 次。

在透视下对泵进行检查。首先，检查镇痛泵并回抽镇痛泵内容物。计算出泵内剩余药物应为 14.9ml，但抽吸出了 40ml。猜测原因是镇痛泵功能故障或导管闭塞。在 X 线引导下，发现镇痛泵侧接口既不能抽吸脑脊液，也不能冲洗导管。重新配制镇痛泵，并设置氢吗啡酮最小持续输注速率为 0.2mg/d。建议患者继续使用目前的药物治疗方案，并对导管和（或）泵进行检查和维修。

（二）鞘内泵的检查和维修

1 个月后，在局部麻醉、镇静和应用抗生素后进行检查和维修。首先，对导管进行了检查。将泵断开后，脑脊液通过导管可以自由流动。生理盐水也可以很容易地注入导管，证明导管未闭塞。

检查导管尖端位置，位置未改变，位于椎管后方和 T_{12} 椎体的上边界。

检查镇痛泵的功能。该泵被设置为在 30min 内提供 0.5ml 的单次输注剂量（镇痛泵的最大流量为 1ml/h），对泵进行连续 X 线拍摄比较，以明确轮臂的运动（此时，镇痛泵与患者断开连接）。检查连续的 X 线图像时，轮臂运动清晰可见。此过程中轮臂的运动正常，未发现明显的问题，但泵故障仍是目前认为最有可能的问题。取下泵并送回美敦力公司进行分析检测。

将配制含有 80mg 氢吗啡酮的 40ml 新镇痛泵重新置入，外加单次泵入剂量 0.3mg 氢吗啡酮，持续输注剂量设定为 1.2mg/d。

（三）鞘内泵检查后的菌血症和脑膜炎

第 2 天，患者主诉头痛、恶心并伴有胸骨后胸痛，病情在 1 天之内逐渐加重。

医务人员发现患者出现发热、心动过速、意识水平下降（格拉斯哥昏迷评分为10/15）、脑膜炎、缺氧和喘息等症状。诊断为泵置入后的脑膜炎和吸入性肺炎。

完善头部 CT 后，进行感染源筛查，包括腰椎穿刺，以排除颅内压升高或脑血管事件。根据微生物学检测结果建议给予氟氯西林和头孢他啶静脉注射。几小时后，格拉斯哥昏迷评分提高到 15/15，尽管最初的评估实际上是 14/15 而非 10/15。脑膜炎的体征和症状持续存在。患者需要氧气流量＞10L/min 以保持血氧高于 95%。

脑脊液分析报告为"革兰染色阴性；血糖正常，但白细胞计数和蛋白质水平高"。

患者被转诊到传染病科治疗，初步诊断为继发于镇痛泵维修的脑膜炎，泵或导管被认为是感染源，建议将其移除。

血液培养分离出口腔链球菌和黏膜炎链球菌，这些都是正常的口腔菌群。胸部 X 线显示双肺实变及双侧肺门淋巴结肿大。关于链球菌是来自泵、导管、皮肤，还是口腔存在异议。

通过中心静脉通路给予患者静脉注射头孢曲松 4g，每天 1 次，持续 2 周。患者临床情况明显好转，但仍有间歇性头痛，疼痛症状得到了很好的控制。

无论导管是否是菌血症的初始来源，都存在导管定植的风险，因此在抗生素疗程后仍存在感染复发的风险。故将导管留置体内的风险很高。最终决定移除导管，将泵留在原位。将导管、泵拭子和泵袋送去培养。除皮肤伤口拭子中偶然发现粪链球菌外，所有样本均为阴性。泵中生理盐水以最小速率注入。

（四）美敦力公司对移除的鞘内泵的分析报告

1. 分析总结

该泵的导管接入端口测试、遥测响应和报警功能检测均在可接受范围内。审查报告未发现任何异常，机械功能没有失速，因此无法解释药物储存容量的巨大差异，药物储存器是空的。该泵通过了"分配精度测试"，也就是说，分配精度（实际分配与程序分配）在规范范围内（±14.5%）。

2. 结论

该泵通过了输液测试，未发现任何异常情况。由于导管没有返回公司进行分析，仍然不确定药物储存器容量差异的根本原因。

（五）类似病例

另外一例相似的病例报道，分析结果是导管与泵连接错位，输注闭塞导致药物储存容量出现差异。

该患者接受传染病小组的定期检查，并由另一名顾问重新评估，该顾问对患者之前的情况不了解，但这次评估发现了患者有严重的龋齿。顾问推测这很可能是菌血症的病因。患者被转诊到牙科医院，接受了 6 次拔牙和 3 次修复。

患者 8 个月没有使用鞘内泵来缓解疼痛，因而在拔牙后等待 3 个月是明智的。因为扫描检测结果均为阴性，所以患者的严重疼痛与平滑肌肉瘤复发有关的猜想也未得到证实。在这 8 个月中，尽管患者的疼痛没有得到很好的控制，但还是采用了鞘内泵之前的药物盐酸羟考酮控释片®、OxyNorm® 和普瑞巴林进行镇痛。

（六）鞘内泵的再置入术

根据微生物学结果建议，在使用抗生素情况下可以重新置入导管。上一次置入后出现的呼吸问题假定继发于误吸，那么手术应在局部麻醉下进行，无须深度镇静。

从泵和泵袋中提取样本拭子，送微生物学培养。

第一次硬膜穿刺在 L_1/L_2 处进行，在该水平进行再次置入可能会导致患者不适，因此在 L_2/L_3 处进行硬膜穿刺，并在 T_9 处通过导管给予 2ml 0.5% 布比卡因麻醉以测试右侧髂窝注射泵袋。将导管撤至 T_{12} 的上边界。将泵清空，在 40ml WFI 中加入 80mg 氢吗啡酮和 1.2mg 可乐定（加入可乐定是因为它对神经病理性疼痛有疗效，并可以防止肉芽肿的形成）。在手术室给予首量 0.3mg 氢吗啡酮，持续输注速率设定为 1.0mg/d。

2 个月后，在泵中重新添加药物，160mg 氢吗啡酮和 1.2mg 可乐定。患者诉在几周前的一次道路交通碰撞后疼痛加重，因此本次持续输注速率增加到 1.2mg/d。

（七）泵效损失

患者再次打电话告知其疼痛缓解效果不理想。在 1 周后的临床检查中，发现 1 周前增加持续输注剂量对患者疼痛没有实质性的改善。因此镇痛方案从进一步增加持续输注剂量改为以低持续输注剂量为基础、改变药物组合或改变基础药物的方案。

第一种方案为持续增加阿片类药物输注的问题使出现耐药性及肉芽肿形成的风险显著增加，进一步使临床效果控制不佳变得复杂化。

第二种方案为降低持续输注剂量并予以大剂量单次输注为基础的方案。因为患者疼痛得到很好的缓解，只有在必要时使用药物。这既能很好地控制疼痛，理论上还可以减少肉芽肿形成的风险。

第三种方案为改变药物组合，可能也会很有效。可乐定能有效缓解神经病理性疼痛，也可能有助于降低肉芽肿形成的风险。患者目前服用的剂量较低，还有增加用量的空间，这既能提高疼痛缓解的质量，又可减少阿片类药物的剂量。如果患者病情进展或为晚期肿瘤，那么布比卡因的添加是一种选择。然而，该患者的诊断是继发于放疗的坐骨神经损伤，因此无无限预期寿命等指征。

第四种方案是将药物从氢吗啡酮改为另一种阿片类药物，或者从阿片类药物改为可乐定、布比卡因或西康诺肽。患者还没有达到适当的镇痛程度，但如果目前的氢吗啡酮和可乐定的联合治疗不佳，就需要使用西康诺肽。团队决定采用低持续输注结合大剂量单次给药方案，如果改变给药方式仍不能良好控制，则增加可乐定的剂量。持续输注速率降至 0.5mg/d，5min 内累计给药最大剂量 0.3mg，单次给药间隔为 10min，每天最多单次给药 6 次，且通过患者治疗管理人员（PTM）给药。

几周后，对患者再次进行随访。患者反馈 0.3mg 单次给药疗效有所下降，持续时间从 6h 下降到 3h。通过设置将单次给药剂量提升至 0.5mg，如果这一剂量被证实是有效的，且没有明显的不良反应，那么将镇痛泵设置更改为单次剂量 0.5mg。泵内 160mg 氢吗啡酮和 2.4mg 可乐定配制 40ml WFI 的注射液。其他设置不变。2 个月后再次补充 160mg 氢吗啡酮和 4.8mg 可乐定。

（八）目前情况

最后一次复诊，患者诉疼痛得到了很好的控制。患者开始了一个阶段性的运动计划，并成功减重。患者可以全职工作，并且没有口服额外的镇痛药。没有证据表明患者平滑肌肉瘤复发，所以患者退出了肿瘤团队的常规随访。如果患者在未来再次出现疼痛控制不佳，下一个选择将是进一步增加可乐定的剂量。

学习要点

- 对于癌症相关疼痛的患者，镇痛干预有多种选择。患者的预期寿命、疼痛部位、疼痛原因和肿瘤进展是需要考虑的相关因素。
- 如果患者出现本例患者的半象限疼痛，且预期寿命小于 1 年，或者在生命的最后几个月，则可能需要脊髓束切断术或神经毒剂神经阻滞治疗。
- 对于试验和置入后的 IT 测试剂量和输注方案有较多选择。最好是与团队商定一个一致同意的计划，并了解其基本原理，避免诊疗团队之间出现任何混淆。

- 在泵效能丧失的情况下，应根据 IT 泵的共识指导方针和当地政策预先商定第一、第二和第三种选择。
- 管理"泵效损失"的问题虽然不常见，但可能会显著影响患者的疼痛控制和对治疗的依从性。
- 适当的抗生素应用，严格的无菌技术和快速检测感染源可能有助于更好地管理感染。
- 由于药物耐受，在长期治疗中，所选药物的疗效损失可能更为常见。
- 对于可能有进展或复发的癌症患者，每 4 周或每 5 周需要对泵进行重新填充及评估。

拓展阅读

[1] Please see → Chapter 18 on IT drug delivery.
[2] British Pain Society (2015). Intrathecal drug delivery for the management of pain and spasticity in adults: recommendations for best clinical practice. Available at: https:// www.britishpainsociety.org/static/uploads/resources/ files/ itdd_ 2015_ pro_ v3.pdf.
[3] Deer TR, Hayek S, Pope J, Lamer T, Hamza M, Grider J, et al. (2017). The Polyanalgesic Consensus Conference (PACC): recommendations for trialing of intrathecal drug delivery infusion therapy. Nneuromodulation, 20(2), 133-54.
[4] Deer TR, Pope J, Hayek S, Bux A, Buchser E, Eldabe S, et al. (2017) The Polyanalgesic Consensus Conference (PACC): recommendations on intrathecal drug infusion systems best practices and guidelines. Neuromodulation 20, 96-132.
[5] Hester J, Sykes N, Peat S (2012). Interventional Pain Control in Cancer Pain Management. Oxford: Oxford University Press. [See chapters 5-7.]

第 13 章 癌症幸存者的疼痛进展
Evolution of pain in a cancer survivor

Kate Marley　Manohar Sharma　著

一、背景及概述

由于癌症发病率的上升，早期诊断和治疗又提高了患者生存率，所以癌症幸存者的数量逐年增加。由于疼痛的动态特性、患者虚弱和较差的预后等特征，所以对于癌症患者的疼痛管理技术的选择往往是复杂的。这可能意味着有时候甚至只有一个选择。然而，随着肿瘤治疗的进步，许多癌症患者的生存期延长，这也给疼痛管理带来了挑战。

二、病例讨论

患者，70岁，2014年因严重的左臀部和腿部疼痛就诊于关节疼痛和姑息治疗诊所。于2009年被诊断出患有前列腺癌，行经尿道前列腺切除术，当时没有发现远处转移。同时接受了激素治疗和前列腺根治性放疗。

（一）2014年首次报告

2014年初，因腹股沟向阴囊放射性疼痛1年就诊。盆腔影像学结果显示左侧坐骨棘周围软组织增厚，左侧骶丛下支系及阴部神经轻度增厚（图13-1）。虽然该局部组织有恶性浸润和放疗性纤维化，但该区域不适合活检以明确诊断。医生给患者使用了曲马多和对乙酰氨基酚镇痛，但镇痛效果欠佳。该患者临床诊断为左阴部神经病变，继发于既往放疗和恶性肿瘤浸润病史。由于阴部神经的分布，臀部的疼痛比预期更广泛。

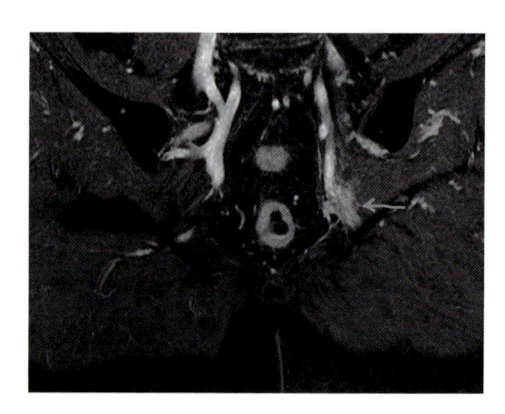

▲ 图 13-1　盆腔 MRI 示左骶神经丛增厚（箭）

（二）疼痛描述和初始管理

患者持续出现左侧会阴麻木、疼痛和感觉障碍，并有严重的疼痛痉挛，可持续 20min，无任何明显的触发因素。患者使用甜甜圈坐垫来减轻对尾骨的压力。医生给予镇痛方案为度洛西汀 30mg/d，滴定至 90mg/d，加巴喷丁每天 3 次，缓慢滴定，并且继续服用曲马多 100mg，每天 4 次。

（三）2014 年更新影像结果

2014 年夏季复查 MRI 显示转移累及 S_1/S_2 神经根。对左骶骨拟行 5 次放疗，激素治疗改为戈舍瑞林。患者前列腺特异性抗原维持在 0.1ng/ml 的低水平（最初诊断时为 0.5ng/ml），提示转移的肿瘤不是分泌前列腺特异性抗原的肿瘤。患者对加巴喷丁治疗效果不满意，也不再服用度洛西汀。曲马多也只是暂时有效。

（四）现在可以考虑的管理方案

1. 持续滴定镇痛药物，包括强阿片类药物

这种疼痛表现为单纯的神经病理性疼痛，因此可能阿片类药物无法完全镇痛。辅助性镇痛药滴定治疗对于神经病理性疼痛可能更有帮助。

2. 神经根注射

类固醇和局部麻醉注射可能是有益的，但镇痛效果不持久。

3. 脊髓切断术

即使是神经病理性疼痛而非伤害性疼痛，脊髓切断术也是一种非常有用的治疗方法。因为在术后几个月内在原始疼痛部位有发生长期感觉障碍的风险，所以这种手术一般用在预期寿命为 1 年或更少的患者身上。患者的前列腺癌在

第13章 癌症幸存者的疼痛进展
Evolution of pain in a cancer survivor

很多方面都不典型。虽然预后较差，但患者活动仍然活跃而稳健。因此，他的预后似乎并没有那么短。

4. 抗癌疗法

以缩小肿瘤为目的的放疗或全身抗癌治疗可通过减轻对神经的压迫从而缓解疼痛。如果予以放疗，需要告知患者及其家属在压迫改善之前，疼痛可能会加重。

（五）2014 年进一步病史回顾

2014 年 10 月，曲马多改为 MR，加巴喷丁改为普瑞巴林 75mg，每天 2 次，并在必要时给予口服吗啡溶液 5～10mg。同一天，患者接受了肿瘤的第二阶段放疗，并计划在未来几周密切监测疼痛。放疗最初对疼痛有明显的缓解，但几周后疼痛明显加重。行普瑞巴林持续滴注。

2014 年 12 月，尽管滴定了镇痛药物，但是疼痛再次加重。医生给他使用了短疗程的地塞米松 8mg/d。在 S_2 神经根注射类固醇和局部麻醉药（图 13-2）。镇痛得到良好控制，几个月后，疼痛开始加重（见第 22 章）。

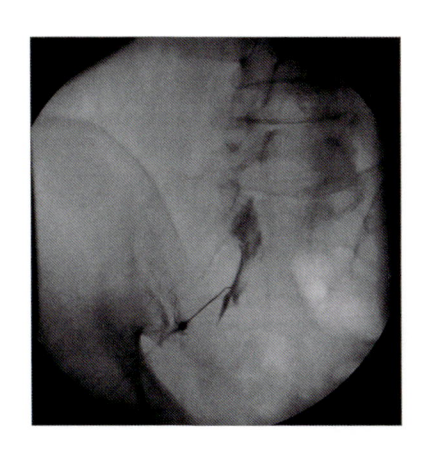

▲ 图 13-2 显示左 S_2 神经根阻滞；图像通过造影剂显示了药物扩散情况

（六）现在对疼痛管理的考虑

持续滴注镇痛药物是创伤性最小的选择，但可能不能完全镇痛。本可以考虑使用氯胺酮或美沙酮等更强效替代品，但是本患者预后尚可，且由于氯胺酮存在患间质性膀胱炎的风险，因此应避免使用。该患者依从性较差，很难坚持药物治疗方案，因此美沙酮对于患者来说风险太大。

该患者的用药方案在 2015 年进行了调整，除普瑞巴林外，还使用了吗啡 MR 和去甲替林。与注射类固醇和局部麻醉药相比，注射苯酚可能产生更持久的镇痛效果。然而，在 X 线引导下注射造影剂时发现 S_2 神经根周围的解剖结构变异及血管丰富，导致操作失败。患者无法接受任何更积极的疼痛管理方案。

（七）2016 年 1 月病史回顾

患者对于疼痛控制总体上是满意的，但他主诉有间歇性阵发性疼痛。由于短期记忆丧失（辅助药物的不良反应），药物无法继续滴定。疼痛管理团队决定减少普瑞巴林剂量和增加拉莫三嗪用量。

姑息治疗小组定期给予临终关怀，并解决了患者一些问题。由于镇痛药引起便秘，患者需要调整泻药的使用情况。患者定期接受物理治疗。由于他患有足下垂，医生给他安装了夹板和肘部拐杖。

由于足下垂和疼痛，患者几乎足不出户，但他在小组成员的劝说下最终接受了一辆轮椅，以方便外出更长时间。之前因为疲劳和疼痛，他只能走一小段距离，所以每当他和妻子外出时，他都会在车里等待。这对于他和他的妻子来说很孤独，因为妻子的爱好是散步，但她不愿意把患者一个人长时间留在车里。

他们的世界变得小多了。有了轮椅，他就可以在外出的时候陪伴妻子了，有时他会坐着轮椅，有时会推着轮椅。

在此期间，他变得焦虑和抑郁。他向临终关怀医院的医生吐露心声，表明自己很担心出现疼痛的原因。他担心每当出现疼痛痉挛时，就意味着肿瘤更活跃，并向全身扩散。对于自己的癌症无法通过定期进行前列腺特异性抗原检测来可靠地监测这一想法，他感到非常痛苦。他担心自己病情的恶化没有被护理团队发现，因此直到为时已晚之时，他才意识到自己时日无多。他还担心自己的家人在他去世后该如何应对。然而，根据最新的成像结果，他的癌症并没有转移，而且生长非常缓慢。由于肿瘤的位置不佳，疼痛很严重。他的癌症较为罕见，很难预测会发生什么，但由于肿瘤的位置，疼痛非常剧烈。医护团队与患者进行了几次沟通，并向他推荐了心理治疗，他发现这很有帮助。经过诊治评估，他不需要服用抗抑郁药。

（八）2016 年 6 月进一步病史回顾

患者在关节疼痛和姑息治疗诊所接受进一步评估，医生与他及他的妻子讨论了高级疼痛管理方案。当时他需要做一个膝关节置换术，因而他不想再接受其他手术。

第13章 癌症幸存者的疼痛进展
Evolution of pain in a cancer survivor

（九）我们讨论了哪些干预措施

考虑到疼痛是神经病理性的，治疗团队提出脊髓刺激和 ITDD 治疗方案。这两种方案都需要在置入前住院接受刺激试验或 IT 药物试验，并且需要 MDT 评估和对患者进行充分的宣教。IT 泵需要定期至门诊重新填充镇痛药物。

对于大多数癌症患者，考虑到未来需要持续的影像学检查，MRI 可能是必不可少的。这两种方案都不会影响 MRI 检查，但可能需要在扫描前关闭设备，然后完成扫描后重新打开。患者的住所离行置入和检测的医院很近，所以安排扫描相对容易。在这种情况下，掌握肿瘤的后续治疗及影像学结果是至关重要的。

（十）2017 年 3 月病史回顾

在疼痛进一步恶化后，患者同意置入脊髓刺激器（图 13-3）。这对他的疼痛控制产生了巨大的影响。

他诉左臀部疼痛评分减轻到 2/10，全身疼痛减轻到 0/10。但活动时仍然能感到疼痛。据他估计，置入手术后疼痛减轻了 70%。他能够做更多的事情，甚至可以和妻子去国外度假。镇痛药的使用明显减少，记忆力也大大改善。

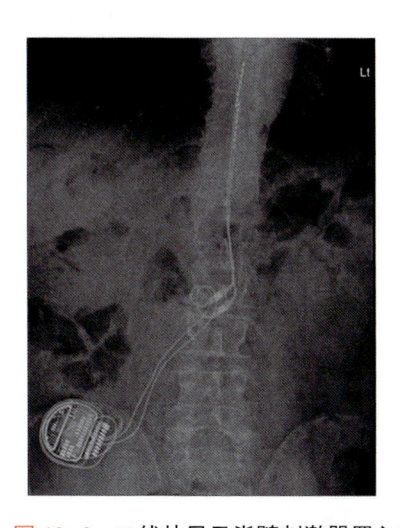

▲ 图 13-3　X 线片显示脊髓刺激器置入物

（十一）2017 年 10 月病史回顾

患者疼痛开始加重，影像学显示相关疾病进展（图 13-4）。患者置入了输尿管支架来减轻肾盂积水。目前首要任务是治疗疾病，延缓进展，希望通过缩

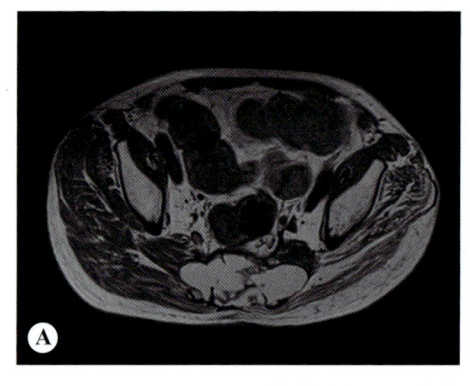

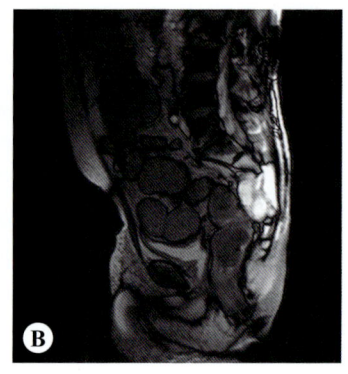

▲ 图 13-4　影像学检查显示疾病进展和左侧骨盆肌肉萎缩

小肿瘤体积来缓解疼痛。他又做了一个疗程的放疗，疼痛得到了很好的改善。在治疗过程中，脊髓刺激器被关闭。这得益于置入小组工作的医院附近有放疗科室。

（十二）2018 年 10 月病史回顾

患者随后接受了化疗，并觉得与类固醇一起服用对他的疼痛改善有明显效果。故普瑞巴林暂时加量，同时减少了一些其他药物治疗。疼痛通过使用镇痛药物都得到了控制。由于担心肠道和膀胱功能紊乱，他不愿使用 IT 泵。

（十三）2019 年 3—5 月病史回顾

患者的疼痛加重。阿片类药物的滴定和辅助镇痛均无效。大剂量的类固醇也没有帮助。

他被送进临终关怀医院接受氯胺酮疼痛爆发治疗，但治疗无效。大多数药物使他嗜睡且疗效有限。

（十四）现在患者面临的选择

1. 继续使用 WHO 癌症三阶梯镇痛药物：但目前镇痛效果不佳，他的生活质量将逐渐下降。
2. 脊髓切断术：这可能是有效的，但他的疾病仍然有局部缓慢进展的可能，所以这不是一个合适的选择。
3. 硬膜外 /IT 输注：这可能是一种有效的选择，但长期使用导致感染的风险增高。在社区建立硬膜外给药或 ITDD 是一项挑战。
4. IT 泵置入：这是最佳的选择。它将使全身阿片类药物和辅助药物大大减少，甚至可能停止使用。而且对患者来说更为方便。会有较少的全身药物不良反应。MRI 也是可行的。

第13章 癌症幸存者的疼痛进展
Evolution of pain in a cancer survivor

患者再次来到关节疼痛和姑息治疗小组就诊。医护团队对其膀胱和肠道功能紊乱感到担忧，虽然风险很小，但不可能完全消除。鉴于肿瘤位于控制肠道和膀胱功能的神经周围，癌症最终可能导致膀胱和肠道功能障碍。他接受了神经外科小组的检查，并入院接受 ITDD 的试验。团队在患者入院后成功进行了泵置入。泵最初只含有吗啡。在使用 ITDD 后，他的疼痛明显改善，全身镇痛药的使用明显减少。

（十五）2020 年 5—12 月病情回顾

尽管使用了镇痛泵大剂量泵注，患者的疼痛还是加重了。增加吗啡的剂量没有太大帮助。化疗对他疼痛的影响不像以前那样有效，尽管肿瘤在 CT 上看起来稳定。他使用布比卡因后症状有所缓解。最近，从吗啡转向氢吗啡酮治疗后，他感觉疼痛明显改善。如果疼痛难以控制，将来可以考虑使用齐考诺肽。

学习要点

- 患者的病例说明了癌痛的进展及其管理的复杂性。
- 这个病例也说明了癌症是如何成为一些人的慢性疾病。
- 患者仍然保持着良好的状态，他与癌症共生，而非死于癌症。
- 患者并不认为疼痛会完全消失。他的目标是能够走出家门，去度假，陪伴家人，而非让疼痛完全消失。
- WHO 癌症三阶梯镇痛治疗存在局限性，专家建议采用包括治疗癌症本身在内的多模式方法。
- 对癌症的治疗及对疼痛的干预使得疼痛变得更容易控制，这样就可以适当地降低镇痛药物的剂量。对患者采用更高剂量的阿片类药物和辅助药物可能会对他的生活质量产生不利影响，例如，带来认知障碍和嗜睡，而对疼痛无明显改善。
- 患者的病例表明，在不同的阶段，需要考虑不同的治疗方式。
- 患者需要各种专业人员来协助进行复杂困难的疼痛管理（图 13-5）。这些专业人士通过合作，使疼痛保持在一个可控制的水平。
- 多专业团队协作可能会影响团队的诊疗计划，因此持续沟通是必要的。
- 在许多复杂的癌痛病例中，这种综合疗法和团队之间的合作是非常可取和必要的。
- 对于那些癌症幸存者和遭受持续疼痛的患者，慢性疼痛管理的一般原则应该纳入非恶性疼痛常规管理。

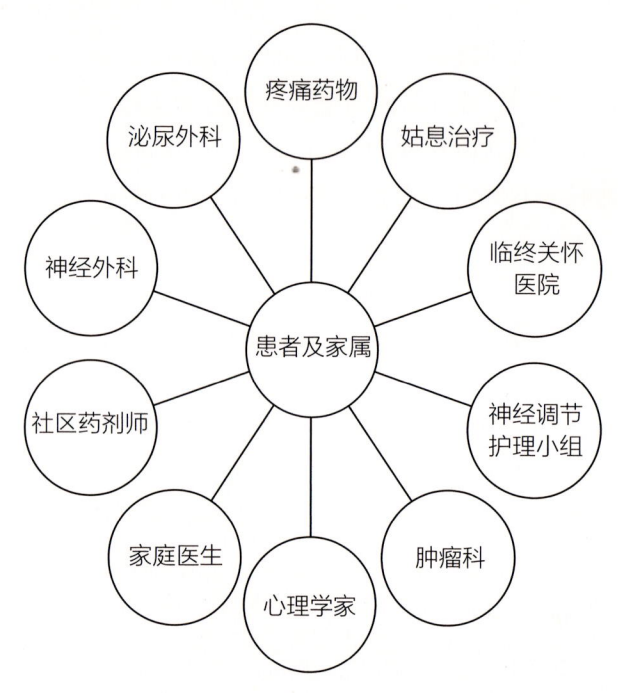

▲ 图 13-5　涉及医疗协调的各个学科

拓展阅读

[1] Please see chapters elsewhere in this book for cervical cordotomy (→ Chapter 16), IT pumps (→ Chapters 12 and 17), neurosurgical techniques for pain relief (→ Chapter 20), and spinal neurolysis (→ Chapter 18).

[2] Ahmedzai SH (2014). Cancer pain for the 21st century: stepping off the ladder, stepping up to new challenges. Br J Pain, 8(4), 131-32.

[3] Faculty of Pain Medicine, Association for Palliative Medicine, Associa tion of Cancer Physicians, Royal College of Radiologists (Faculty of Clinical Oncology) (2019). Framework for Provision of Pain Services for Adults Across the UK with Cancer or Life-Limiting Disease. London: Faculty of Pain Medicine. Aavailable at: https:// fpm.ac.uk/ media/ 531.

[4] Ma K, Jin Y, Wang L, Feng ZY, Song T, Yang XQ, et al. (2020). Intrathecal delivery of hydromorphone vs morphine for refractory cancer pain: a multicenter, randomized, single- blind, controlled noninferiority trial. Pain, 161(11), 2502-10.

中篇　介入治疗技术

Details of interventional techniques

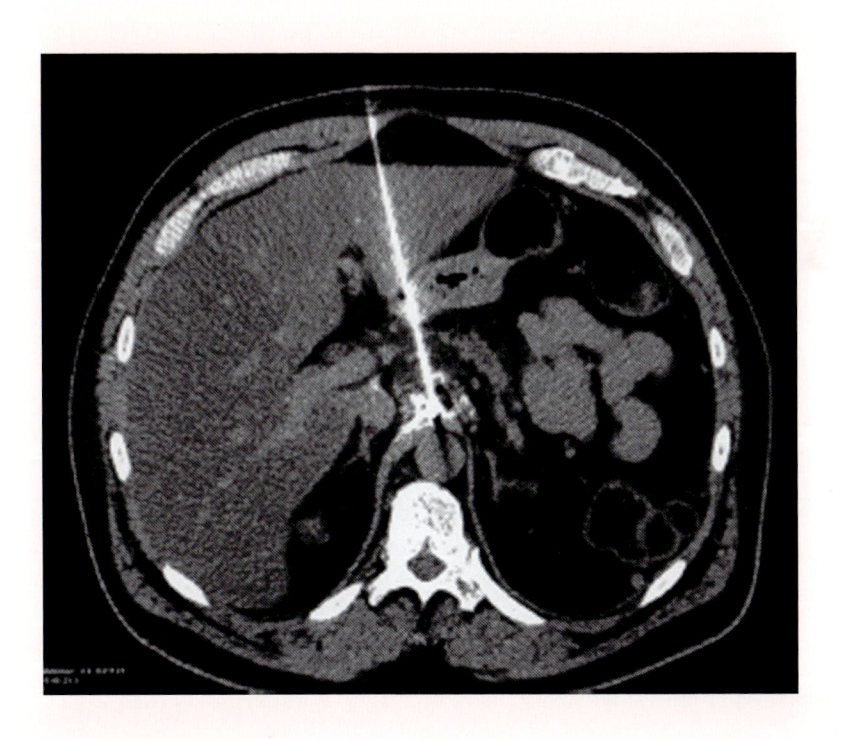

第 14 章 癌痛介入治疗的基本操作安全和患者注意事项

Basic procedure safety and patient considerations for cancer pain interventions

Samyadev Datta 著

一、病史和体格检查

（一）概述

癌痛介入治疗是某些癌症相关疼痛治疗方案的一个有效选择。经过培训的医生可以安全地使用这些介入技术为患者提供显著而持久的镇痛。将疼痛介入性治疗方案纳入治疗计划，应以现有的最佳疗效和安全性证据为基础，根据诊断和患者个体情况来做出决策。

（二）患者病史

在进行任何介入治疗之前，需要获取完整的病史并进行体格检查。而癌症患者通常伴有多种疼痛，因此有必要确定优先次序。患有慢性疼痛的癌症患者最需解决的是导致其功能受限的疼痛问题；相反，疼痛往往是终末期患者最关注的问题。KPS 评分（Karnofsky performance status）或 ECOG-PS 量表（eastern cooperative oncology group performance status scale）可用于确定患者功能障碍与癌症诊断、对各种治疗耐受能力的关系。有经验的医生在首次接诊时应注意这些问题。

（三）检查

当决定进行介入治疗时，我们必须回顾所有相关的检查。如果有任何新的症状或现有症状加重，就有必要再次进行检查和（或）额外的影像学检查。如果打算行脊柱手术，必须回顾最新的脊柱影像学结果以确认疼痛原因并制订治疗计划。症状、体征和影像学检查结果之间的关联很重要，但单一的影像结果不能决定治疗方案。肋骨头膨胀性病变可能会引起严重的放射性疼痛。病变扩展到胸廓出口或椎管可能会产生相似的症状。然而，针对这些情况的介入治疗方法可能大不相同。想要限制疼痛范围同时又不影响运动神经根，肋间神经松解术可能是一种选择。而对于臂丛神经病变，可以选择脊髓刺激器，也可以考虑作用于脊髓的阿片类药物。椎管内占位性病变与ITDD高风险和高发病率相关，但它可通过在病变上方放置一根导管来提供足够的镇痛作用，同时我们需要告知患者手术风险和手术失败的可能性。椎骨压缩性骨折可能会引起明显的轴性或放射性疼痛，这个问题可以通过椎体固定术解决。对于那些在胸椎或腰椎上有转移性溶骨性病变的患者，可以选择对肿物进行靶向射频消融同时伴或不伴椎体固定术（见第26章）。

（四）病历记录

清晰准确地记录每位患者的治疗计划是非常重要的，术前记录应该包括围绕疼痛病因、频率、位置及其对生活质量影响的详细病史和体格检查。对于神经功能障碍、并发症、患者是否能以必要的姿势维持足够长的时间等情况的记录也是很重要的。医生必须清楚地了解手术部位和计划的手术方式，尤其是那些在体格检查之后不会立即安排手术的患者。当涉及多学科会诊时，病历记录尤其重要。有些患者会遭受多种疼痛问题，而在手术当天可能会出现一个新的部位疼痛，此时对病史和病历资料的回顾能够清晰明了地呈现患者病情。有时，在充分讨论和取得知情同意之后，有可能需要重新评估及修改之前计划的手术方案。

（五）癌痛管理介入治疗的方法

当考虑做介入治疗时，选择的介入治疗方法需要在任何情况下都可以确保安全性和恰当性。制订治疗决策应该遵循循证医学证据。不可否认的是，并非所有的手术都有随机对照试验提供强有力的证据支撑。良好的判断能力和可获得的最佳循证医学证据可以指导和验证临床决策。应用为特定临床诊疗制订的指南具有很大的实用价值，即使是经验丰富的医生，在面对一些高风险的操作时，按照指南操作也会使他们感觉更加从容。例如，对阴道癌或直肠癌患者治疗会阴疼痛时，会使用神经毒剂IT进行鞍区阻滞，该手术的主要风险是大小便失禁。在与患者及其家属沟通时明确告知治疗的益处和不良反应，可以使患者做出更明智的选择。另外，单一节段的肋间神经松解术对肋骨转移灶非常有效，同时相关的风险也较低。

二、患者知情同意和期望

（一）知情同意书

虽然签署知情同意书只是同意过程的步骤之一，但签署书面文件的重要性怎么强调都不为过。介入手术，尤其是使用神经毒剂，可与患者的高风险和发病率有关，因此必须告知患者及家属介入手术的风险。同时必须进行详细的谈话，且记录在案，以便明确界定患者、家属和护理人员的期望。知情同意需要实事求是，告知濒死的患者手术风险之一是死亡是没有意义的。另外，介入手术能够减轻疼痛负担、可减少药物使用，以及可能出现相关不良反应的预期是现实合理的。重症患者可能无法理解或签署知情同意书，可以选择由患者的健康代理人或律师代理签署。

（二）知情同意和知情拒绝

作为医护人员，我们偶尔会给人以居高临下或过于咄咄逼人的印象。我们对疾病和治疗方案的了解使我们能够为患者提供客观明智的选择。但我们面临的困境是患者可能会拒绝这些选择，我们必须接受这一点，必须维护患者的自主权。我们需要意识到，患者做出医疗团队认为的错误选择本身并不意味着患者缺乏选择的能力。

（三）代理人决策

随着在医疗保健方面取得了长足的进展，我们在代理人决策方面也取得了进展。有时，抱有很大期望的代理人可能会有攻击性，但作为医务人员我们必须予以拒绝。我们的目的是尽最大努力帮助患者，但偶尔需要退一步，从各个角度重新评估患者病情。

（四）患者预期

患者通常期望在任何手术后都不会感到疼痛，因此临床医生提前给患者设定客观现实的预期尤为重要。告知患者术后并发症是知情同意的一部分，但患者预期问题需要单独解决。

（五）患者准备

许多患者会非常虚弱、受病痛困扰。作为医护人员，我们需要意识到，仅仅是从病房到手术间的转运也可能是一个巨大的危险，需要尽一切努力将这种

第14章　癌痛介入治疗的基本操作安全和患者注意事项
Basic procedure safety and patient considerations for cancer pain interventions

危险降至最低。这些患者可能出现脱水和恶心，这时可以予静脉注射，确保充足的水分；如果他们需要药物来控制症状，请做好准备；在手术过程中，他们可能需要镇静，用于镇静的药物需要逐步给药，以尽量防止生命体征的突然变化。

（六）患者体位

大多数介入手术都是患者在俯卧位下进行的。患者有时无法行俯卧位，我们要做好灵活的准备，并通过其他方式达到目标区域，这可能需要患者处于手术医生不习惯的位置。例如，胰腺癌患者可能无法俯卧，虽然腹腔神经丛的前路手术是一种很好的手术方式。肋间神经阻滞可以在患者侧卧甚至支撑坐姿的情况下进行，使用枕头或支撑垫可能会使患者更容易忍受整个过程。使用辅助手段使患者体位正确至关重要。用滚木法移动患者将有助于减少摆体位过程的痛苦。在定位前和手术过程中给予镇静和额外的镇痛是有必要的。团队合作将促进和加快这一过程。

三、介入支持

（一）放射技师

与经验丰富的技术人员合作将使该操作过程更安全并为各方面提供更好的体验。在患者到达介入手术室之前，要与技术人员明确治疗目标，不要为了速度而牺牲安全性。一位好的放射技师能够快速准确的定位C型臂，有效地识别目标部位。在进行注射之前，应检查目标部位和左右侧是否正确。如果你正在打算实施CT引导下的腹腔神经丛阻滞，并且在解释图像方面没有经验，那么与放射科医生合作是非常必要的。在CT引导下用乙醇进行三叉神经阻滞时也是如此。

（二）暂停

在所有介入手术之前，暂停手术、多方核查是必需的。大多数医院都会使用世界卫生组织的核查清单。手术间内的手术医生、麻醉医生、护士等各方医务人员都必须确认患者身份、确认操作步骤是否正确、在镇静和注射之前确认手术标记的部位、左右侧是否正确。此外，任何其他安全问题都需要识别和记录，如造影剂或乳胶过敏和凝血状态。如果需要使用电刀，必须确认是否有起搏器并且预先安排其停止工作。手术间的每个人在透视时必须有足够的辐射防护，并了解辐射防护的原理。辐射徽章通常用于检测辐射。

（三）协助

有经验的助手可以使手术更顺利地进行。由于每位医生对各种手术操作都有自己的偏好，因此预制手术记录是很有帮助的。准备好所有必要的针头、注射器和药物，所有的注射器都必须清楚的标记。如果要给予神经毒剂，要清楚地标记，并且在使用之前不要放在无菌区。

四、介入手术

（一）术前

在对癌症患者进行手术时，需要考虑是否有必要在神经阻滞前进行局部麻醉。这可能是有效的，但需要对患者进行两次单独操作，这对患者来说往往是一种不必要的负担。对于晚期癌症患者，在放置 IT 导管和泵之前进行一次简单的脊髓阿片类药物试验必须明确其益处，包括更好的镇痛和减少不良反应。这需要患者及其护理人员的反馈。预期寿命较长的患者可能需要更长的试验来评估功能和生活质量的改善。

（二）术中

需轻柔操作，使用小口径针头，缓慢、渐进地注射药物。注射大量的局部麻醉药需等待足够长的时间。神经毒剂需要用有明确标记的注射器抽取，并缓慢、渐进地注射。在高风险手术过程中（如经 IT 管给无水乙醇），需要与患者沟通，确保主要神经不受影响。如果有注射疼痛，应立即停止并重新评估。可能需要重新定位针头，给予更多的局部麻醉药，甚至放弃手术。在这些过程中，许多患者需要镇静。轻度镇静可能就足够了，但必须由受过镇静培训的护士、技术人员或医生对镇静患者进行监督并记录。

（三）术后护理

大多数手术都有相关风险，可能会出现并发症。所有患者在手术后都必须安排随访。补充水分可减少不良事件发生。有些手术需要比其他手术更严格的随访，例如，腹腔神经丛阻滞后需要监测生命体征，因为低血压很常见。药物相关并发症最常发生在 ITDD 开始后的最初几天，因此需要提高警惕。手术后，患者可能会得到显著的疼痛缓解，因此需要有计划地减少镇痛药物。然而，必须牢记阿片类药物戒断的可能性，并在发生时进行适当治疗。

第14章 癌痛介入治疗的基本操作安全和患者注意事项
Basic procedure safety and patient considerations for cancer pain interventions

学习要点

- 介入治疗是治疗某些顽固性癌症相关疼痛的重要方法。
- 据世界卫生组织估计，所有癌症患者中有 10%～15% 的疼痛无法通过癌症三阶梯镇痛治疗得到充分控制。
- 手术前必须进行充分的知情同意和讨论记录，以明确患者、家属和护理人员的期待。同时应讨论风险和获益。
- 清楚地记录每位患者的计划很重要。
- 与经验丰富的团队合作将使手术操作更安全，并为所有相关人员提供更好的体验。
- 在进行介入手术之前，必须暂停，多方核查以明确情况，然后再进行手术。
- 术后，患者可能会得到显著的疼痛缓解，这可能需要有计划地减少镇痛药物，并且牢记阿片类药物戒断的可能性。

拓展阅读

[1] Cassell EJ (1982). The nature of suffering and the goals of medicine. N Engl J Med, 306(11), 639-45.
[2] Fishbain SM, Ballantyne JC, Rathmell JP (2010). Bonica's Mmanagement of Pain, 4th edn. Philadelphia, PA: Lippincott Williams & Wilkins.
[3] General Medical Council (2020). Decision making and consent. Available at: https:// www.gmc-uk.org/ ethical-guidance/ethical-guidance-for-doctors/decision-making-and-consent.
[4] Manchikanti L (2008). Eevidence-based medicine, systematic reviews, and guidelines in interventional pain management, part 1: introduction and general considerations. Pain Phys, 11(2),161-86.
[5] Péus D, Newcomb N, Hofer S (2013). Appraisal of the Karnofsky Performance Status and proposal of a simple algorithmic system for its evaluation. BMC Med Inform Decis Mak, 13, 72.
[6] Van Zundert J, Hartrick C, Patijn J, Huygen F, Mekhail N, van Kleef M (2011). Evidence-based interventional pain medicine according to clinical diagnoses. Pain Pract, 11(5), 423-29.

第 15 章 癌痛的交感神经切除术
Sympathectomy for cancer pain

Dhanalakshmi Koyyalagunta　　Arun Bhaskar　　著

恶性肿瘤患者的腹部和盆腔疼痛会使人感到虚弱，并且严重影响生存和生活质量。有 Meta 分析显示，胃肠道恶性肿瘤患者合并疼痛的发生率为 59%，泌尿生殖道恶性肿瘤为 52%，妇科恶性肿瘤为 60%。腹部疼痛可能是由于肿瘤牵拉、压迫、侵入或扩张内脏结构，治疗相关的组织损伤，辐射或手术引起的。患者通常将疼痛描述为深部痛、痉挛、绞痛和性质模糊。交感和副交感神经系统参与调节腹部和盆腔的内脏疼痛。支配肝脏、胰腺、胆囊、胃、脾、肾、肾上腺和部分肠道（从胃食管交界处到结肠的脾曲）的自主神经来源于腹腔神经丛。下腹上神经丛传递来自盆腔器官的内脏伤害性刺激，包括膀胱、前列腺、直肠、子宫、卵巢、宫颈和阴道。奇神经节是一个不成对的神经节，标志着交感神经链的终止，它传递来自直肠远端、肛门、会阴、尿道远端、阴道和外阴的传入冲动。

腹部和盆腔疼痛综合征的治疗可能具有挑战性。这种疼痛仅仅通过执行 WHO 制订的癌症三阶梯镇痛治疗很难控制。不能用口服镇痛药控制的中度至重度疼痛患者或有药物相关不良反应的患者是介入治疗的理想候选者。临床医生和患者可能需要在决策的早期寻求介入治疗。应考虑将神经毒性交感神经阻滞作为佐剂，以减少口服和（或）胃肠外镇痛药的使用，从而优化疼痛管理。必须牢记，癌症的疼痛机制是复杂和动态的，可以随着疾病的进展而改变。

一、神经毁损术

化学神经毁损术被广泛用于治疗顽固性癌症产生的相关疼痛，其原因是这些技术可以延长镇痛时间，减少对镇痛药的需求。这些阻滞与一些发病率相关，因此要谨慎地了解每个阻滞的适应证，以适当地选择患者。交感神经毁损术已被广泛接受，因为它可以在没有罕见的、意外的并发症，以及在没有感觉或运动缺陷的情况下提供镇痛。诊断性局部麻醉阻滞可以在必要和可行的情况下进行，甚至在注射神经毒剂之前进行。

与乙醇或苯酚相比，传统的内脏神经射频消融术可提供精确的目标神经损伤。Amr 等（2018 年）的一项小型随机对照试验显示，射频消融具有良好的疗效，起效更快，提供更长时间的镇痛作用，并具有更好的安全性。

神经毒剂

目前用于化学神经损毁术的主要药物是乙醇、苯酚和甘油。这些药物通过引起病变远端的 Wallerian 变性来干扰疼痛信号的传递。它们通常产生持续 3~6 个月的镇痛效果。乙醇通过使蛋白质变性、析出脂肪物质，以及沉淀脂蛋白和黏蛋白来损害神经。与脑脊液相比，乙醇是低比重的。它从注射部位迅速扩散，与使用苯酚相比，需要更大的体积。它可能与神经炎症有关。乙醇会迅速被血液吸收，血管内注射不慎可能会导致血栓形成。苯酚在低浓度时具有局部麻醉特性，在高浓度时是一种神经毒剂。注射时通常不会产生疼痛。苯酚扩散到轴突和神经周围血管，导致蛋白质变性，引起 Wallerian 变性，对背根神经节有相对的保护作用。苯酚的麻醉强度和持续时间比乙醇小，但患神经炎的风险较低。

二、腹腔神经丛毁损术

（一）解剖

腹腔神经丛是一种弥漫性的神经纤维和神经节网络，位于主动脉前外侧表面的 $T_{12}/L_{1\sim2}$ 中间水平。它是最大的内脏神经丛，由来自腹腔、肠系膜上神经节和主动脉肾神经节的神经纤维组成的致密网络。它是一种腹膜后结构，位于膈脚前面，腹膜动脉起始部下方。它的前方包括胃和胰腺，在后方，它与脊柱被膈肌分开。左侧神经节距腹主动脉 0.9cm，右侧距腹主动脉 0.6cm。这种与腹主动脉的关系相对一致，是定位神经丛的可靠标志（图 15-1 至图 15-3）。

（二）神经连接

来自 $T_{5\sim12}$ 的节前纤维通过腹根向腹腔内脏发出交感神经。这些神经根结合形成较大、较小和最小的内脏神经，它们穿过横膈与腹膜神经丛形成突触。这 3 条内脏神经有神经节前和节后纤维，这些纤维来自供应腹部内脏的腹神经丛。来

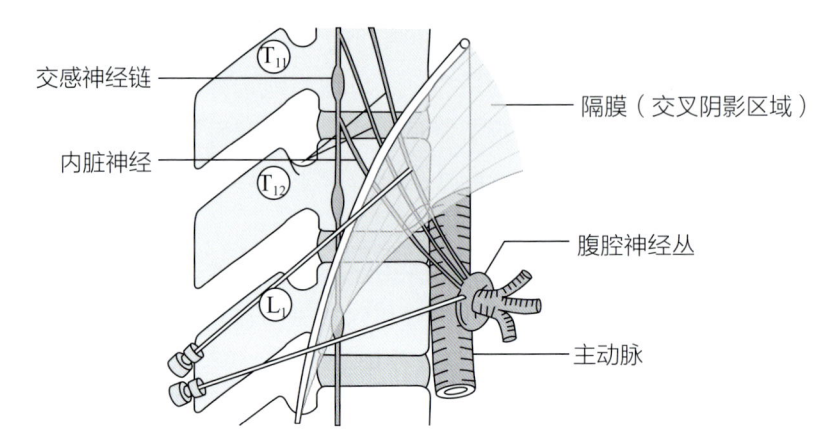

▲ 图 15-1　腹腔神经丛和内脏阻滞的神经连接、阻滞针的不同入路
图片由 Dr SG Tordoff FRCA FFPMRCA 提供

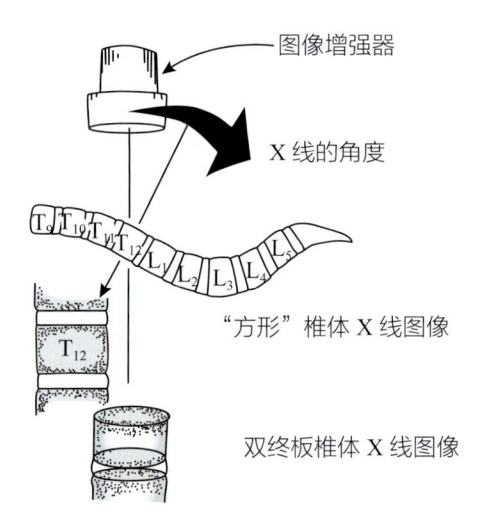

▲ 图 15-2　X 线束定位至 T_{12} 方形终板从而进行（膈脚后）内脏神经丛毁损术（腹腔丛神经毁损术可在 L_1 处使用相同的投影）
图片由 Dr SG Tordoff FRCA FFPMRCA 提供

自下食管、胃、胰腺、肝、胆和部分肠道的内脏传入神经通过内脏神经和腹膜神经丛传递疼痛。腹腔神经丛为这些结构提供副交感、交感和内脏传入纤维。

（三）患者的选择和适应证

癌症患者病灶累及由腹腔神经丛支配的内脏时，通常表现为上腹部疼痛，放射至背部。那些不能用阿片类药物缓解的顽固性疼痛患者，或者有药物相关

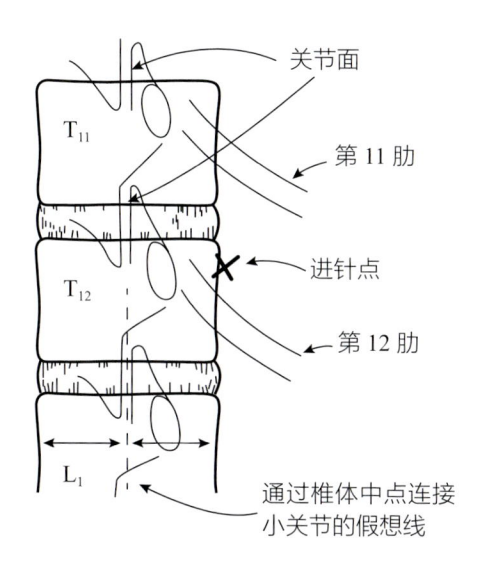

▲ 图 15-3　膈脚后（内脏）阻滞的进针点在 T_{12} 处（L_1 处的进针点与腹腔神经丛的进针点相似）
图片由 Dr SG Tordoff FRCA FFPMRCA 提供

不良反应的患者是腹腔神经丛松解术（CPN）的理想候选者。由于腹膜后邻近肌肉骨骼结构的侵犯，有必要区分内脏痛和躯体痛。适当的评估和最佳的患者选择将决定阻滞的结果。

可能会有并发症和不良反应，应该与患者和他们的护理人员讨论。有不可纠正的凝血障碍和感染的患者不是理想的候选对象，但这些问题不应被视为绝对的禁忌证。每个病例都应该涉及对风险的明确讨论。应在不危害安全的前提下，为患者的最佳利益做出共同的决定。CPN 可引起非对抗性的副交感神经活动，增加肠动力。当有肠梗阻存在时，应避免该手术。在置针前，检查是否累及腹腔神经丛和病变范围是必要的。这种阻滞在有神经节受累和腹腔神经丛周围病变时疗效会降低。

（四）技术

可通过将局部麻醉药和（或）神经毒剂置于腹主动脉前的腹膜神经丛附近或阻断内脏神经来实现阻滞。CPN 减少了对口服镇痛药的需求，改善了生活质量，并延长了不能切除手术的胰腺癌患者的预期寿命。

1. 各种技术的发展

1914 年，Max Kappis 描述了一种使用骨性标志物的经皮后入路来阻滞腹腔神经丛的方法。从那时起，该方法和技术有了很大的发展，例如，透视、CT、超声和内镜引导的操作。

2. 经典技术

Kappis 首先描述了使用骨性标志的"经典技术"，并由 Labat 完善（1924 年）。患者侧卧位，进针点在第 12 肋下，距离棘突 7cm。在另一侧注射需要重新定位。将针向椎体前外侧缘推进，注入局部麻醉药 50~70ml。

3. 前入路

1918 年，Wendling 描述了一种经皮前入路，将针插入剑突下方 1cm，中线左侧 0.5cm 处。针穿过肝脏的左叶，直到它遇到椎体，通常在 6cm 深，注射 50~80ml 的局部麻醉药。直到 1988 年 Matamala 使用 CT 引导的方法之前，人们对这种技术并没有太大的热情。他注射了神经毒剂，并对 5 名患者进行了活检。

4. 手术直接入路

早在 20 世纪 20 年代初，Braun 和 Finsterer 在开腹手术中对腹腔神经丛进行阻滞。Lillemoe 等研究结果显示，在开腹手术中不能根治性切除肿瘤的癌症患者可以通过化学交感神经切除术提高存活率并缓解疼痛。WierSema 等首次报道了经内镜超声引导下的 CPN，因为它可以同时进行组织采样，所以是一个不错的选择。

5. 经膈脚腹腔神经丛阻滞

Moore 等使用 X 线片引导诊断性阻滞，并在 CT 引导下进行神经毁损术。他们的结论是，针应该放置在双侧，每侧至少应该注射 25ml 的溶液（局部麻醉药或神经毒剂）。1982 年，Singler 改进了 Moore 的技术，因为他注意到，使用 Moore 的经典技术，针的位置有时在膈肌脚后，因为沿着腰丛可见神经毒剂的踪迹。Ischia 及其同事使用一根针通过腹主动脉进入腹腔神经丛的方法，能准确地将神经毒剂沉积在腹腔神经丛周围。然而，这种方法存在主动脉夹层、撕裂和血栓移位的潜在风险。

6. 经腰椎间盘入路

当较大的病变阻挡椎旁入路时，可采用此入路。Plancarte 等在 $T_{9~10}$ 或 $T_{10~11}$ 椎间隙进行单针穿刺术，效果良好且并发症发生率低。

7. 透视引导下经膈脚腹腔神经丛阻滞

这项技术是由疼痛医生在手术（操作）室环境中进行的。手术前患者应禁食，并静脉输液 500~1000ml 补充水分。同时需要进行常规监测。

患者俯卧在手术台上，在消毒和铺单之后，使用 X 线透视来识别椎体。C 型臂机倾斜 20°~30°，直至 L_1 横突尖端覆盖 L_1 椎体前外侧缘。皮肤和皮下组织用局部麻醉药麻醉。通常使用 20~22G 150mm 的针头，可以根据身体状况进行调整。经主动脉穿刺技术可以从左侧用针穿刺。针向 L_1 椎体的前外侧边缘推进，在正位（AP）和侧位上反复成像以确认。

一旦针头位于 L_1 椎体的前外侧边缘，即可在透视下向前 2~3cm 并持续抽吸。一旦回抽到血液，针就向前穿过主动脉，直到回抽不到血液。通过注射造影剂确认最终针头位置，并观察其是否可以在主动脉前方扩散。

如果没有足够的造影剂穿过中线扩散到右边，第二针应该放置在对侧。仔细回抽和透视后，用 10ml 0.25%~0.5% 布比卡因（或其他局部麻醉药）进行诊断性阻滞以避免血管内扩散，并逐渐注射 20ml 无水乙醇或 10% 苯酚，实时透视监测扩散情况。

8. 腹主动脉旁后入路技术（腹腔神经丛阻滞）

这是经腹腔神经丛阻滞技术的一种改进，在 T_{11} 或 T_{12} 进行操作。

术前准备和患者体位相似。将 X 线透视光束倾斜 20°~30°，直到 T_{12} 横突与椎体平齐。使用 20~22G 150mm 的针头。一些临床医生倾向于使用尖端弯曲的针，以获得更好的可操纵性。进针至椎体前外侧缘，并反复成像以确认。

一旦针位于前外侧缘，在侧面视角下前进到椎体的前缘。将一根类似的针放在对侧。回抽无血后，注射造影剂以确认扩散至椎体前缘，并确保椎体后无造影剂痕迹。诊断性地注射 0.25% 布比卡因 5ml，然后在实时透视下每个针头每次注射 7~10ml 无水乙醇。造影剂可以与神经毒剂和局部麻醉药混合使用，以提高舒适性和安全性，但在注射前应混匀，否则造影剂容易与神经毒剂分离。注射 1ml 局部麻醉药，将神经毒剂冲出针头，更换细针，取出针头（图 15-4 和图 15-5）。

9. CT 引导下的腹腔神经丛阻滞

术前准备和监护，同腹主动脉旁后入路和腹主动脉旁脚前入路。

最常见的 CT 引导入路是患者俯卧位下的腹主动脉旁前入路。进行初步 CT 扫描，以定位腹主动脉，选择穿刺点，并确定进针角度和深度。最佳注射部位为肠系膜上动脉和腹腔干之间。在消毒和局部麻醉后，将一根 22G 150mm 的针置入皮下组织。

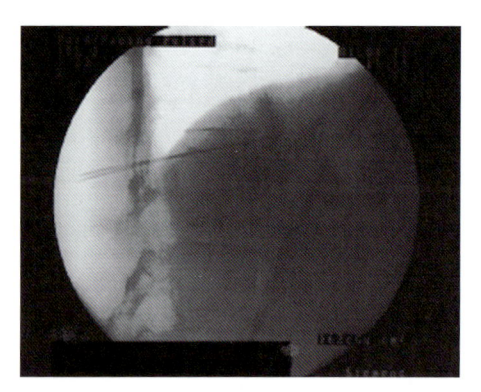

▲ 图 15-4 腹主动脉旁后入路技术进行腹腔神经丛阻滞（一）
图片由 Arun Bhaskar 博士提供

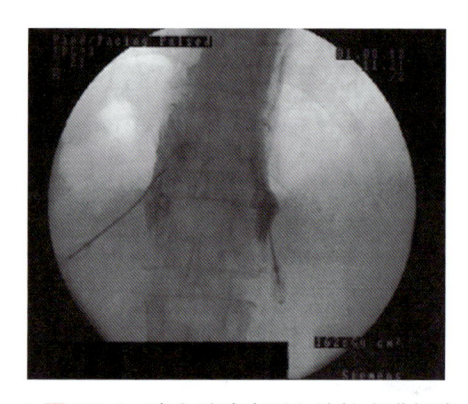

▲ 图 15-5 腹主动脉旁后入路技术进行腹腔神经丛阻滞（二）
图片由 Arun Bhaskar 博士提供

在 CT 引导下，针的轨迹向主动脉前外侧面推进。针沿着椎体前进，小心避开肋骨、肾脏和其他血管结构。

一旦针的位置在主动脉前 1～2cm，回抽无血后，注入少量（0.5～1ml）水溶性非离子碘造影剂。针头放置位置是否准确可以通过膈脚前方扩散的造影剂来指示。如果造影剂扩散跨过中线，那么仅用一根针即可实现阻滞。

在 4 个象限中至少有 3 个象限扩散已被证明具有持久的镇痛效果。

由于局部解剖结构的变异，神经毒剂的扩散可能并不是最佳的。每次增加药量时，可以注射多达 20ml 的神经毒剂（图 15-6 和图 15-7）。

10. 超声引导腹腔神经丛阻滞

对于需要在床边行神经阻滞作为保守治疗的患者来说，可以选择超声引导经皮前入路。CT 扫描的"有利解剖"被定义为不累及神经节的情况下接近神经丛的可行性操作。患者仰卧，进行常规监测和静脉输液。超声探头用于定位腹主动脉干和肠系膜上动脉的起始点。然后旋转换能器以使腹主动脉干和肝脾总动脉的起始部成像。用一根 22G 150mm 的千叶针在中线两侧进入上腹部，直至针尖位于主动脉和腹主动脉干之间，在回抽无血后注入 10ml 局部麻醉药，然后注射无水乙醇。超声仪被用来可视化神经毒剂的实时扩散。

（五）并发症

与 CPN 相关的并发症因使用的技术不同而不同。Ischia 等曾比较经典的膈

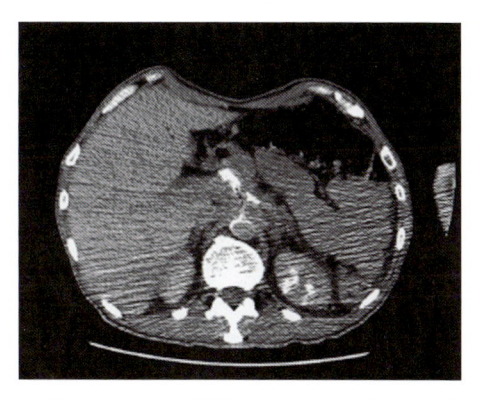

第15章　癌痛的交感神经切除术
Sympathectomy for cancer pain

▲ 图 15-6　CT 引导下腹腔神经丛阻滞的标志
图片由 Arun Bhaskar 博士提供

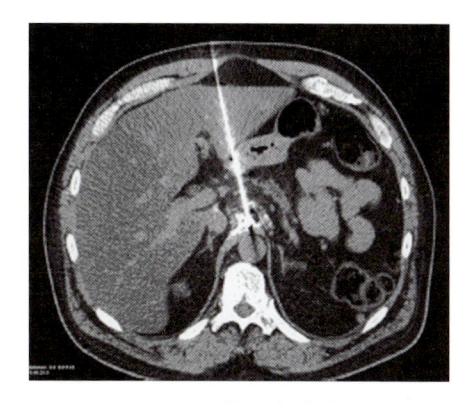

▲ 图 15-7　CT 引导下腹腔神经丛阻滞针的位置
图片由 Arun Bhaskar 博士提供

脚后、双侧内脏和经腹主动脉技术的并发症和疗效。

低血压更常见于腹主动脉旁后入路（50%）或内脏入路（52%），可能是交感神经毁损术所致。它常与较大的注射量有关，通常是短暂的。如果低血压持续时间长，可能需要住院和静脉补液治疗。直立性低血压可持续多达 5 天。治疗包括补液，卧床休息，抬高下肢，穿弹力袜，避免突然改变姿势。

3 组短期并发症（如血尿、嗝逆、肩胛间背痛、反应性胸膜炎和感觉迟钝）的发生率相似。

有胃轻瘫、胃穿孔和腹膜后纤维化的报道。

截瘫是腹腔神经丛毁损术最具破坏性的并发症之一。发病率约小于 1∶1000，可能是由于在脊髓供血动脉的脊髓节段水平上神经毒剂扩散到主动脉后表面引起血管痉挛。神经毒剂可引起 Adamkiewicz 动脉坏死或闭塞，进而导致截瘫。

腹主动脉旁前入路的腹泻发生率更高（65%），并可使虚弱患者出现严重脱水。治疗包括积极的补液（口服或静脉注射）和抗腹泻药物。

肾损伤、血尿、血管内注射和气胸是与进针位置相关的并发症。使用 CT 或超声引导可以使肾脏和胸膜可视化，并减少这些并发症的发生率。

经腹主动脉入路可能导致腹主动脉破裂或腹主动脉夹层和大出血。有腹主动脉粥样硬化疾病的患者应避免使用这种技术。

腹膜后出血很少见，当患者在阻滞后诉背痛和低血压时应怀疑腹膜后出血。

持续背痛者应进行连续红细胞压积检查，以排除腹膜后出血。如有必要，可行影像学检查。

针头创伤和乙醇对腹膜后结构的刺激经常会引起背痛。注射乙醇时会感到疼痛，因此有必要使用局部麻醉药和（或）提供镇静药。

意外血管内注射 30ml 100% 乙醇可导致血液中乙醇浓度超过法定驾驶限制。血管内意外注射苯酚可导致类似局部麻醉药中毒的表现，包括抽搐和心血管衰竭。神经毒剂追踪到神经轴或躯体神经可导致神经炎和神经损伤。

（六）疗效

2011 年 Cochrane 对 CPN 治疗胰腺癌疼痛进行了评论："尽管几乎没有统计学证据表明疼痛缓解优于药物镇痛治疗，但腹腔神经丛阻滞比阿片类药物引起的不良反应更少，这一事实对患者来说很重要。"包括 358 例受试者的 6 项研究符合纳入标准（不能切除的胰腺癌患者重度疼痛）。内镜引导下的 CPN 提供了神经丛周围血管的详细成像，理论上优于 X 线引导下的经皮后入路，尽管缺乏比较性研究来证明这一点。在不良反应发生率相近的情况下，在神经节注射比在神经丛注射显示出更好的镇痛效果。Yan 等在 2007 年（1966—2005 年）的一项系统综述中指出了随机对照试验中 CPN 的有效性和安全性。在这 5 项研究中，有 302 列患者符合纳入标准。CPN 与更好的疼痛控制、阿片类药物需求减少和便秘改善有关，但生存率没有太大差异。由于每项研究使用不同的结果量表，很难评估生活质量的不同。

Ischia 等 1992 年的研究表明，胰腺癌患者在病程早期受益于 CPN，因为当时疼痛是"腹腔型"的。70%～80% 的患者在阻滞后立即疼痛缓解，60%～75% 的病例可维持到死亡。CPN 本身不足以完全缓解疼痛，但它可通过消除内脏疼痛提供有效的疗效。一般状况良好、腹腔神经丛神经毒剂阻滞前阿片类药物用量低的患者有较好的镇痛反应。De Cicco 等的一项研究评估了基于注射扩散范围的镇痛效果。CT 引导下的前路疼痛缓解依赖于神经毒剂在 4 个象限的扩散，而 4 个象限的扩散受到局部解剖变异的影响。在所有 4 个象限都有扩散的患者中，100% 的患者有长期的疼痛缓解，但在 3 个象限扩散的患者中，这一比例下降到 48%。注射分散在 1 个或 2 个象限的患者中没有一人有长期的疼痛缓解。CT 引导下的阻滞因其精确的置针能力和对肿瘤及其周围结构更好的可视化而越来越受欢迎。

第15章　癌痛的交感神经切除术
Sympathectomy for cancer pain

学习要点

- 有多种技术可用于腹腔神经丛阻滞，因此可以根据患者的选择、可接受性、局部可用性和操作者的选择来选择使用何种技术。
- 这一技术有随机对照试验的高质量证据支撑，可减少胰腺癌相关疼痛的阿片类药物使用剂量，以及可改善疼痛。
- 早期腹腔神经丛阻滞对疼痛控制更有效。
- 在使用神经毒剂之前，使用影像引导和造影剂注射导致的严重并发症非常罕见。
- 这一技术可以反复应用。

三、下腹上神经丛毁损术

（一）解剖

下腹上神经丛位于腹膜后，位于主动脉分叉下方 L_5 和 S_1 椎体的前面。来自主动脉神经丛和内脏神经分支的交感传入和传出纤维形成神经丛。该神经丛是腹腔神经丛和肠系膜下神经丛的延续。下腹上神经丛在远端汇聚并形成腹下神经。它支配盆腔内脏器官，包括膀胱、前列腺、子宫、阴道和直肠。腹下神经沿着髂内血管分布并连接下腹下丛。神经丛主要位于左侧，因此，如果使用单针技术，则应放置在左侧。下腹下丛由来自腹下神经的交感纤维、来自盆腔内脏神经的节后交感纤维，以及来自 S_2、S_3 和 S_4 的副交感纤维形成。它靠近它所支配的盆腔器官。

（二）适应证和患者选择

下腹上神经丛神经阻滞或神经毁损术可以为盆腔内脏恶性肿瘤交感神经介导的疼痛患者提供良好的镇痛效果。盆腔肿块与膀胱、宫颈/子宫和直肠的泌尿生殖器官连接紧密的患者，通常可以从神经阻滞中获益。有效的阻滞可以显著减少对全身阿片类药物剂量的需求，并通过减少阿片类药物引起的不良反应来改善生活质量。禁忌证，包括患者拒绝、凝血障碍和局部/全身感染。对于晚期疾病患者，解剖结构可能发生了改变，因此应与患者仔细讨论风险和获益。

（三）技术

Plancarte 等首次报道采用下腹上神经丛神经阻滞。随后描述了腹腔镜、透视机和 CT 引导技术以实现最佳放置针的位置。同时描述了前入路和经阴道入路方法。大多数技术（包括经椎间盘入路）都要求患者俯卧位。

1. 侧入路

"侧"入路是患者处于俯卧位的传统技术；将 20G 150mm 针从 $L_{4\sim5}$ 间隙内侧、尾部平行于髂内侧边界置入，正好错过骶骨翼和 L_5 横突；然后进针到达 L_5 椎体的前部，在 AP 视图中检查最终位置，以确保针距 $L_5 \sim S_1$ 的骨轮廓在 1cm 以内。

2. 内侧入路

在更流行的内侧入路中（图 15-8 和图 15-9），患者处于俯卧位，枕头位于髂嵴下方。透视机 C 型臂机朝尾部旋转 15°，将 X 线束瞄准"骨盆"，以识别 L_5 椎骨横突、骶骨翼和髂后上棘形成的三角形。

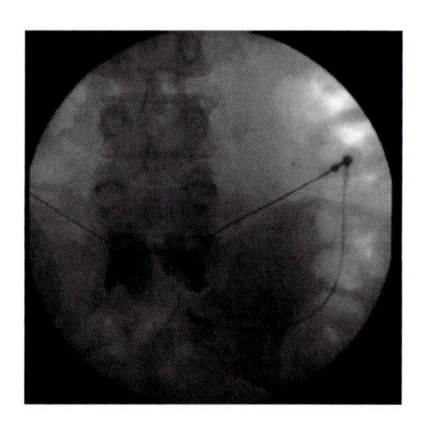

▲ 图 15-8　腹下神经丛阻滞针位置，正面图

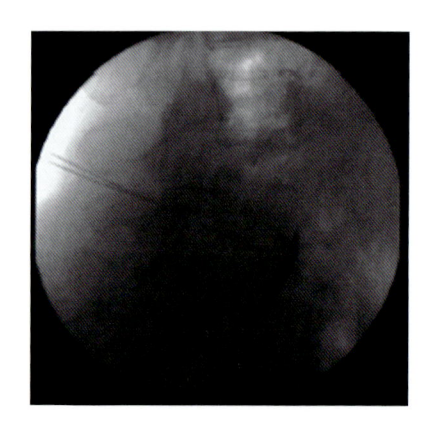

▲ 图 15-9　腹下神经丛阻滞针位置，侧面图

对皮肤进行充分的局部麻醉后，使用 20G 150mm 的针头进入该空间的下侧和外侧，在透视机引导下将针引导至尾侧和内侧。当针穿过横突时，用侧位视角确认针穿过 L_5 神经孔上方，轻轻推入到达 L_5 椎体前缘。在 AP 视图中，针应靠近 $L_5 \sim S_1$ 的骨轮廓。

回抽无血后，用 3~5ml 水溶性造影剂进一步确认位置，其扩散范围应限于骶神经根上方、腰大肌前方的外侧骨缘内。可以使用 5ml 6%~10% 苯酚水溶液或 50%~75% 乙醇进行神经毁损，并监测造影剂的扩散。

通常，阻滞是在双侧进行的，最好在注射造影剂之前定位两根穿刺针。

3. 椎间盘入路

对于经椎间盘入路，患者俯卧，并在髂嵴下方放一个枕头。

对准终板后，旋转 C 型臂机以观察 L_5~S_1 椎间隙和椎间盘。对皮肤进行局部麻醉后，在隧道视野下将 22G 100mm 或 150mm 的针头插入同侧小关节线的下外侧以进入椎间盘。最好在侧位片上确认 L_5 和 S_1 椎体终板对齐的角度，以便调整进针角度。

一旦针进入椎间盘，在侧位透视下缓慢推进，直至针尖位于椎体前方。可以通过空气或盐水的阻力消失来证实这一点，但最终位置应在连续透视下使用 3~5ml 水溶性造影剂来确认。

一旦确认无误，即可使用 5ml 6%~10% 苯酚水溶液或 50%~75% 乙醇进行神经阻滞。用 0.5ml 生理盐水冲洗后拔出针头。

4. 前入路

由于空腔脏器穿孔和感染的高发生率，前入路并不常用。它也可能受限于大量的骶前肿块的存在。患者置于 15°Trendelenburg 仰卧位，L_5 椎体通过超声、透视可见，甚至通过对瘦弱的患者进行直接触诊来识别。在 L_5~S_1 椎体前方置入一枚 22G 80mm 的腰椎穿刺针，使其与所有平面垂直。回抽无血后，注射造影剂以确定扩散情况，然后注射约 10ml 神经毒剂。

（四）并发症

由于髂血管距离很近，意外刺穿髂血管和血管内注射是潜在的并发症。

在腰大肌注射神经毒剂或意外注射神经毒剂后出现血肿可能会导致椎旁肌肉痉挛和疼痛。发生严重神经系统后遗症的风险非常罕见，但神经毒剂可以向下扩散并损伤 L_5 和骶丛，导致足下垂。

在手术前需要告知患者潜在的肠道和（或）膀胱功能障碍及潜在的性功能丧失。

存在输尿管损伤和腹腔注射的风险。

感染的风险与任何介入手术一样，但如果使用经椎间盘入路，则会出现椎间盘炎。风险相当低，为 1%~4%，但大多数医生建议预防性使用抗生素。

（五）讨论

在早期的研究中，由于盆腔内脏恶性肿瘤导致的疼痛，使用该手术后疼痛也有所减轻，并且没有出现严重并发症。Erdine 等使用经椎间盘技术证实了这一点。另外，每日镇痛药的需求量显著减少。Plancarte 和 De Leon-Casasola 在对 227 例患者进行的迄今最大规模的研究中发现，下腹上神经丛阻滞在 51% 的患者中有效，可缓解 50% 疼痛和减少 40% 的阿片类药物的使用，且持续了至少 3

周。然而，当只考虑 159 例对诊断性阻滞有反应的患者时，成功率为 72%，相应的镇痛率平均减少 43%。来自几个中心的研究和病例系列研究证实发生严重并发症的风险相当小。

四、奇神经节阻滞

（一）解剖

奇神经节，又称骶尾神经节或 Walther 神经节，是交感神经链最尾端的部分。它是由双侧交感神经节融合形成一个单一的神经节。它经常出现在骶尾骨交界处的前方。来自外阴、会阴、尿道远端、阴道和肛肠的内脏传入神经传递到奇神经节。

（二）患者选择

奇神经节阻滞可用于确认会阴、直肠或外阴阴道疼痛是否由交感神经介导。如果诊断性阻滞得到证实，那么神经节神经毁损术对泌尿生殖系统来源的盆腔肿瘤及直肠癌患者是有益的。奇神经节阻滞能很好地缓解放射性直肠炎患者的疼痛。

（三）经典技术

Plancarte 等介绍的原始技术将患者置于侧卧位。在肛门开口和尾骨尖端之间的肛门尾骨韧带上覆盖的皮肤局部麻醉浸润后，在中线处插入一根根据尾骨曲度弯曲的 22G 腰穿针，并推进到骶尾骨连接处（图 15-10）。可以通过在直肠中插入手指辅助、引导针头，这降低了直肠穿孔的风险，但可能无法做到无菌，并且会使直肠或盆腔病变的患者感到不适。

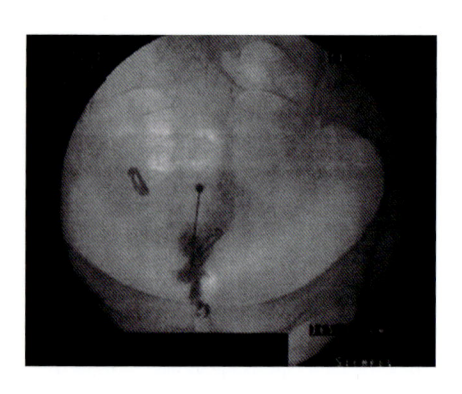

▲ 图 15-10　奇神经阻滞针的位置，正面图

第15章　癌痛的交感神经切除术
Sympathectomy for cancer pain

（四）经骶尾骨入路

俯卧位经骶尾骨入路，通过尾骨韧带将22G腰穿针插入尾骨交界处的中线。在侧视视角下将针放置在最终位置，使用1～2ml的造影剂进行确认（图15-11和图15-12）。

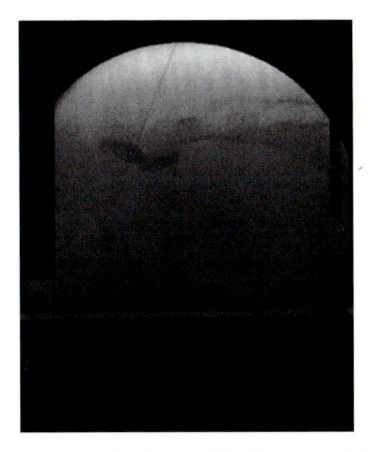

▲ 图 15-11　奇神经阻滞针的位置，侧面图

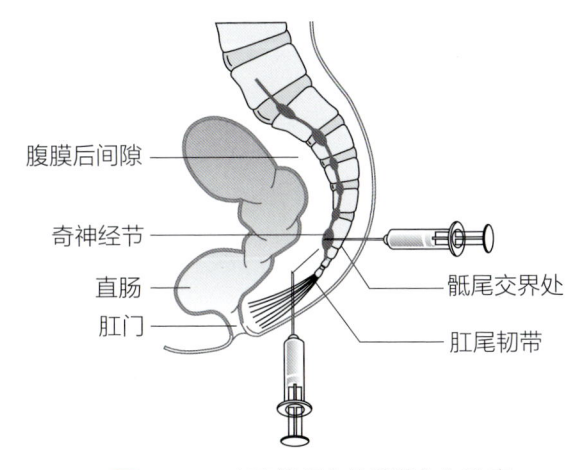

▲ 图 15-12　疼痛管理中的脊髓介入治疗

对于患有严重关节炎或韧带钙化的患者来说，这可能很困难。在这种情况下，可以使用旁正中线方法。在正位面将弯曲的22G腰穿针插入骶裂孔下方和外侧，在侧位面向前插入，直至针尖平行于直肠周围间隙的骶尾骨韧带。

如果在此之前接触到了骨头，可以轻轻地将针重新定向。侧入路，将针向前推进到尾骨横突下方，最终到达位于骶尾骨交界处正下方的中线。

这项技术的优点是，患者可以俯卧或侧卧，在出现钙化韧带的情况下操作可相对容易。

（五）代替的方法

第3种方法是患者在截石位时，手指置于直肠内引导22G穿刺针到位，因为截石位使尾骨弯曲变直。

超声波引导技术：在用上述任何一种方法确定满意的中线针位后，用3～5ml 6%～10%的含水苯酚进行化学神经毁损术，监测造影剂的扩散。

在适当的感觉和运动测试后，通过骶尾骨韧带和 C_1 和 C_2 椎间盘之间放置单或双射频探针，使用热损伤对神经节进行射频消融。

（六）并发症

奇神经节阻滞相对安全，但存在直肠穿刺感染和神经毒剂进入直肠壁或腔的风险。向骶神经根注射神经毒剂可引起神经炎和自主神经功能紊乱，影响肠道和膀胱功能。严重神经系统后遗症的风险非常罕见。

（七）讨论

奇神经节阻滞的位置是多种多样的，因此阻滞的成功与否取决于在透视或CT引导下精确的置针。几项研究证实了其在治疗恶性肿瘤引起的会阴疼痛方面的安全性和有效性，但这些研究仅限于病例系列研究，而不是随机临床试验。

学习要点

- 下腹上神经丛和奇神经节阻滞对医学上难治性骨盆和会阴疼痛有效。
- 在连续透视下注射造影剂的并发症很少。

拓展阅读

[1] Agarwal-Kozlowski K, Lorke DE, Habermann CR, Am Esch JS, Beck H (2009). CT-guided blocks and neuroablation of the ganglion impar (Walther) in perineal pain: anatomy, technique, safety, and efficacy. Clin J Pain, 25(7), 570-76.

[2] Amr SA, Reyad RM, Othman AH, Mohamad MF, Mostafa MM, Alieldin NH, Hamed FA (2018). Comparison between radiofrequency ablation and chemical neurolysis of thoracic splanchnic nerves for the management of abdominal cancer pain, randomized trial. Eur J Pain, 22, 1782-90.

[3] Arcidiacono PG, Calori G, Carrara S, McNicol ED, Testoni PA (2011). Celiac plexus block for pancreatic cancer pain in adults. Cochrane Database Syst Rev, 16(3), CD007519.

[4] De Cicco M, Matovic M, Bortolussi R, Coran F, Fantin D, Fabiani F, et al. (2001). Celiac plexus block: injectate spread and pain relief in patients with regional anatomic distortions. Anesthesiology, 94(4), 561-65.

[5] Doi S, Yasuda I, Kawakami H, Hayashi T, Hisai H, Irisawa A, et al. (2013). Endoscopic ultrasound-guided celiac ganglia neurolysis vs. celiac plexus neurolysis: a randomized multicenter trial. Endoscopy, 45(5), 362-69.

[6] Erdine S, Yucel A, Celik M, Talu GK (2003). Transdiscal approach for hypogastric plexus block. Reg Anesth Pain Med, 28(4), 304-308.

[7] Huang JJ (2003). Another modified approach to the ganglion of Walther block (ganglion of impar). J Clin Anesth, 15(4), 282-83.

[8] Ischia S, Ischia A, Polati E, Finco G (1992). Three posterior percutaneous celiac plexus block techniques. A prospective, randomized study in 61 patients with pancreatic cancer pain. Anesthesiology, 76(4), 534-40.

[9] Koyyalagunta D, Burton AW (2010). The role of chemical neurolysis in cancer pain. Curr Pain Headache Rep, 14(4), 261-67.

[10] Molnár I, Hegyi G, Zsom L, Saahs C, Vagedes J, Kapócs G, et al. (2019). Celiac plexus block increases quality of life in patients with pancreatic cancer. J Pain Rres 12, 307-15.

[11] R, de Leon- Casasola OA, El- helaly M, Allende S, Lema MJ (1997). Neurolytic superior hypogastric plexus block for chronic pelvic pain associated with cancer. Reg Anesth, 22(6), 562-8.

[12] Plancarte R, Guajardo-rosas J, Rocio Guillen- Nuñez R (2005). Superior hypogastric plexus block and ganglion impar (Walther). Tech Reg Anesth Pain, 9(2), 86-90.

[13] Plancarte R, Guajardo-rosas J, Rreyes-Chiquete D, Chejne-Gomez F, Plancarte A, Gonzalez-Buendia NI, et al. (2010). Management of chronic upper abdominal pain in cancer: transdiscal blockade of the splanchnic nerves. Reg Anesth Pain Med, 35(6), 500-506.

[14] Sachdev AH, Gress FG (2018). Celiac plexus block and neurolysis: a review. Gastrointest Endosc Clin N Am, 28(4), 579-86.

[15] Wong GY, Schroeder DR, Carns PE, Wilson JL, Martin DP, Kinney MO, et al. (2004). Effect of neurolytic celiac plexus block on pain relief, quality of life, and survival in patients with unresectable pancreatic cancer: a randomized controlled trial. JAMA, 291(9), 1092-99.

[16] Yan BM, Myers RP (2007). Neurolytic celiac plexus block for pain control in unresectable pancreatic cancer. Am J Gastroenterol, 102(2), 430-38.

[17] Yoon DM, Yoon KB, Baek IC, Ko SH, Kim SH (2018). Predictors of analgesic efficacy of neurolytic celiac plexus block in patients with unresectable pancreatic cancer: the importance of timing. Support Care Cancer, 26(6), 2023-30.

第 16 章　椎体成形术和脊柱后凸成形术在脊柱转移性疼痛的应用

Vertebroplasty and kyphoplasty in spinal metastasis pain

Kumar S. V. Das　Shubhabrata Biswas　著

　　经皮椎体成形术（PV）是一种微创椎体强化技术，在放射影像学指示下注射骨水泥 [通常是聚甲基丙烯酸甲酯（PMMA）]，其目的是使疼痛得到缓解并稳定部分塌陷或有塌陷风险的椎体。

　　经皮丙烯酸骨水泥注射技术在 1987 年由 Galibert 首次报道应用于治疗疼痛性侵袭性血管瘤。多年来，在输送装置和该手术的 PMMA 类型及技术改进方面取得了重大进展。PV 现已成为难治性骨质疏松性骨折疼痛的首选治疗选择方案。包括骨髓瘤在内的疼痛性转移性椎体骨折，是 PV 的第二大常见适应证。尽管 2009 年发表的多项试验存在负面结果，但 PV 治疗骨质疏松性骨折的证据仍不断出现。是否适用于 PV 治疗，需对患者进行仔细筛选。该手术可以缩短老年人的住院时间，降低死亡率，但关于 PV 应用于恶性肿瘤的可靠数据相对缺乏。此前，Chew 等完成的一项大型前瞻性研究表明，在应用 PV 治疗后骨髓瘤和脊柱转移瘤引起的顽固性疼痛和残疾状态能得到减轻和改善。更多系统性综述表明，接受 PV 或脊柱后凸成形术治疗恶性肿瘤引起的椎体骨折后，患者的疼痛和运动状态得到明显改善且残疾评分下降。英国国家卫生与临床优化研究所（NICE）支持将 PV 作为缓解椎体肿瘤疼痛的一种疗法。然而，晚期脊柱转移性疾病的 PV 可能在技术上存在挑战性，因此尚未被广泛应用于临床。PV 没有抗肿瘤作用，仅是一种姑息治疗手段，通常与全身（化疗）和（或）特定局部（热消融术或立体定向外束放疗）抗肿瘤疗法相结合。

第16章　椎体成形术和脊柱后凸成形术在脊柱转移性疼痛的应用
Vertebroplasty and kyphoplasty in spinal metastasis pain

一、优势

与传统疼痛缓解方式相比，如已被报道的药物治疗、放疗和开放性手术稳定治疗，PV 存在许多优势。用于椎体转移瘤引起的疼痛的药物治疗可能需要较长起效时间，且某些骨折可能难以通过药物进行治疗。放疗可能造成邻近神经结构损害，并且镇痛效果可能不会立竿见影，放疗也不能增加椎体强度或稳定性。由于手术干预和全身麻醉带来的风险总体偏高，故开放性手术稳定治疗不是脊柱转移瘤患者的可靠选择。在这种情况下，PV 具有下列优势：①微创；②住院时间短；③无须全身麻醉；④早期缓解疼痛；⑤无须在放疗前使用抗肿瘤药物作为辐射增敏剂；⑥可与常规抗肿瘤治疗和放疗联合使用；⑦可与活检与肿瘤射频消融技术相结合。

（一）疼痛缓解的病理生理学和潜在机制

疼痛缓解的病理生理学机制可能是多因素的。椎体强化术可稳定骨折，减少微骨折的位移，从而改善疼痛症状。然而，PV 的镇痛效果受 PMMA 用量的影响较小。因此，疼痛的缓解也可能是由于 PMMA 聚合产生的热效应破坏敏感的神经末梢。实验数据还表明，骨水泥本身具有神经毒性和神经溶解作用。

（二）患者的筛选及影像学

选择脊柱增强术治疗的患者时，多学科评估至关重要。需要基于转诊临床医生、放射科医生、脊柱外科医生和疼痛管理团队的意见做出综合决策。详细的病史和临床检查对于确定病因和排除其他原因引起的疼痛极为重要。神经根性疼痛可能需要行神经根阻滞，因而不是椎体成形术的适应证。影像学检查的目的是评估疼痛的原因、骨折年龄、确定平面、排除其他诱发疼痛的病因，并描绘骨折大致解剖结构。排除椎体后壁断裂尤为重要。使用的影像学检查方式如下。

1. 磁共振成像

轴位和矢状位 T_1 加权像（图 16-1）、T_2 加权像（图 16-2）和 STIR 图像（短 tau 反转恢复）辨别继发于恶性肿瘤的病理性骨折。该信号特征还提供了有关断裂时间的信息，包括排除感染在内的其他病因，也可确定骨折和神经根的受累程度。

2. 计算机体层扫描

局部 CT 可描绘骨折解剖结构，特别是有助于确定椎体后壁的完整性（图

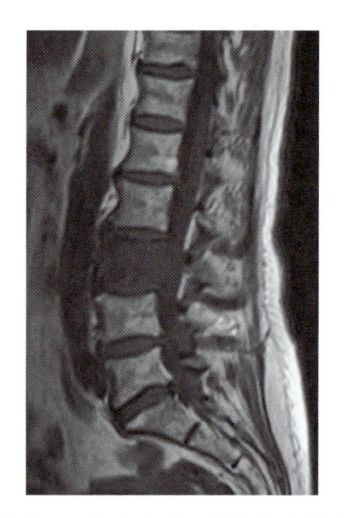

▲ 图 16-1　肺癌患者，表现为背部疼痛。矢状位 T_1 加权像

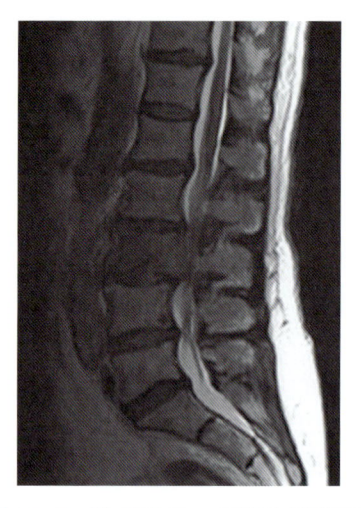

▲ 图 16-2　肺癌患者，表现为背部疼痛。T_2 加权像显示 L_3 椎体肿瘤转移

16-3）。CT 能最准确地测量压迫程度，也可显示骨折延伸到椎体后部引起神经根孔骨性狭窄。

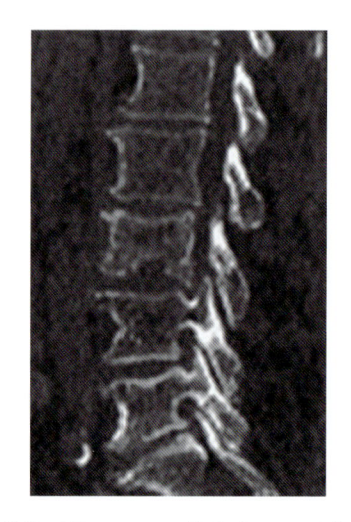

▲ 图 16-3　矢状位重构 CT。L_3 椎体内可见透亮区，其后缘完整

3. 同位素骨扫描

同位素骨扫描的主要优势是确定骨折时间。相对近期的骨折会表现出更多

第16章 椎体成形术和脊柱后凸成形术在脊柱转移性疼痛的应用
Vertebroplasty and kyphoplasty in spinal metastasis pain

的光衰减，应用诸如 PV 之类的增强技术治疗可得到更好的结果。

二、禁忌证

部分禁忌证已被报道。

（一）绝对禁忌证

- 无症状椎体受累。
- 保守治疗可改善疼痛。
- 不稳定性脊柱骨折。
- 椎间盘炎或活动性全身感染。
- 无法控制的凝血功能障碍。
- 骨水泥过敏。

（二）相对禁忌证

- 神经根性疼痛。
- 肿瘤侵犯至椎管或脊髓受压。硬膜外肿瘤延伸侵犯神经时，PV 可联合放疗。可通过联合 PV 和椎板切除术来简化需要前入路的复杂手术固定。
- 后柱断裂。尽管 PV 增加了骨水泥渗漏的风险，但在累及后柱的骨折患者中常获得成功。
- 椎体塌陷超过 70%，导致针的插入和放置困难。
- 肿瘤或骨碎片引起椎管明显狭窄。
- 具有 5 个以上转移灶或弥漫性转移但疼痛定位不明确的患者。
- 缺乏手术支持来处理有症状的骨水泥渗漏到椎管的病例。

三、治疗流程

介入放射学会（The Society of Interventional Radiology）和欧洲心血管和介入放射学会（The Cardiovascular and Interventional Radiological Society of Europe）提出了质量保证和改进的指南。与患者和家属（若患者已同意）就手术、其益处和并发症进行讨论后，获得知情同意。PMMA 引起的过敏反应和死亡作为罕见的并发症，有必要进行讨论。此外还应告知患者疼痛可能无法缓解，以及需要进行开放手术稳定病情。术前进行全血细胞计数和凝血功能筛查。检查包括 C 反应蛋白在内的炎症标志物以排除潜在感染风险。术前应进行麻醉评估。

操作要点

PV 可在局部麻醉结合清醒镇静的情况下进行。全身麻醉用于不太配合或躁动的患者。整个手术过程在严格无菌条件下进行，全程监测脉搏、血氧饱和度和血压。对于免疫功能低下的患者术中推荐使用抗生素，但其他患者是否应用由个体因素决定。作者医院通常预防性使用广谱抗生素。

该手术在双平面透视引导下进行。疑难病例可采用 CT 和透视双重引导。术者应具备使用成像技术的详细知识并接受过相关培训，还应能解读术前影像，并充分掌握受侵犯椎体的解剖结构，以合理设计手术方案。

腰椎采用经椎弓根入路，胸椎采用经椎弓根或肋椎入路，颈椎采用前外侧入路。对于胸椎和腰椎手术，患者采取俯卧位；对于颈椎手术，患者采取仰卧位。单侧或双侧入路均可。

市面上有各式 PV 设备，包括针头、水泥输送装置和水泥组件。通常使用 11～13G 一次性骨髓活检针。

使用 AP（图 16-4）和侧位透视（图 16-5），针尖置于椎体前部。通过静脉注射 1～3ml 碘造影剂可确定水泥外渗的潜在路径，但临床应用较少，因为其结果多变，往往不能模拟 PMMA 的活动方式。针就位后准备好骨水泥。老式骨水泥使用硫酸钡等不透明剂。而新式骨水泥具有放射性不透明的重要特征。一旦骨水泥达到牙膏样稠度，就可以注射。

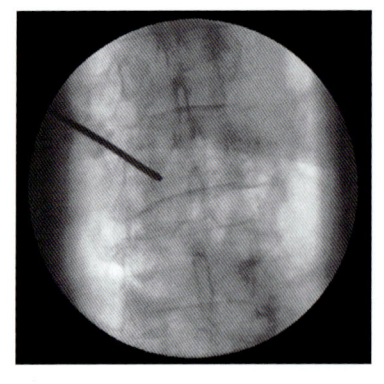

▲ 图 16-4　单侧椎弓根入路椎体成形术

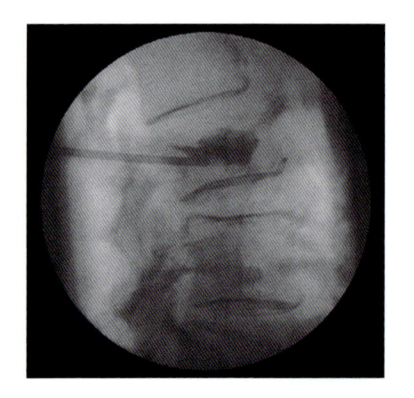

▲ 图 16-5　腰椎椎体注射 PMMA

在连续侧位和间歇性 AP 透视下注射，以检测水泥泄漏。如果发生骨水泥泄漏，等待 30～60s，通常骨水泥就会硬化并密封泄漏口。若泄漏仍然存在，便要调整针尖的位置或方向。持续注射直至终板之间至少 2/3 的椎体被均匀填充。

现代透视装置有锥形束 CT 功能，可用于设计针头的放置和检测注射后的水泥泄漏。一些医疗中心将多层螺旋 CT 与透视相结合（双重引导），在解剖困难部位放置针头，并在颈椎 / 上胸椎和骶骨注射水泥。

患者卧床休息 2h 后方可活动。密切监测生命参数和神经体征。若出现神经系统恶化，通过 CT 以评估水泥泄漏和脊髓或神经根受压情况。

四、并发症

既往研究显示，PV 治疗恶性骨折引起的并发症高于治疗骨质疏松性骨折（＜11.5% vs. 2.2%～3.9%）。

（一）骨水泥渗漏和脊髓受压

无症状的骨水泥渗漏很常见。据报道，高达 41% 的 PV 手术中有骨水泥渗漏，但很少出现症状。然而有研究显示，转移性脊柱肿瘤在 PV 治疗期间骨水泥渗漏发生率高于骨质疏松性脊柱。将骨水泥注射到转移性肿瘤性椎体通常比注射到骨质疏松性椎体更困难。泄漏风险增加可能与压力增加和相关骨破坏相关。骨水泥可能渗漏到硬膜外间隙，会导致脊髓受压和截瘫。骨水泥通过神经孔渗漏使神经根受压引起神经根病。恶性病因患者中有 5% 出现短暂性神经功能缺损（相比之下，骨质疏松症仅为 1%）。肿瘤病因中永久性神经功能缺损（＞30 天）的发生率为 2%。脊髓受压需要进行手术减压。若渗漏到神经根孔，用脊髓针向椎间孔注射生理盐水冷却神经根，以减少骨水泥对神经根的热损伤。骨水泥渗漏到椎间隙和椎旁组织通常无临床症状。但骨质疏松下的椎间盘大渗漏可导致邻近椎体的塌陷。

（二）肺栓塞和反常性脑栓塞

骨水泥渗漏至椎旁静脉丛可引起肺栓塞，大多数症状轻微。也有报道曾出现致命性肺栓塞和反常性脑栓塞，以及骨水泥侵入下腔静脉、肺、心脏，甚至肾脏。

（三）感染

感染发病率少于 1%，已有几例骨髓炎病例的报道。一旦发生可能需要清创术和椎体切除术进行干预。

（四）骨折

据报道，椎弓根或椎体后部骨折的病例不到 1%。

（五）相邻椎体塌陷

据报道，新发生的椎体骨折主要累及邻近节段，其发生率为 7%～20%，治疗节段的邻近节段与非邻近节段骨折发生的相对风险为 4.62%。PV 治疗后产生的生物力学改变被认为是导致邻近节段骨折的可能病因。然而，Al-Ali 等对 357 例患者进行连续的前瞻性观察研究表明，PV 术后 1 年或更短时间内相邻椎体压缩性骨折的发生率与未治疗的骨质疏松性骨折的相当。

（六）出血

穿刺部位的出血通常很轻微，可通过压迫来缓解。出血的风险在血性转移（肾细胞癌和甲状腺癌转移）或多发转移中更大。

（七）骨水泥过敏反应

已有 PMMA 导致的全身性过敏反应和死亡的报道。

五、椎体后凸成形术

后凸成形术是一种椎体增强技术，其高度恢复装置以充气球囊（"球囊压"）的形式经皮插入椎体并用液体膨胀。癌症骨折和评估（the Cancer Fracture and Evaluation，CAFÉ）研究表明，与非手术治疗相比，后凸成形术在减轻疼痛和改善功能方面疗效显著。

除缓解疼痛和增强椎体的机械强度外，后凸成形术的概念是矫正后凸畸形，恢复椎体的高度。膨胀的球囊在椎体内形成一个空腔。然后将球囊放气，并用 PMMA 填充空腔。

后凸成形术可在清醒镇静或全身麻醉下进行。在双向透视或 CT 引导下将球囊放置于合适位置。套管通过单侧或双侧入路置入椎体后部。多数情况下，身高通常无明显恢复。但证据表明骨水泥泄漏的发生率较低，仅为 0%～33%。研究表明，将骨水泥控制性注入因球囊膨胀而形成的空腔，以及用嵌顿的松质骨外壳包裹空腔，可减少水泥渗漏的发生。

后凸成形术比椎体成形术的费用昂贵 10 倍。尽管 CAFÉ 试验证明了后凸成形术优于保守治疗，但并未解决关于癌症患者的诸多重要问题。对于骨骼脆弱且含可表达软组织的转移性椎体骨折，需仔细考虑球囊压迫的后果。

已经注意到，后凸成形术与实行脊柱减压的较高手术量相关。一项回顾性观察性研究未能证实 PV 和后凸成形术在减轻疼痛方面存在显著差异，多数情况下很少甚至无身高的恢复。相对较低的骨水泥渗漏率似乎是后凸成形术优于椎

第16章　椎体成形术和脊柱后凸成形术在脊柱转移性疼痛的应用
Vertebroplasty and kyphoplasty in spinal metastasis pain

体成形术的唯一因素。

六、椎体成形术联合肿瘤消融治疗

RFA 联合 PV 手术。于 CT 引导下，将射频电极插入椎体并激活，使产生的热量破坏细胞（详情见第 26 章）。椎体增强术在同一过程中进行。完整的后皮层使脊髓隔绝射频消融产生的热效应是极其重要的。

基于等离子体的射频电离也可与 PV 联用。该方法利用导电介质中的射频能量，产生聚焦等离子场，该场具有足够的能量在相对较低的温度（40～70℃）下，破坏分子键并引起软组织溶解。

该手术通过消融肿瘤细胞而非移位形成空洞，减少了骨水泥渗漏的风险，并最大限度地减少了脊柱内的热量沉积。因而该手术被认为更安全，更适合于后皮质缺损的患者。

学习要点

- 筛选接受脊柱增强术治疗的患者时，多学科结合至关重要。
- Chew 等进行的一项大型前瞻性研究及更多的系统综述表明，骨髓瘤和脊柱癌转移导致的疼痛和残疾能得到减轻和改善。
- NICE 支持 PV 应用于缓解椎体肿瘤引起的疼痛。
- 介入放射学会与欧洲心血管和介入放射学会已为这些技术的质量保证和改进制订了指南。

拓展阅读

[1] Al-Ali F, Barrow T (2009). Vertebroplasty: what is important and what is not. AJNR Am J Neuroradiol, 30(10), 1835-89.
[2] Bae JW, Gwak HS, Kim S, Joo J, Shin SH, Yoo H, et al. (2016). Percutaneous vertebroplasty for patients with metastatic compression fractures of the thoracolumbar spine: clinical and radiological factors affecting functional outcomes. Spine J, 16(3), 355-64.
[3] Chandra RV, Maingard J, Asadi H, Slater LA, Mazwi TL, Marcia S, et al. (2018). Vertebroplasty and kyphoplasty for osteoporotic vertebral fractures: what are the latest data? AJNR Am J Neuroradiol, 39(5), 798-80.
[4] Chew C, Ritchie M, Oo'Dwyer PJ, Eedwards R (2011). A prospective study of percutaneous vertebroplasty in patients with myeloma and spinal metastases. Clin Radiol, 66, 1193-96.

[5] Health Quality Ontario (2016). Vertebral augmentation involving vertebroplasty or kyphoplasty for cancer- related vertebral compression fractures: a systematic review. Ont Health Technol Assess Ser, 16(11), 1-202.
[6] Lee SK, Weiss B, Yanamadala V, Brook A (2019). Percutaneous interventional management of spinal metastasis. Semin Intervent Radiol, 36(3), 249-54.
[7] Qi L, Li C, Wang N, Lian Hh, Lian M, He B, et al. (2018). Eefficacy of percutaneous vertebroplasty treatment of spinal tumors: a meta-analysis. Medicine (Baltimore), 97(3), e9575.
[8] Sørensen ST, Kirkegaard AO, Carreon L, Rousing R, Andersen MØ (2019). Vertebroplasty or kyphoplasty as palliative treatment for cancer-related vertebral compression fractures: a systematic review. Spine J, 19(6), 1067-75.
[9] Tsoumakidou G, Too CW, Koch G, Caudrelier J, Cazzato RL, Garnon J, et al. (2017). CIRSE guidelines on percutaneous vertebral augmentation. Cardiovasc Intervent Radiol, 40, 331-42.

第 17 章 颈髓切断术
Cervical cordotomy technique

Ashwin Viswanathan　Manohar Sharma　著

在英国和其他一些国家，由于间皮瘤患者数与日俱增及存在少数癌症疼痛难以缓解的病例，经皮颈髓切断术（PCC）作为一种有效缓解疼痛的手术备受关注。各种报道一致认为难治性癌痛为颈髓切断术的一种临床适应证。对于 T_4 皮节以下的单侧难治性癌痛，切断术是一种非常有效的姑息疗法。颈髓切断术本质上是采用射频消融术损毁疼痛对侧的脊髓丘脑束。文献中已记录了几种技术，但本章重点介绍最常用的透视和 CT 引导下的操作方法。

一、历史背景

PCC 是由 Mullan 和 Rosomoff 于 20 世纪 60 年代中期引入的。Spiller 和 Martin 最早在 1912 年将其描述为"开放脊髓切断术的进步"，但脊髓切断术后存在较高的发病率和死亡率。20 世纪 60 年代，射频技术被应用于对半月神经节产生快速、均匀和可靠的热损伤效应。起初，PCC 有多种适应证，如单侧癌痛、带状疱疹后神经痛、幻肢痛和脑卒中后疼痛，但针对单侧难治性癌痛的疗效更好。药物治疗的改进和 1986 年 WHO 关于癌症三阶梯镇痛治疗方案的提出导致人们对 PCC 的关注度下降。然而，由于阿片类药物在缓解癌痛症状的同时存在诸多局限性和不良反应，PCC 现已在少数复杂单侧癌痛患者的治疗中重新占据一席之地。此外，一系列已发表的前瞻性审计和英国国际脊髓切断术注册登记结果也支持该技术。

二、解剖因素

PCC 于 $C_{1\sim 2}$ 椎间孔进行，因为这是最宽部位，便于进入 IT 空间及调整针头轨迹（图 17-1 和图 17-2）。脊髓丘脑束中的痛觉纤维穿过脊髓背角达到对侧并产生疼痛，温度感觉也通过这些神经纤维进行传导，因此接受脊髓切断术后，患者受影响的半边身体对温度感知会降低。对脊髓前外侧的脊髓丘脑束定位后进行热毁损（图 17-3 和图 17-5），在 X 线片上可见齿状韧带将脊髓分为前半部和后半部。通过 $C_{1\sim 2}$ 椎间孔于脊髓造影很容易看到（图 17-4）。骶髓疼痛纤维位于浅层，与齿状韧带相邻；颈髓纤维的位置更深更前（图 17-3）。这种解剖结构与脊髓切断术的射频探针定位于脊髓前外侧象限相关。皮质脊髓束位于齿状韧带后方，若脊髓切断术的探针靠近它，低阈刺激将引起同侧手臂或腿的运动。

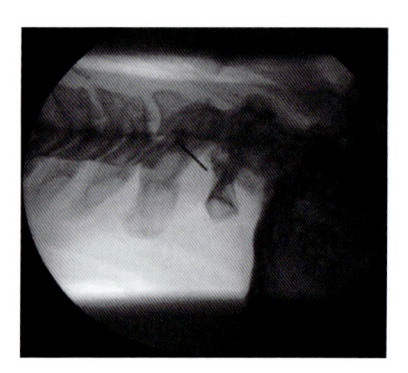

▲ 图 17-1　初始探针插入置入靶点

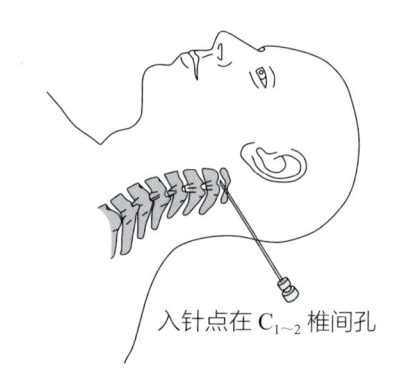

▲ 图 17-2　针于 $C_{1\sim 2}$ 椎间孔进入
（图片由 Dr SG Tordoff FRCA FFPMRCA 提供）

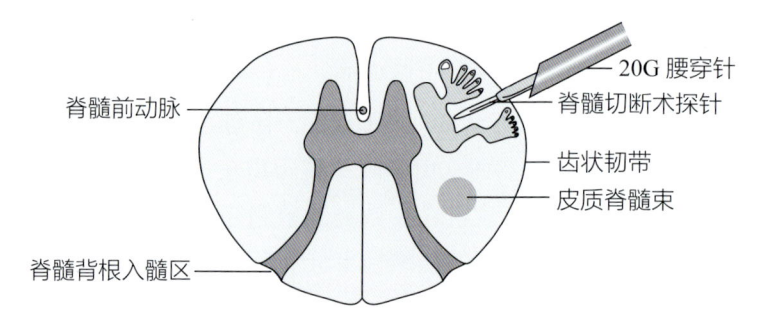

▲ 图 17-3　脊髓切断术探针借助脊髓穿刺针置入脊髓的前外侧部
（图片由 Dr SG Tordoff FRCA FFPMRCA 提供）

第17章 颈髓切断术
Cervical cordotomy technique

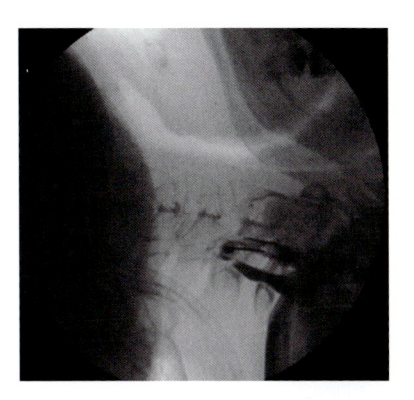

▲ 图 17-4 探针置于齿状韧带前

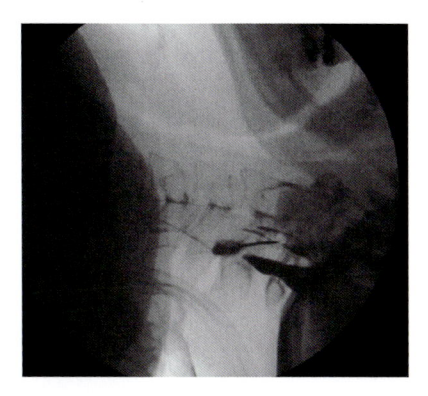

▲ 图 17-5 脊髓切断术探针借助脊髓穿刺针进入脊髓的前外侧部

三、经皮颈髓切断术的适应证和禁忌证

（一）适应证

C_4 以下，即肩部以下单侧疼痛；疼痛以伤害性痛为主（如运动相关疼痛或突发性疼痛）；良好的通气储备；预期生存期大于 3 个月，小于 1.5 年；医学上难治性单侧癌痛（如间皮瘤）；明确疼痛由癌症或其转移引起，并经组织学诊断明确；很少考虑难治性疾病终末期患者的严重良性疼痛。

（二）禁忌证

禁忌证较少，如局部感染、无法纠正的出凝血功能障碍、患者拒绝手术、患者无法配合或耐受手术、无法保持仰卧位 45～60min，以及呼吸储备功能差等。

四、透视下经皮颈髓切断术

（一）术前准备

关于手术成功率及潜在并发症的讨论需达成一致。必须提醒所有患者注意以下风险：镇痛失败、运动无力、感觉丧失（尤其是脊髓切断术后受累区域无法感知温度差异）、肠/膀胱损伤、头痛、颈部疼痛，以及术后 24～48h 感觉不适。

让患者做好全身麻醉的准备。多数情况下需镇静。静脉通道、鼻导管给氧和常规生命体征监测必不可少。必须严格的无菌操作。通常根据医院指导使用预防性抗生素。经验丰富的麻醉医师须关注患者的舒适度并缓解其焦虑情绪。

（二）手术设备

X 线机，射频消融发生器，20G 100mm 脊髓穿刺针，带 2mm 活动尖端的脊髓切断术射频探针（图 17-6），油性或水溶性放射性不透明造影剂、局部麻醉药和热毁损后感觉检查设备（如冰块和神经尖检查针）。

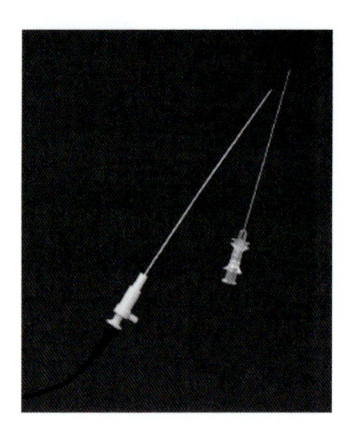

▲ 图 17-6　脊髓穿刺针及一次性脊髓切断术探针
经许可引自 Minta® 医疗有限公司和 PAJUNK®

（三）患者体位

患者仰卧于透射台上，头部枕于可调节高度的特制头架上（图 17-7）。头部由带子固定好，以防颈部的过度运动。

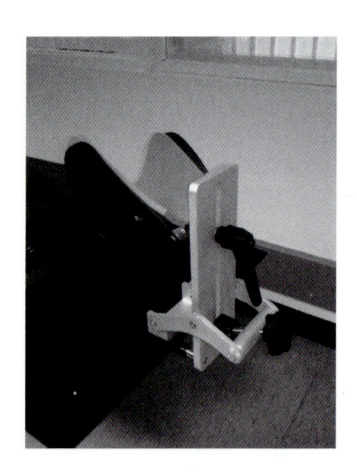

▲ 图 17-7　脊髓切断术头架
经许可引自 Wolverson X-Ray 有限公司，http://www.wolverson.uk.com

第17章　颈髓切断术
Cervical cordotomy technique

（四）影像学

C 型臂机应安放在可便于获得颈椎侧视图的位置（图 17-1）。稍作调整以明确第 1 和第 2 颈椎间孔边缘。手术过程中应检查 AP 视图，以避免脊髓穿刺针越过中线的发生。

（五）针的置入

为找到靶点，操作者应将 $C_{1\sim2}$ 椎间孔的边界想象为小屋的屋顶和墙壁。入针点于第 2 颈椎椎板上，此处与想象中的墙壁相连（图 17-1）。在局部麻醉下，于 $C_{1\sim2}$ 椎间插入一根 20G 的脊髓穿刺针。

（六）脊髓成像片

脑脊液自由流动后，使用油性或水溶性不透光造影剂获得脊髓成像片（如 3ml 脂质混合物与 5ml 生理盐水或脑脊液均匀混合后，取 1~2ml 液体）。满意的脊髓成像片显示通过确定齿状韧带的轮廓，可正确定位探针（图 17-4）。若探针位于齿状韧带后方，则脊髓成像片无法显影韧带。在这种情况下，脊髓穿刺针需重新于前方定位，以便其尖端在齿状韧带前方。有时使用针支架便于操作（图 17-8），也可改变针的方向以调整其轨迹，使其进入脊髓的前外侧部。

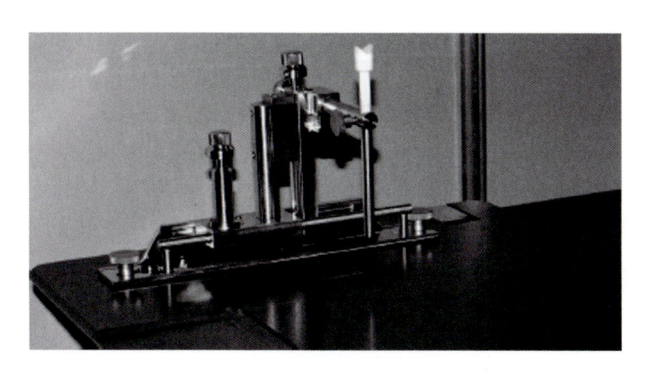

▲ 图 17-8　脊髓切断术针架

经许可引自 Wolverson X-Ray 有限公司，http://www.wolverson.uk.com。

（七）脊髓切断术探针置入脊髓

获得齿状韧带前方的脊髓穿刺针的正确图像后（图 17-4），脊髓切断术探针在穿刺针辅助下，穿过韧带前方并进入脊髓前外侧部（图 17-5）。通常于对侧身体（在肩部以下）使用 0.1V 或更低的感觉刺激来引起强烈的灼烧感或冰冷感，以此来确定电极在髓内的正确位置。除在颈部肌群给予 0.5V 左右刺激外，同侧身体不应出现运动性抽搐。若针尖靠近皮质脊髓束，则产生同侧身体的运动刺激。某些情况下，于患者而言，定位脊髓丘脑束是困难且痛苦的，故麻醉医生于该阶段的镇静处理是有益的。

（八）射频消融技术

确定满意的脊髓切断术探针位置后，射频消融温度从 75～85℃逐步增加。每次毁损持续 25s。每次毁损后重复进行感觉和运动功能测试，以检查针刺感、温度觉及运动无力的减少程度。小剂量阿片类药物可减轻射频损伤带来的痛苦，通常患者感觉疼痛可即刻得到完全缓解。对于初学者而言，手术室配备经验丰富的放射科医生和麻醉医生是有益的。

（九）运用透视技术的临床实践精要

1. 将脊髓穿刺针于末端或枪管入路指向硬脑膜囊，可最大化提高定位脊髓丘脑束的机会。

2. 若脊髓穿刺针入路后，应确保脑脊液能自由流动，否则穿刺针可能已穿过脊髓实质或触碰到脊髓表面。

3. 通过开口照检查 AP 图以评估针 / 探头的深度是有价值的，这无须越过齿状突中线。

4. 若脊髓成像片显示，第一根穿刺针插入的位置及针尖太靠前（可导致脊髓切断术探针插入前外侧象限困难），则最好于齿状韧带前方插入另一根穿刺针。

5. 配合操作的患者和经验丰富的治疗团队是手术成功不可或缺的组成部分。

6. 脊髓是可移动的，尤其接触探针时可发生移位。因此，脊髓切断术探头置入深度通常比需要的更深，在这种情况下，逐渐退针和测试感觉及运动刺激有助于定位脊髓丘脑束（图 17-9）。

五、CT 引导下经皮颈髓切断术

（一）术前准备、患者体位及手术设备

术前关于手术结果及风险的讨论与透视引导下技术相似。

术前于透视引导下行腰椎穿刺术有助于 CT 上观察脊髓。虽然造影剂可于 $C_{1\sim2}$ 水平灌注，但由于造影剂与 CSF 混合需要较长时间，因此该技术可能不太理想。包括三维（3D）锥形束透视（图 17-10）、介入 CT 扫描、术中 CT 扫描和诊断 CT 扫描在内的许多成像方式可用于 CT 引导下的脊髓切断术（图 17-

11）。诊断扫描是一个很好的选择，因为扫描台可快速移动进出扫描仪，同时定位针头。尽管 3D 锥形束透视是一项成熟的技术，但脊髓的可视化质量低于真实 CT，如图 17-10 和图 17-11 所示。

患者处于仰卧位，头下垫毯子以确保舒适。使用工作台附件避免遮蔽乳突以下的手术部位。

（二）影像及针的置入

进针前应在乳突尖端下 1cm 和后 1cm 处皮肤上放置一个放射性不透明标记。

AP 正位图和横向定位图被用于确定最佳进入点，以确保 $C_{1\sim2}$ 水平间的脊髓前外侧象限的轨迹。标记具有放射性的进入点，对手术区域进行外科消毒并铺巾。

20G 的脊髓穿刺针平行水平面置入。1.25mm 厚的短段扫描可用于监测针的进入过程，并确定到达前外侧象限的最佳轨迹。一些医生认为测量皮肤到硬脑膜的距离并在穿刺针上标记有帮助，但根据作者的经验，没有必要这样做。

将脊髓穿刺针向前插入鞘囊，直到确认脑脊液流出。穿刺针的最佳位置刚好靠近脊髓。需注意不能刺破脊髓的软脊膜，因为会干扰进入软脊膜的正常感觉（图 17-9）。

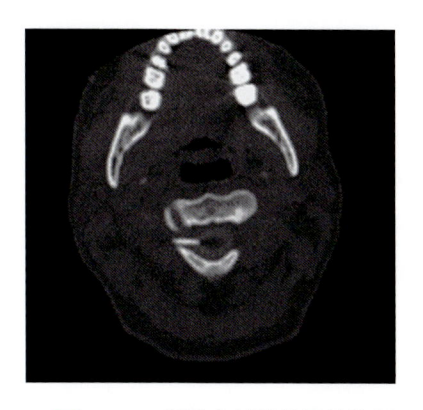

▲ 图 17-9 脊髓穿刺针的最佳位置

一旦脊髓针达到最佳位置，将射频电极置入脊髓。Codman LCED 脊髓切断术探针于脑脊液中所测阻抗通常＜250Ω，而在脊髓中的阻抗＞700Ω。

射频探针刺入脊髓时，可产生清晰的感觉。由于穿透软脊膜需要一定的力度，因此在插入后应谨慎地将射频探针回退 1～2mm。此时，重复 CT 扫描以确

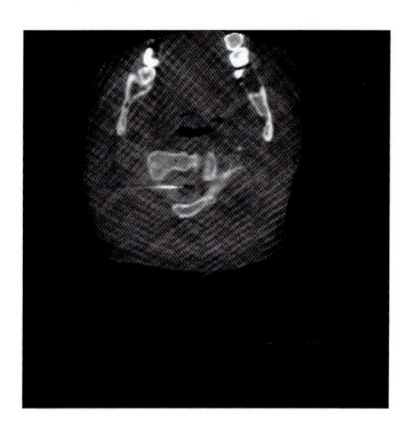

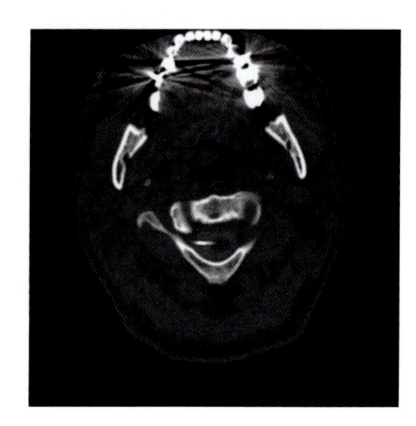

▲ 图 17-10　术中锥形束影像　　　　　　　　▲ 图 17-11　术中诊断 CT 影像

保射频探头的正确位置。

（三）感觉和运动功能测试及射频毁损

感觉和运动功能测试及射频消融毁损的产生，透视技术和 CT 引导技术相似。

本中心采用脉宽 0.1ms，2Hz 作为运动刺激。1V 以下无同侧运动收缩表明病变部位是安全的。同侧颈部收缩常见于 1V 以下，并不表示电极置入欠佳。使用脉宽 0.1ms，100Hz 作为感觉刺激，在疼痛区域产生烧灼感、热感、痛感或冷感。

对于神经传导功能障碍的患者，可能在疼痛区域无法引起感觉刺激，但来自周围区域的感觉刺激有助于确定电极的位置。对于存在神经传导功能障碍的患者，无感觉刺激的情况下，于疼痛区域产生的射频毁损依然有效。

脊髓切断术中应用两次 80℃/min 的射频毁损是有效的。70℃产生的毁损效果不足，仅能提供短暂的疼痛缓解，而更高温度及更多毁损又可能导致术后感觉障碍。

（四）CT 引导技术的临床实践精要

若造影剂于颈椎 $C_{1\sim2}$ 水平注入，而非术前于腰椎穿刺，谨慎的做法是在造影剂注射前确认针尖置入位置。须避免造影剂注入髓内。

3D 锥形束透视可同时联用 X 线和 3D 影像放置脊髓穿刺针，这是有帮助的。但这种方法的缺点是图像质量较低，且无法通过限制扫描范围来限制辐射暴露量。

与透视引导技术相比，CT 引导下的脊髓切断术的一个优势是可清晰显影射

第17章 颈髓切断术
Cervical cordotomy technique

频电极于髓内的 AP。若初始电极置入时未引出所需的感觉异常，则需将射频电极回撤于脊髓穿刺针中，并轻轻按压穿刺针针毂重新定位于髓内。

（五）脊髓切断术术后护理

患者需要术后常规护理，通常于 2～5 天后出院。若担心感染，可口服或静脉注射抗生素。制订对病房或者临终关怀护理人员有帮助的患者护理路径非常重要。尤其在脊髓切断术后患者第一次下地活动，防跌倒是极为重要的。理疗师和职业治疗师的服务在患者康复阶段是非常有价值的。

（六）颈髓切断术疗效

仔细筛选患者，80% 以上的患者认为该手术对疼痛缓解非常有效，而服用阿片类药物和其他镇痛药通常疗效减半。许多患者的生活质量得到改善。

（七）颈髓切断术的并发症

患者术后几天内出现头痛和颈部疼痛较为常见，严重并发症较少。

可出现呼吸衰竭，尤其对间皮瘤的毁损。

有 10%～15% 的患者报道镜像痛，通常于 1 周左右后缓解或比最初的疼痛程度有所减轻。单侧颈髓切断术后不到 5% 的病例报道出现肠和膀胱问题。5%～10% 的患者出现麻木、感觉障碍和运动无力。极少发生死亡或严重的灾难性事件。

患者无法区分冷热感觉，若不适当关注和护理，容易出现灼伤意外。

学习要点

- 脊髓切断术是一种非常有效的缓解癌痛的技术。
- 在癌痛人群中，一次性技术相对安全且具有吸引力。
- 疼痛缓解可持续数月。
- 通常可显著减少阿片类药物的用量，且改善生活质量。
- 由于可能出现严重并发症，因此仔细筛选患者并获得知情同意是必要的。
- 脊髓切断术的疗效取决于治疗团队的经验及技术。

拓展阅读

[1] Bain E, Hugel H, Sharma M (2013). Percutaneous cervical cordotomy for the management of pain from cancer: a prospective review of 45 cases. J Palliat Med, 16(8), 901-907.

[2] Doyle A, Sharma ML, Gupta M, Goebel A, Marley K (2020). Percutaneous cervical cordotomy for cancer-related pain: prospective multimodal outcomes evaluation BMJ Support Palliat Care, 4 Dec. Published online ahead of print. doi: 10.1136/ bmjspcare-2019-002084.

[3] Faculty of Pain Medicine (2019). Framework for Provision of Pain Services for Adults Across the UK with Cancer or Llife-Limiting Disease. London: Faculty of Pain Medicine. Available at: https://www.rcoa.ac.uk/ news-and-bulletin/rcoa-news-and-statements/fpm-release-framework-pain-services-cancer-and-life.

[4] Poolman M, Makin M, Briggs J, Scofield K, Campkin N, Williams M, Sharma ML, et al. (2020). Percutaneous cervical cordotomy for cancer-related pain: national data. BMJ Support Palliat Care, 10(4), 429-34.

第 18 章 鞘内镇痛用于癌痛治疗
Intrathecal drug delivery for cancer pain

John Titterington 著

20 世纪 80 年代以来，鞘内给药（ITDD）一直是治疗持续性癌痛的方法。自从发现中枢神经系统中的阿片类受体，人们尝试在椎管内给阿片类药物。在传统医疗管理中，有 1%~2% 的患者会出现镇痛不足，这一群体可能从 ITDD 受益。也有证据表明，在非癌痛患者的管理中，巴氯芬可通过 ITDD 发挥解痉作用。本章将重点介绍 ITDD 的实用性，而不是理论和输注系统。

脑室内注射阿片类药物也有镇痛效果，可用于治疗头颈部癌痛。Bandolier 的证据表明对于顽固性癌痛患者而言，脑室内给药和硬膜外或蛛网膜下给药治疗同样有效。然而，这一结论基于 1996 年发表的综述，现在看来，所使用的数据和终点的质量值得商榷。自 2004 年 11 月的系统性综述后，最近没有发表过关于脑室内给阿片类药物的研究。

在复杂的癌痛治疗中，ITDD 尚未得到充分利用。目前 ITDD 主要用于没有其他有效替代方案的患者，但是除了这些群体，从 ITDD 受益的患者数量相对较少。

ITDD 的作用不仅仅是对在医院或临终关怀机构的患者生命末期疼痛的缓解，而应作为该阶段之前的持续症状管理策略的一部分。无论最终目标是使疼痛得到缓解还是完全治愈，都可通过鞘内药物输注的装置而实现。ITDD 对癌症幸存者，特别是对那些存在治疗相关疼痛的患者也起到作用。外科医生、肿瘤学家、姑息医学医生、精神病学家、心理学家、社会工作者、牧师、其他相关卫生专业人员和疼痛医学专家之间多学科合作的发展意味着可以更准确地识别早期患者并进行治疗。

本章的目的是描述患者的选择，概述可用的药物输注系统和药物，并详细讨论药物和患者的管理方案并通过一些具体病例来说明。

一、背景

了解相关的理论知识对 ITDD 选择和管理是至关重要的。初级传入神经元的突触前和突触后受体是硬膜外或鞘内注射阿片类药物的靶点。这些受体大多数位于脊髓背角胶状质和灰质中。阿片类药物的通过抑制神经递质的释放，使神经元膜超极化，从而使神经元对疼痛信号输入的反应减弱。μ 受体通过 G 蛋白耦联机制与突触前钙通道相连。由于只有部分 μ 受体与钙通道相关，阿片类药物会间接、部分抑制这一通道。在阿片类药物 ITTD 之后，该连接发生了功能性解耦联，导致齐考诺肽不会发生耐受性，因为齐考诺肽可直接与钙通道结合。

鞘内注射（IT）中除常用的阿片类药物和局部麻醉药外也可使用其他药物。2007 年、2012 年和 2017 年的多学科鞘内镇痛专家会议制订了药物选择、最大 IT 剂量和浓度的算法。这次成员会议由被公认为 ITDD 国际专家小组组成，其目的是在参考新的证据，并根据证据和实践经验提出建议。对于参与 ITDD 治疗疼痛的医疗专业人员来说，这是一本必读之作。

与非癌症人群或癌症幸存者相比，癌症相关疼痛和预期寿命有限的患者处于特殊的临床状况。例如，耐受性不再是一个问题，并且可能会接受使用中长期神经毒性药物。对于晚期癌症疼痛患者，当标准的输注方案无法提供足够的镇痛或出现无法忍受的不良反应时，可鞘内注射氯胺酮镇痛，即使氯胺酮具有神经毒性。

目前已明确脑脊液并不是通过椎管中上下流动将药物分配到整个神经轴，而是在每个水平上以一系列堆叠的节段性涡流震荡。动物研究表明，与 ITDD 系统相似的注入速率输注药物，药物不会扩散到导管端口附近的"甜甜圈"范围之外。即使是缓慢推注（最大速率 1ml/h）也只会使药物在此范围内分布得更广泛。尽管大多数单腔脊髓导管为了更广泛地扩散药物而设有多个开口，但实际上药物只从其中一个开口排出导管。

药物在脑脊液内的药代动力学主要取决于其脂溶性。脂溶性强的阿片类药物可以迅速从脑脊液清除到硬膜外脂肪和血液中，产生有用的全身效应，而 IT 途径几乎没有作用。一旦进入脊髓，物理、化学和药代动力学因素就会影响药物在灰质、白质、血液和脂肪之间的分配。在一个为绘制 IT 药物传播图而开发的猪模型中，即使是水溶性最强的阿片类药物吗啡也不分布在脑脊液内，而是分布在导管末端形成水洼。因此在置入脊髓导管时，导管尖端必须位于或略高于患者疼痛的皮节水平，并置于椎管的后方。此外应预先计划应对未来可能出现的疼痛扩散。但是输注齐考诺肽时，导管尖端的位置并不重要。

二、药物

吗啡和齐考诺肽是唯一获准用于 ITDD 治疗疼痛的药物。所有使用的药物不能含添加剂和防腐剂，因为有潜在的神经毒性和与脑脊液蛋白相互作用产生沉淀后堵塞导管的风险。

（一）阿片类药物

吗啡和氢吗啡酮常用于鞘内注射。芬太尼和二醋吗啡常用于硬膜外注射。二醋吗啡会导致美敦力 IT 泵停止运行，因此不能与该输注系统配伍使用；但是，它可以通过外部输注系统使用。美沙酮具有神经毒性。英国没有使用舒芬太尼。

不同阿片类药物之间或口服、皮下注射、静脉注射、鼻内和经皮阿片类药物之间的转化因子存在很大差异。患者个体也有很大的差异。有些治疗中心可能有换算表，但这些换算有误差，所以个体化滴定是必要的，剂量转化因子只能作为一个起点，实际可能需要更多或更少的药物。

吗啡是一种水溶性的小分子。300mg 口服吗啡当量为 1mg IT 吗啡的换算系数已被引证。

氢吗啡酮是一种合成的亲脂性阿片类药物，比吗啡更有效。作者使用 200mg 口服吗啡当量 =1mg IT 氢吗啡酮。然而，人们普遍认为氢吗啡酮的效果是吗啡的 4～7 倍。

二醋吗啡比吗啡亲脂性更强，效力更强。在 IT 和硬膜外应用都非常有效，但不可用于美敦力 Synchromed® Ⅰ或Ⅱ泵。

芬太尼是一种高亲脂性的 μ 受体激动药，可被迅速吸收到血液中，并立即从脑脊液和脊髓中清除。它的作用时间短，尽管出现在多学科鞘内镇痛专家会议中，但目前未在英国应用。

除芬太尼外的阿片类药物都与 IT 肉芽肿的形成有关，尽管到目前为止在癌症患者中还没有这方面的报道。其机制似乎是硬脑膜的刺激导致炎症性肿块的产生，从而导致潜在的神经系统损害。在实验犬模型中，高药物浓度似乎是产生肉芽肿的原因之一。

（二）局部麻醉药

布比卡因可单独使用或与阿片类药物和可乐定联合使用。并非所有的疼痛都对阿片类药物敏感，所以布比卡因在短期和长期的疼痛管理中都有重要作用。布比卡因的浓度可达 4%（40mg/ml）。除短期输注外，使用背景输注联合追加给药的方案更有效，否则会快速发生耐受并丧失临床效果。1mg 或 2mg 的追加剂量是有效的，最多需要 20mg。追加剂量以 1ml/h 的最大速率输注，即 20mg 的追加剂量的最短给药时间为 30min。使用局部麻醉药可能发生的主要问题是感觉丧失，但这是可逆的。患者有时会觉得宁可疼痛也不愿失去感觉。运动阻滞和尿失禁或尿潴留较为罕见，除非有预先存在的虚弱，或者膀胱或肠道问题。

（三）可乐定

可乐定是一种 α_2 受体激动药，有减少 C 纤维神经递质的释放水平（如 P 物质和降钙素基因相关肽），减少神经节前交感神经冲动的流出，以及稳定突触后膜等多种作用。可乐定对神经性疼痛的治疗有效剂量在 60～1000μg/d。它与其他药物具有协同镇痛作用，且无耐受性，可能对肉芽肿的形成有预防作用。相比其他药物，可乐定与齐考诺肽联合使用更加稳定。然而，突然停用可乐定可能是致命的，所以任何药物的剂量减少都必须循序渐进。

（四）齐考诺肽

齐考诺肽在英国尚未广泛使用，如需使用须向英国的专项服务个人资金小组提出对该药物的资金请求。尽管最初对齐考诺肽的研究很有希望，但它在癌症疼痛管理中的作用尚未完全确定。它是一种来自海螺芋螺毒素的合成类似物，可以阻断背角浅层（Ⅰ和Ⅱ）的突触前 N 型钙通道。该分子不同于常用的 IT 药物，它相对较大（25 个氨基酸），并且可完全电离。在大鼠进行放射性标记研究表明，不同于阿片类药物在导管末端形成水注，齐考诺肽可广泛分布于脊髓和中枢神经系统。因此它可能在任何水平的 IT 导管上治疗各种疼痛状况，但可能会引起多种不良反应。齐考诺肽的不良反应很常见，一般为轻度到中度，通常是短暂的。然而终止治疗后不良反应可能需要一段时间才能消除（几周到几个月）。不良反应排名前十的症状分别是头晕（53%）、头痛（35%）、眼球震颤（30%）、嗜睡（27%）、记忆障碍（22%）、步态异常（21%）、恶心（51%）、呕吐（19%）、便秘（19%）和发热（20%）。齐考诺肽严禁用于接受 IT 化疗的患者和临床诊断的精神病患者。抑郁症患者必须谨慎应用，因为它可能会使症状恶化。

（五）其他药物

虽然其他药物也可鞘内给药，但是目前这些药物在英国很少应用。美沙酮和氯胺酮具有神经毒性，但在其他药物效果不理想的情况下，它们仍可能在晚期癌症中发挥作用。有一些药物已被证明经 IT 使用是安全的，但它们对慢性疼痛的疗效尚未确定，如加巴喷丁、巴氯芬、奥曲肽和罗哌卡因。已明确有神经毒性且不推荐使用的药物（特殊情况除外），包括阿片类药物（哌替啶、美沙酮和曲马多）、局部麻醉药（丁卡因）、肾上腺素受体激动药（右美托咪定）、NMDA 受体拮抗药（氯胺酮），以及非阿片类药物（氟哌利多、咪达唑仑、甲泼尼龙和昂丹司琼）。

三、患者的选择

多学科鞘内镇痛专家会议和英国疼痛协会对 ITDD 患者选择提出了建议。患者所在地的专业知识、可用的资源和转诊实践也有很大的影响。可以在肿瘤治疗的早期根据疾病的性质或难以耐受镇痛药的人群中识别潜在的患者。

ITDD 系统对膈肌以下的疼痛有效。如果想缓解胸部和上肢疼痛，可以将导管放置于更高的位置，但需考虑药物剂量对心肺的不良反应。IT 使用齐考诺肽是个例外，它可用来治疗任何部位的疼痛，但其必须缓慢滴定和不良反应的风险限制了齐考诺肽在癌症中的应用。

（一）预期寿命

对于即将逝世的患者，不可选择完全置入系统，可以选择连接到外部泵的脊髓导管。

如果患者预期寿命较长，可选择全置入系统。3 个月的预期寿命通常被视作一个分界点，但其定义并不绝对。然而，由于齐考诺肽的滴定时间需要几个月，所以患者的预期寿命需要更长的时间，才能选择这种药物。

（二）诊断和评估

在使用 ITDD 之前，必须明确疾病的诊断。任何未完成的调查或转介给其他专家都应得到完善处理。对疼痛的治疗就是对疼痛病因的治疗，所以明确病因至关重要。然而，在某些情况下为 ITDD 做准备时发现可治疗的病因，如腹痛的原因可为肠道缺血或肠狭窄。转移性骨病可能适合放疗或矫形 / 脊柱手术。放疗后 2 周左右通常会出现与治疗相关的疼痛，任何关于 ITDD 的决定都应该考虑到这一点。脊柱疾病通常需要听从脊柱外科医生或神经外科医生的意见，因为椎体成形术、脊柱融合或稳定术可为首选治疗方案。如果没有禁忌证，脊柱 MRI 是置入 ITDD 系统的先决条件。如果不能进行 MRI，则建议向放射科医生寻求其他脊柱成像的方法。需要影像学结果来说明和描述脊柱解剖结构，作为随后可能发生异常神经症状的基线资料。在晚期癌症患者中可能随时发生的无症状、多节段脊髓压迫相当常见。通常术后可以调整化疗方案，以保证置入物所需的时间和合理的愈合期（术后至少 4 周不进行化疗）。

（三）感染

全身感染是绝对禁忌证。局部或慢性感染是相对禁忌证。有时，骨盆轻度慢性感染（如复发性进展期宫颈癌）可用抗生素治疗，以便置入或置管。进展期癌症通常伴随 C 反应蛋白增高，所以应进行感染筛查，根据具体病例对进行置入是否安全做出临床判断。

（四）出血性疾病

无法控制的出血性疾病是绝对禁忌证。然而对于抗凝治疗的患者，可根据美国区域麻醉和疼痛医学学会发布的最新指南，若病史复杂可通过与血液科专家讨论进行治疗。

（五）精神疾病和心理问题

精神疾病和心理问题有时会被高剂量的阿片类药物和抗神经性疼痛药所掩盖。精神病是齐考诺肽的禁忌证。虽然以心理问题或精神疾病的理由拒绝为患者进行有效的疼痛治疗似乎过于残酷，但是这些问题可能会使置入后的管理更加困难。

（六）患者的偏好、选择和受教育程度

患者通常对给药系统和具体用药方案有自己的观点。由专科护士进行个体化的信息沟通是很有帮助的。有些患者没有做好再去治疗中心进行重新设定或补充药物的准备，而对其他人来说，这可能离他们的家只有几英里远。必须在置入前确定患者的意愿。在临终时，患者在家中或临终关怀中心补充药物是必要的，所以距离就成为一个问题。一些中心有经过培训的人员提供这项服务，而其他中心则没有这种急需的资源。

四、鞘内给药系统的类型

最简单的系统就是连接到外部输液泵的 IT 导管。它的优点是可以在没有成

像的情况下对患者进行定位，这种操作在大多数麻醉科都可以完成。该系统可以输送大量的药物。其缺点包括需要有经验的工作人员，在医院或临终关怀中心进行，且有导管移位或闭塞，以及感染率高等风险。隧道法置入导管可以降低感染率，使用导管固定装置可使之不易发生移位。如果有经过培训的专业人员，患者可以在家里接受护理。

可以使用 SC 端口，如"输液港"型系统。它们有一个带有硅胶隔膜的金属储层组件。脊髓导管可以连接到储存器上。

（一）完全置入式 ITDD 系统

完全置入式 ITDD 系统有两种类型：固定速率气体驱动泵和可变速率电池供电泵。Codman 公司生产气体驱动泵。在英国市场有由美敦力和 Flowonix 公司生产的两种可变速率泵。第三种可变速率泵是曾经由 Codman 公司提供过的 Medstream®。每个制造商都有适合不同泵的 IT 导管。这些导管有单腔式、多端口式和防打结式等。固定器将导管固定在脊柱韧带上，并带有一件或两件式的连接器，便于穿皮肤隧道。图 18-1 和图 18-2 所示为美敦力 Ascendal 导管和 Flowonix 导管。

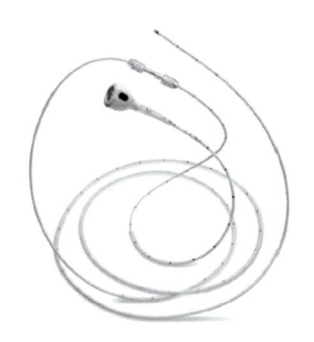

▲ 图 18-1 美敦力 Ascendal 导管
图片由美敦力公司提供。版权所有©美敦力公司 .2013

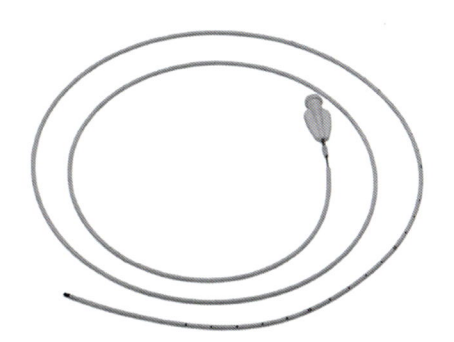

▲ 图 18-2 Flowonix 导管
图片由 Flowonix 医疗公司提供，www.flowonix.com，版权所有©Flowonix 医疗公司 .2013

（二）气体驱动、恒定输注式 ITDD 系统

ARCHIMEDES® 是由 Codman（Johnson & Johnson）制造的气体驱动恒速流量泵。它是一个圆形钛泵，有两个入口端：一个中央补充端口和一个外围导管入口端。该泵有一个包含输液器的内腔，通过过滤器和流量限制器进入脊髓腔，还有一个包含推进剂的外腔。泵的输注速率恒定，若要改变药物的输送量，需

改变输注液的浓度。除排空泵外，没有其他办法停止泵的运转。该泵有 20ml、35ml、40ml、50ml 和 60ml 五种容量，流速分别为 0.5ml/d、0.8ml/d、1.0ml/d、1.3ml/d、1.5ml/d、2.0ml/d 和 3.0ml/d。该泵的使用寿命约为 10 年。它适用于疼痛性质稳定的患者，由此在癌症幸存者的疼痛管理中发挥作用。

（三）可编程、电池供电、完全置入式 ITDD 系统

Synchromed® Ⅱ 泵（图 18-3）是美敦力公司生产的可编程钛电池供电泵。它的直径略小于 9cm，空装时重约 170g，满装时重约 200g。储液室可容纳 20ml 或 40ml。有一个细菌过滤器和一个中央端口及两个侧端口。中央端口进入储液腔，侧端口可直接连接脊髓腔。通过可连接脑脊液的侧端口，怀疑感染时取样，或者直接给药（如镇痛药或抗生素）。最小流量为 0.048ml/d，最大流量为 1.0ml/h 该泵可被编程为简单的连续输液或复杂的可变速率输液。最近进入英国市场的是 Flowonix 公司的 Prometra® 泵（图 18-4）。该泵有一个 20ml 的储液器，并采用阀控系统泵注，而不是使用电机、旋转臂蠕动系统的 Synchromed® Ⅱ 泵。阀控机构是针对精确控制药物流而设计的。它可实现完全停止（不像 Synchromed® Ⅱ 泵）和高达 28ml/d 的流速。估计电池寿命为 10 年，流量为 0.25ml/d。用此泵可以使用二醋吗啡。

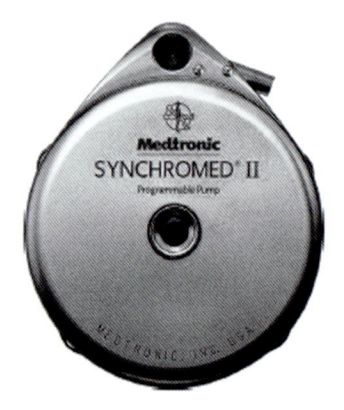

▲ 图 18-3 Synchromed® 电池供电泵
图片由美敦力公司提供。版权所有©美敦力公司 .2013

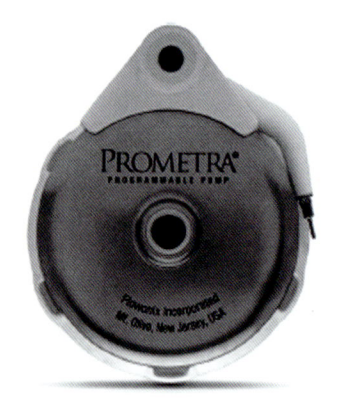

▲ 图 18-4 FlowonixPrometra® 鞘内输注泵
图片由 Flowonix 医疗公司提供，www.flowonix.com，版权所有©Flowonix 医疗公司 .2013

美敦力泵有一个独立的编程单元，称为 N-Vision（图 18-5）。美敦力公司是唯一一家提供患者治疗管理设备的制造商（图 18-6）。这是一个辅助装置，可以

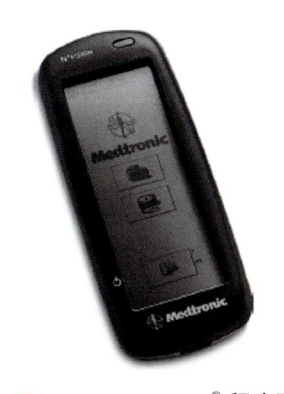

第18章 鞘内镇痛用于癌痛治疗
Intrathecal drug delivery for cancer pain

▲ 图 18-5　NVision® 程序泵
图片由美敦力公司提供。版权所有© 美敦力公司.2013

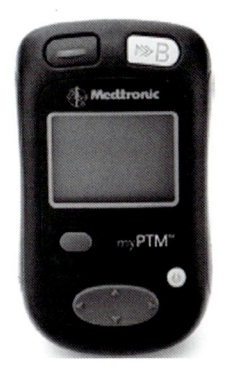

▲ 图 18-6　患者治疗管理设备
图片由美敦力公司提供。版权所有© 美敦力公司.2013

通过 N-Vision 进行编程预先设定的剂量参数、输注时间、锁定间隔和每 24 小时的最大加量次数，按需追加给药。在治疗波动性和进行性癌症相关疼痛时具有优势。广泛的使用自控追加 – 基础剂量的方案是有争议的，因为按需加量给药较具有不良反应的口服药物，能更有效地缓解疼痛。阿片类药物和布比卡因的耐受性和快速反应性较差。从理论上讲，与高背景输注相比，低背景间歇性给药方案发生肉芽肿的可能性更小。缺点是，自控追加 – 基础剂量方案有可能减少补充药物之间的时间（非必然），并可能大大缩短电池寿命。电池寿命估计为 6 年，追加剂量方案可将其减少至低于 1 年。然而，这些措施通常是患者在临终期时所需要的，所以这往往不会产生困扰。

五、试验剂量与疗效测试

对使用完全置入式系统的患者，建议使用 IT 试验剂量或疗效测试。然而有时由于各种原因，测试无法实行（如转诊和带着孩子）。进展期癌痛患者与慢性非癌痛患者或癌症幸存者的情况有所不同。一个理想的试验应该完全模拟置入系统的特点。这更适用于单纯注射方式，而对于模拟进展期癌症、波动性癌痛患者所用背景剂量联合追加的复杂注射方式不可行。作者的目标是为癌痛患者测试单次追加量。药物可以是单一药物或混合药物。希望从测试单次追加量中确定疼痛是否对阿片类药物敏感，以及所需剂量。

例如，如果 0.5mg 氢吗啡酮单次输注量有效缓解疼痛的时间为 12h，那么疼痛对阿片类药物是敏感的，1mg/d 可能是合理的初始背景剂量。如果单次输注量有任何不良反应，需谨慎对待，特别是背景剂量联合单次输注的方案。如果使用了氢吗啡酮、可乐定和布比卡因的混合物，并且只有 2h 的镇痛时间，则提示阿片类药物剂量不足，或者疼痛只是部分敏感。使用 1mg IT 氢吗啡酮的剂量换算约相当于 200mg 口服吗啡来算出 24h 的剂量。然后除以 2 来计算实验剂量，并假设该剂量可持续镇痛 12h。例如，对于口服 2000mg 吗啡的患者，24h 氢吗啡酮 IT 剂量为 10mg，单次试验剂量为 5mg。对于口服 40mg 吗啡的患者，24h IT 剂量为 0.2mg，单次试验剂量为 0.1mg。

可乐定的单次试验剂量是 15～30μg、布比卡因的单次剂量是 1～2mg，有时需要加大剂量。

六、置入操作

置入操作必须在麻醉医生的全面监护下进行。

抗生素的使用可根据当地的指南。在作者所在的中心，目前推荐单剂量替考拉宁和 2mg/kg 庆大霉素。作者倾向于置入操作时使用局部麻醉和少量镇静药。

必须将导管顶端置于椎管内，且置于患者疼痛的皮节水平或略高于皮节水平。泵袋通常置于髂窝，如已被占用（如造口），可选择其他上象限位置。术前应确认是否进一步放疗。是否需要避免特定部位。

患者术前需禁食。为了减少手术的影响，包括布比卡因等 IT 药物的影响，并防止硬脊膜穿刺后头痛的风险，术中静脉输液和术后液体保持非常重要。可能需要至少 24～48h 的静脉补液。术中丢失的脑脊液可以在术中用生理盐水补充。需要注意的是，使用冷的生理盐水会引起令人不适的神经性疼痛，这可能需要一定的时间才能缓解。

排空储液器中的液体，并在放入囊袋前注入所选择的药物。理想情况下，当泵连接到脊髓腔时，即可启动首次剂量和追加 IT 剂量，以确保患者在恢复期没有癌症相关疼痛，也可评估 IT 追加剂量的效果并根据拟定的 IT 方案进行相应的调整。

癌痛患者通常需要几天的术后恢复期，以对泵和其他药物需求进行调整。术后立即将阿片类药物用量减半，然后每 72 小时再减半。需密切监测患者，调整药物输注速度。有时一个部位疼痛缓解会引起另一个部位以前未知的问题。

潜在的问题和并发症

潜在问题的发生与设备及其组件及所注入的药物相关。癌痛患者可能会有疼痛复发或病情恶化，出现任何新症状都需要考虑到这一点再进行评估。

伤口感染、泵袋感染、导管相关感染和脑膜炎均有可能发生。导管相关感染和脑膜炎时不可保留鞘内系统，必须紧急移除。在血源性感染引起的菌血症和败血症时鞘内系统存在风险，必须积极治疗，即使在临终护理期间也是如此。

有可能会发生手术部位周围的出血，并且有发生椎管内血肿的风险。有可能发生脑脊液漏、形成血肿和硬脊膜穿刺后头痛。大多数头痛可以通过补水、咖啡因和卧床休息来缓解，但如果存在脑脊液压力降低，则有发生硬膜下血肿的风险。如果出现持续头痛并伴有恶心呕吐或神经系统症状或体征时，需行头部 CT 检查。不同于麻醉操作中可使用硬膜外血液补丁，由于新置入泵的患者的感染风险更大，所以应避免使用硬膜外血液补丁疗法。

导管可能会发生移位或闭塞。齿轮轴磨损和电机失速在英国和欧洲大部分地区很少见，但在美国和德国更为常见。

IT 肉芽肿通常表现为出现镇痛不足、出现新的疼痛和（或）新的神经症状和体征。目前在癌痛患者中还没有相关的报道，但肉芽肿必须将其纳入鉴别诊断中。放射科医生应该意识到肉芽肿的外观可能与脓肿或肿瘤相似。对已确定的肉芽肿的处理可能包括停止阿片类药物输注并用生理盐水替代，重新放置导管或手术切除肉芽肿。

外周水肿可能发生于易感人群，而已经有这种倾向的人则会加剧。其机制尚不明确，可能是由于阿片类药物对抗利尿激素的产生及交感神经系统的影响有关。

全身性阿片类药物可诱导性腺功能减退而引起激素变化，从而降低雌激素或睾酮水平。ITDD 并不能完全防止这种情况的发生，但由于阿片类药物直接作用于中枢，预计其发病率和严重程度会较低。如有必要，可行激素替代治疗。

痛觉过敏是阿片类药物的另一个中枢反应，特别是对于高剂量口服、皮下、经皮或静脉注射阿片类药物的患者。这可以解释口服药物停药时疼痛减轻的原因，并且易误导 IT 剂量的计算。

嗜睡不是含有阿片类药物、可乐定和布比卡因的 ITDD 系统的常见的并发症，因此必须寻找其他原因。

七、输注方案

为了最大限度避免输注药物的潜在神经毒性，提出了一些建议。

- 导管放置位置需适当，尽量减少应用于局部神经组织的药物浓度。
- 使用高流速。
- 使用尽可能低的药物浓度。
- 使用更复杂的给药方案。
- 使用按需或活动相关性剂量。
- 使用可变流速。
- 使用间歇性给药。

2012 年举行的多学科鞘内镇痛专家会议中提出了的最大 IT 剂量和浓度的建议，这些在 2017 年的会议中也保持不变（表 18-1）。

表 18-1 IT 药物：最大推荐浓度和每天用药剂量

药　物	最大浓度	每天最大剂量
吗啡	20mg/ml	15mg
氢吗啡酮	15mg/ml	10mg
芬太尼	10mg/ml	没有已知的上限
舒芬太尼	5mg/ml	没有已知的上限
布比卡因	30mg/ml	10mg
可乐定	1000μg/ml	40～600μg/d
齐考诺肽	100μg/ml	19.2μg/d

引自 Timothy R. Deer et al, Licensed content title Polyanalgesic Consensus Conference 2012: Recommendations for the Management of Pain by Intrathecal（Intraspinal）Drug Delivery: Report of an Interdisciplinary Expert Panel, Neuromodulation, Volume 15, Issue 5, pp. 436-64, Copyright © 2012 International Neuromodulation Society, with permission from John Wiley and Sons

管理进展性癌症相关疼痛患者的目的和目标是在最短的时间内控制疼痛，并最大限度地提高患者剩余生存时间的生活质量，从而放宽一些适用于管理非癌痛患者的 ITDD 理论限制。在某些情况下，也可考虑本章后面的病例讨论中描述的其他药物。

（一）阿片类敏感性疼痛

氢吗啡酮是作者所在机构首选的阿片类药物，而非吗啡。这主要是历史原因造成的。因为此前使用的是二醋吗啡，当必须做出改变时，自然选择相似药代动力学的是氢吗啡酮。氢吗啡酮的使用浓度为1～10mg/ml。如果是对阿片类药物敏感的疼痛（如转移性骨痛），那么单纯背景注射剂量的阿片类药物就非常有效。IT测试剂量通常是可预测的。如果该剂量可维持12h，那么24h输注双倍剂量是合理的起始剂量。如果有效时间超过24h，那么减少剂量即可。如果少于12h，但仍然有良好的疼痛缓解，那么可能需要更高的剂量。如果药物剂量只能提供少于12h的低质量镇痛，那么应考虑另一种方案。随着时间的推移，可能需要增加25%～30%背景剂量。如果有定期增加剂量的要求，那么采用较低背景剂量联合追加输注的方案可能更适合。后者可能提供相同剂量的阿片类药物，但给药方式不同，有时所需的阿片类药物更少。添加可乐定可能会提高镇痛效果。

如果失去了对疼痛的良好控制，需要重新评估临床情况并对泵和导管进行检查。必须考虑到疾病进展及泵故障和发生导管问题等因素。在疾病的进展中，阿片类药物为基础的方案是有效的，添加初始剂量为0.25～2mg布比卡因通常可以提高镇痛效果。补充泵的最大间隔为12周。在此期间阿片类药物在溶液中是稳定的。这也适用于阿片类药物与可乐定和布比卡因的混合物。对于病情稳定的患者，这个时间尺度通常是可以接受的。可以选择阿片类药物的浓度以适合共识指南中合理的补充间隔。患者使用注入40mg氢吗啡酮到40ml（1mg/ml）的泵，设置背景输注速率为0.3mg/d。可持续133天，则每3个月补充一次。如有必要，可以在补充药物的日期前增加剂量。对于需要氢吗啡酮剂量为1mg/d的患者，可采取3mg/ml（120mg/40ml）的浓度。对于使用背景量联合追加量方案的患者，计算补充日期则稍微复杂一些。最初可根据背景速率和可用最大追加量算出一个日期。大多数病情稳定的患者追加量也相对稳定，但必须预留一定剂量的药物灵活使用。例如，如果一个患者每天使用两次追加量，仍然应预留3次或4次的追加量，但他们很可能不需要每天使用完所有追加量。因此，再补充日期可以在计算报警日期之后，报警日期在补充药物后可重新计算。例如，如果报警日期补充药物后显示为6月6日，但实际用量少于最大剂量，则报警日期将不断重置为更晚的日期。为了确保清楚的补充日期，PTM在启动屏幕上以大写字母显示该泵报警或补充的预测日期。

（二）阿片类药物不敏感性疼痛

一些患者的疼痛对阿片类药物不敏感或仅部分敏感。他们往往被建议采用多途径大剂量的阿片类药物，几乎没有例外。如肿瘤引起的神经根受压和会阴疼痛。ITDD 可以选择合用局部麻醉药，阿片类药物和可乐定或单纯局部麻醉药物或齐考诺肽。

（三）布比卡因、阿片类药物和可乐定

布比卡因，阿片类药物和可乐定的合剂与常用的 IT 阿片类药物一样稳定。对膈肌以下的疼痛，即在 T_6 下置入一个 IT 导管是有效的。若高于此平面，需考虑心动过缓和低血压的影响。药物合用的优势是可以产生协同效应，可以减少局部麻醉药用量，从而最大限度弱化其不良反应。许多患者宁可忍受疼痛，也不愿忍受麻木。

药物合用时，为计算布比卡因最终浓度，临床医生需了解药房所提供的药物浓度。明确处方中药物浓度，例如，如果配比的药物浓度为 5mg/ml 布比卡因，即 40ml 布比卡因为 200mg。值得注意的是在 40ml 泵中加入 0.5% 的布比卡因，再加入氢吗啡酮和可乐定，则布比卡因的最终浓度降低为 2.5mg/ml。根据药房在网上列出的清单，作者所在机构的药房提供浓度 50mg/ml 的氢吗啡酮，2mg/ml 的可乐定（也提供 150μg/ml）和 4%（40mg/ml）的布比卡因。需注意的是除非使用 4% 的布比卡因原液，否则泵中实际布比卡因浓度要少于 4%。例如含有 10mg/ml 氢吗啡酮和 120μg/ml 可乐定的合剂中最多只能加少于 30mg/ml 的布比卡因，意味着泵的剩余部分加入 4% 的布比卡因，则最终浓度少于 3%。鉴于这些限制，注射液中可以加入 1~10mg/ml 氢吗啡酮、60~480μg/ml 可乐定和高达 40mg/ml 布比卡因。ITDD 使用多种药物的患者情况比单纯阿片类药物的患者情况更为复杂。因此，建议每 4~5 周复查并补充药物，混合药物泵每天最大输注量为 1ml。

例如，口服吗啡当量为 800mg/d 的患者，使用 IT 测试计量为 2mg 氢吗啡酮，30μg 可乐定和 2mg 布比卡因有 4~6h 的完善镇痛效果，就可使用 5mg/ml 氢吗啡酮与 120μg /ml 可乐定和 10mg/ml 布比卡因的起始方案。起始剂量为低背景输注速率，氢吗啡酮 1mg/d，追加量为 0.5mg 氢吗啡酮，12μg 可乐定和 1mg 布比卡因，每天最多可追加 8 次。如果这种给药方案不能满足镇痛需求，追加量可以增加到 1mg 氢吗啡酮，24μg 可乐定和 2mg 布比卡因，每天最多可追加 4 次。

药物的比例只能在补充药物时才能改变。作者目前使用的最大药物浓度为 10mg/ml 氢吗啡酮，120~480μg/ml 可乐定和 3% 布比卡因。最大追加剂量是 5mg 氢吗啡酮，60~240μg 可乐定和 15mg 布比卡因，给药时间超过 30min。如果使用基础背景输注联合追加给药的方案，最终目标是实现高质量的"按需"疼痛控制。因此，需要探索合理追加剂量，使患者能够按需使用追加量。起初，患者倾向于频繁地使用追加量，以确保达到良好的镇痛效果。一旦他们确定追加量有效，那么使用频率就会大大减少。追加次数可从最初的每小时 1 次减少到每天只用 2~3 次。设置锁定时间是为了实现良好的镇痛，而不是为了限制追加量的使用。因此，锁定时间设置为 20min 比 4h 合理得多。设置较短的锁定时间和较多的追加次数可以让患者达到满意的自控镇痛。

（四）布比卡因

可以使用布比卡因原液，也可使用 4%（40mg/ml）布比卡因。特别是对于会阴部疼痛的患者采用 S_2 水平的 IT 导管置入效果更好，与更高的脊柱水平相比，追加量引起的不良反应最小，且耐受性更好。

（五）齐考诺肽

齐考诺肽是阿片类药物不敏感性疼痛和膈肌以上疼痛的替代药物。滴定需要缓慢，可能需要几个月的时间。此药价格比氢吗啡酮合剂较贵。许多地区要求申请资金才可使用，容易延误患者病情。治疗期间肌酸激酶水平可能会升高，在开始输注前必须检查基线浓度，并定期复查。如果有进行性上升趋势，就有发生肌肉病变和横纹肌溶解的风险，必须停止输注。突然停用齐考诺肽不会产生不良反应。在停止治疗 24h 后，脑脊液中药物浓度将下降到其输注水平的 5%。药物可吸附在泵组件上，因此建议每次冲洗，必须在置入后 14 天进行第一次补充。如果使用齐考诺肽稀释液，则须每 40 天补充一次；如果使用齐考诺肽原液，需要每 84 天补充一次。短期内增加剂量会导致不良反应。目前的建议是"低起始剂量，缓慢增加剂量"。最初的输注速率为 1.2~2.4μg/d。每天增加不超过 2.4μg，不超过 2~3 次 / 周。最大推荐剂量为 19.2μg/d。在快速增加剂量产生的不良反应和缓慢输注达到镇痛之间权衡利弊。作者发现每 2 周使用 1.2μg 齐考诺肽，耐受性更好，也更有效。齐考诺肽可以与其他药物合用，但会使其稳定性受到影响，特别是使用 2 种以上的药物时。氢吗啡酮必须每 4 周补充一次，如果另外使用布比卡因，则每 2 周补充一次。

八、病例讨论：转移性骨痛

骨痛通常对阿片类药物敏感，一般单纯背景剂量输注低剂量阿片类药物即可镇痛。下面的病例讨论说明需要根据患者对疼痛的个体化差异，来及时调整预定方案以应对新出现的问题。

一位 65 岁的患者，有 10 年的乳腺癌病史，曾接受过乳房切除术、腋窝淋巴结清扫术和放疗。8 年后，她因髋关节疼痛就诊于全科医生，随后发现在单侧髂骨和髋臼有局部骨盆转移，开始采用阿片类药物和放疗。疼痛持续存在，她甚至对小剂量阿片类药物都无法耐受，随后她转诊至疼痛诊所。骶髂关节注射药物能可持续镇痛数周的成功率为 30%，髋关节注射药物成功率几乎达到 100%，但仅能持续 2 周。她被建议转诊到骨科行半关节成形术，但已无手术条件。她对镇痛药不能耐受，经常出现恶心、头晕和嗜睡。她感到非常焦虑和感到痛苦，这些让她无法关注自身的病情进展。

经过数周的讨论安排了 IT 测试剂量，但由于禁食后出现恶心和头晕而推迟。在下一次测试前使用 0.1mg 氢吗啡酮 IT 可维持近 36h 的良好镇痛缓解了她的症状。随后顺利置入 IT 泵，导管尖段位于 T_{12}。初始输注 1mg/ml 氢吗啡酮，背景速率为 0.1mg。当她出院回家并活动时，发现剂量不足，因此在接下来的 2 个月内滴定速率设置为 0.26~0.32mg/d。此后 3 年，剂量一直维持在这个水平。根据患者的要求，几乎每 3 个月就进行一次小幅度的剂量调整。她可以和刚出生的孙子孙女们一起在家享受完全"正常"的生活，也可以和家人一起去法国南部度假。在置入手术之前，她在家中活动需使用拐杖，外出时乘坐轮椅，几乎足不出户。

作者团队接到泵失效电话的第 2 天，她到诊所接受了检查。她的上半身明显消瘦，腰部以下出现水肿。肿瘤检查显示有多发的骨盆和腰椎转移、肝/肺结节和腹水。在诊所中通过泵推注 0.1mg 氢吗啡酮，效果良好，所以将背景输注速率提高至 0.35mg。患者不想调整到更高的剂量或使用 PTM。此后，她每周到诊所进行追加并小幅度提高背景输注速率，直到她被说服尝试使用 PTM。该泵的 PTM 设置为追加剂量 0.1mg，给药时间 6min，锁定时间为 2h，最大追加次数是 4 次/天。背景输注速率增加到 1mg/d。

1 周后，患者的疼痛仍未得到控制，故将追加剂量增加到 0.2mg，输注时间设为 12min，锁定 1h，最大追加次数为 12 次/天。在诊所时，0.2mg 的剂量可以明显缓解疼痛。几天后，她被说服入院几天，改为输注合剂来控制疼痛。药物改为 5mg/ml 氢吗啡酮、120μg/ml 可乐定和 5mg/ml 布比卡因。PTM 追加是通过 N-Vision b 编程器上的单剂量功能，从 0.2mg 氢吗啡酮开始，从 0.2mg 的增量加到 0.8mg。设置追加量为氢吗啡酮 1.0mg，可乐定 24μg，布比卡因 1.0mg，追加给药时间为 12min，背景输注速率为氢吗啡酮 2mg/d。锁定间隔为 60min，最大追加次数为 8 次 / 天。48h 后，她的疼痛得到了良好控制并出院回家。她每 4 周进行一次复查并且补充泵内药物剂量。没有做出进一步的改变。后来患者出现深静脉血栓形成合并肺栓塞，进行华法林抗凝治疗。腹部和泵周围的水肿加重导致每次补泵后的数天有水肿渗出，但未发生感染。她在家附近的临终关怀医院安详地去世了。

九、病例讨论：会阴部疼痛

会阴部疼痛继发于癌症复发或癌症进展期（通常发生在宫颈、肛门或阴茎），对阿片类药物不敏感，常给患者带来明显的痛苦，从而限制了治疗方式的选择。应该尽可能通过肿瘤 MDT 会议在疾病复发诊断时识别此类患者，让患者尽早转诊，而不是随着时间推移提高风险。

一名 40 岁出头的男性患有阴茎癌并局部复发，因严重的会阴疼痛而转诊。该疼痛已持续几周，并对阿片类药物部分敏感。他被转诊到疼痛诊所接受神经阻滞治疗。IT 测试剂量为 0.6ml 0.5% 重布比卡因，可以达到 2h 有效镇痛。次日 IT 给药 0.6ml 苯酚，效果良好。不幸的是，出院后再次出现疼痛。他随后接受了两次苯酚阻滞治疗，但最长只能维持 7d。于 S_2 水平置入了 IT 泵。合用 1mg/ml 氢吗啡酮与 120μg/ml 可乐定和 5mg/ml 布比卡因控制疼痛。IT 剂量的选择是根据患者之前所需的阿片类药物剂量决定的：吗啡缓释片 80mg，每天 2 次和硫酸吗啡溶液 10mg，每天 4 次。开始采用背景输注联合追加量的治疗方案，背景输注速率为 0.2mg 氢吗啡酮，追加剂量 0.2mg 氢吗啡酮（1mg 布比卡因），给药时间为 12min，每天 4 次。这种给药方案非常有效，数周来他表示第一次采取坐位时如此舒适，他因钓鱼错过了第一次补泵。之后他甚至可以去爬山了。

14 个月后，他联系了诊所，说他在瑞士滑倒且他的泵停止了工作。在透视下检查了 IT 泵，泵的轮臂正常转动，储液器中含有预期的药物体积。通过泵的侧孔 1 连接，抽吸，并注射放射性不透明造影剂，以确定导管的位置和通畅。导管尖端仍位于硬脊膜囊底部。通过侧孔给予 1.0 ml、0.5% 的重布比卡因可缓解疼痛，然后用生理盐水冲洗导管。储液器中加入 2mg/ml 氢吗啡酮、120μg/ml 可乐定和 3% 布比卡因（约 25mg/ml）的混合物。背景输注保持 0.2mg/d 氢吗啡酮，但追加量增加到 0.4mg/ml 氢吗啡酮（5mg/ml 布比卡因），给药时间为 12min，追加次数为 6 次 / 天。他转介到外科小组进行进一步调查，发现疾病明显的进展。他又存活了 6 个月，在此期间注射剂量保持不变，尽管在他生命的最后几周，追加次数增加达到 12 次。逆行导管通过硬脊膜囊尖端，即在 S_2 附近是最有效的，可以限制局部麻醉的不良反应，但不能覆盖 S_2 以上的疼痛。如果肿瘤是从骨盆向上累及 T_{12} 皮节，那么导管应放置在 T_{12} 水平。

十、病例讨论：盆腔疼痛

一位 40 岁女士因盆腔宫颈癌复发引起盆腔和腹股沟区域的疼痛。她住院进行镇痛治疗。因输注阿片类药物较快引起了严重的嗜睡，在前两次治疗中无法被唤醒。

她最终被转诊到门诊治疗。在进行 IT 测试前，她正接受 100mg/d 当量的吗啡口服治疗。她的 IT 测试剂量为 0.3mg/d 氢吗啡酮，30μg/d 可乐定和 1mg/d 布比卡因，完善镇痛 24h。4 周后，她接受泵置入手术。

初始药物配比采用 40mg 氢吗啡酮和 4.8mg 可乐定与 0.5% 布比卡因合剂 40ml。背景速率设置为 0.5mg/d 氢吗啡酮，追加量为 0.1mg/d 氢吗啡酮，12μg/d 可乐定和 0.5mg/d 布比卡因，追加时间为 6min，锁定时间为 2h，每天限制追加次数为 4 次。该方案成功的控制了她的疼痛，并且停用了其他阿片类药物，也减少了相关过度镇静的不良反应。由于没有选择戒烟，她在 4 个月后出现足部疼痛和皮温降低，足趾干燥发黑等症状。转诊血管外科后进行血管重建术，慢慢发展到截肢。最初是单个足趾，然后是前足。虽然可以对骨盆和腹股沟的疼痛得到良好的控制，但此后需要增加药物以控制血管相关的疼痛。最初背景输注量保持在 0.5mg/d 氢吗啡酮，追加剂量从 0.1mg/d 氢吗啡酮（0.5mg 布比卡因）增加到 0.4mg/d 氢吗啡酮（2mg/d 布比卡因）；可持续 3～4h 良好的镇痛。然而，她不能忍受伴随镇痛而来的麻木，所以为了减少麻木感将给药持续时间增加到 20min，最后调整到 30min。每天最多可追加 8 次。总剂量约为 3mg/d 氢吗啡酮和 15mg/d 布比卡因。使用低背景输注速率联合追加给药的治疗方案镇痛效果良好，但她对局部麻醉药的不良反应不满意。所以尝试将背景输注速率增加。

将输注组合改为 200mg 布比卡因（5mg/ml）和 4.8mg 可乐定（120μg/ml），与 4% 布比卡因混合至 40ml，局部麻醉药浓度约为 33mg/ml。背景输注速率重新设置为 3mg/d 氢吗啡酮和 20mg/d 布比卡因，追加剂量为 0.3mg 氢吗啡酮和

2mg 布比卡因，追加时间 20min，追加次数为每天 8 次。之后，背景剂量进一步增加到 5mg 氢吗啡酮和 33mg 布比卡因，到 8/53，再到 10/66，最终将 24h 剂量增加到 12/78，追加剂量设置不变。

手术团队为替代 PTM 剂量（20mg，每天 2 次盐酸羟考酮控释片®）加用了额外口服的奥诺美®，剂量为每 4 小时 5mg 的奥诺美®。

增加的背景输注剂量提供了额外的镇痛效果，且未再引发令患者不适的间歇性感觉变化，但仍然需要追加剂量来控制暴发痛。口服阿片类药物会产生嗜睡和意识模糊，并未改善疼痛，因此被停用。可以说，单纯依靠背景输注来控制她额外的缺血性疼痛尝试以失败告终。所以又将背景输注剂量在 2 周内减少到之前的水平，0.5mg/d 的氢吗啡酮和 3.3mg/d 的布比卡因。该剂量在其余生中都未改变，每 4～5 周就需要补充一次。在临终前 4 周，由于进行性恶病质，泵周围的皮肤开始腐烂。采取的措施是保持皮肤边缘的清洁并使用敷料覆盖，而没有移除整个系统或将泵部分开放。万幸没有发生感染，所以不需要移除系统。来自泵制造商（美敦力公司）的信息是，泵的流量会随体温呈线性变化。21℃时预计流速会比正常体温时流速下降约 20%，所以如果将泵外置，就需要增加相应的流量。

十一、病例讨论：肿瘤压迫神经根

转诊到疼痛科进行治疗之前，神经或脊髓受压的患者就已使用大量的阿片类药物。必须考虑所有的治疗方案可行性，同时寻求脊柱外科专家的意见，获取患者最近的影像学检查以了解其解剖结构并评估脊髓或马尾神经的压迫情况。预测寿命期限有价值的，因为对在预期寿命有限的单侧神经根受压的患者进行脊髓切断术是一种可行的方案。

一名 40 岁的转移性直肠癌患者因腰椎转移压迫右侧 L_5 神经根导致腿部疼痛而就诊。经评定无法进行手术。肿瘤有肝和肺部局部转移，在过去的 6 个月里其大小无变化。肿瘤学专家小组认为他的预期寿命可达 5 年。他在临终关怀医院住院数周，也有一段时间在家度过。在此期间需要全科医生和分管护士给予大量药物。他每天口服超过 5g 当量的吗啡。疼痛频繁发作，通过不断增加阿片类药物剂量来控制疼痛，直到失去意识。包括氯胺酮的抗神经性镇痛药在早期时还有效果。

他接受了 5mg 氢吗啡酮，5mg 布比卡因和 30μg 可乐定的 IT 测试剂量，有效镇痛时间可达 4h。随后置入了一个 IT 泵。选择的药物为 10mg/ml 氢吗啡酮和 240μg/ml 可乐定和 4% 布比卡因（最终浓度为 27mg/ml）。背景输注剂量设置为氢吗啡酮 5mg/d，追加剂量设置为 2mg 氢吗啡酮（5.4mg 布比卡因），给药时间是 12min。在手术室置入泵期时给予初始剂量，但没有效果。立即给予追加剂量，效果尚可。追加剂量重新设置为 4mg 氢吗啡酮（11mg 布比卡因），给药时间是 24min，锁定时间是 2h，每天最多追加次数是 8 次。追加剂量耐受性良好，无麻木或运动无力。出院前追加剂量增加到 5mg 氢吗啡酮（13mg 布比卡因和 120μg 可乐定），给药时间是 30min。锁定时间减少到 60min，追加次数增加到每天 12 次。

在置入术后的第 1 个月，他每天约使用 PTM 8 次。随后的 6 个月，他每天只使用数次追加剂量。开始时每周补充一次药物，病情稳定后每 3 周补充一次药物。能够让他将其他口服阿片类药物减少到少于 100mg/d 吗啡当量。在置入术之前，他需要在晚间向医生寻求医疗帮助。术后，除有一次他与妻子都不能让 PTM 工作外，皮下注射 150mg 二醋吗啡的需求完全停止。事实上，那次 PTM 无法工作的原因是电池没电。医生给他另配一套 PTM，并建议准备备用电池，在电量完全耗尽之前更换电池。

他的疼痛在背景输注联合追加药物的方案下得到良好的控制，每周进行一次药物补充。置入术后 1 年去世了。

学习要点

- ITDD 在难治性癌痛治疗中起着重要作用，特别是位于膈肌下方且不能选择脊髓前侧柱切断术的癌痛。
- 尽早使用是必要的，可以最大限度发挥 ITDD 的益处。
- 复杂的膈肌下进展期癌痛通常可以通过使用背景剂量联合追加量方案的 ITDD 系统进行有效的管理。
- 除非使用齐考诺肽，IT 导管尖端必须位于患者疼痛部位的皮节水平或以上，也可位于癌症可能扩散的水平。
- 置入 ITDD 系统后可以进行 MRI。
- 有多种输注系统可供选择。
- 可以选择连续输注或低背景联合追加剂量的方案。
- 药物选择包括阿片类药物、可乐定、布比卡因和齐考诺肽，可单独或联合使用。

拓展阅读

[1] British Pain Society (2015). Intrathecal Drug Delivery for the Management of Pain and Spasticity in Aadults: Rrecommendations for Best Clinical Practice. London: British Pain Society. Aavailable at: https:// www.britishpainsociety.org/ static/ uploads/ resources/ files/ itdd_ 2015_ pro_ v3.pdf.

[2] Deer TR, Pope J, Hayek S, Bux A, Buchser E, Eldabe S, et al. (2017). The Polyanalgesic Consensus Conference (PACC): recommendations on intrathecal drug infusion systems best practices and guidelines. Neuromodulation, 20(2), 96-132.

[3] Hester J, Sykes N, Peat S (2012). Interventional Pain Control in Cancer Pain Management. Oxford: Oxford University Press. [See chapters 5-7.]

第 19 章 脊髓神经毁损术
Spinal neurolysis

Mahesh Chaudhari 著

在过去的几十年里，癌症的诊断和治疗取得了重大进展，从而提高了生存率。然而，对癌痛治疗的不足仍然是全世界的一个主要问题。癌痛是复杂的，可能是难以治愈的。全面评估疼痛以了解其原因和性质是必要的，需要 MDT 成员之间的沟通。

在英国，癌痛主要由姑息医疗和社区医疗医生管理，他们通常使用 WHO 癌症三阶梯镇痛治疗方案。约 90% 的终末期癌痛患者可以通过这种方法得到有效控制。然而，在约 10% 的患者中，仅使用癌症三阶梯镇痛治疗方案仍不能充分地控制癌痛。癌症患者现在的寿命延长，需要考虑长期应用强阿片类药物的不良反应。因此，应尽早考虑癌痛治疗的非药物治疗方案。

本章重点介绍 IT 神经毁损术在治疗顽固性癌痛中的作用。一般来说，定位准确的原发性躯体疼痛对乙醇和苯酚等神经毁损药物的反应良好。目前没有关于脊髓神经毁损术的对照研究，因此目前的实践依赖于观察、病例报道和经验丰富的临床医生的意见。

一、历史

1884 年，康宁公司首次报道了 IT 可卡因的使用情况。然而，IT 神经毁损术治疗慢性疼痛最早由 Dogliotti 在 1931 年描述。从那时起，许多作者使用 IT 注射各种神经毁损药物来治疗癌痛。1957 年，Maher 建议使用苯酚甘油。1959 年，Kelley 和 Nathan 向蛛网膜下腔注射了 10% 的苯酚。1963 年，Maher 报道说使用氯甲酚的效果较好。在 20 世纪中期，由于缺乏无菌操作，中枢神经技术与高感

第19章 脊髓神经毁损术
Spinal neurolysis

染发生率显著相关。这导致了人们对此类操作的接受程度降低。在过去的 30 年里，Racz 和 Jain 通过 Racz 导管注射苯酚来进行硬膜外神经毁损术。Nathan 等报道了对神经纤维的非选择性破坏。遗憾的是，此期间无论是阻滞方法还是神经毁损药物都没有发生很大的变化。由 Dame Cicely Saunders 提出的"疼痛"的概念，以及将神经阻滞纳入多学科疼痛管理策略是向前迈出的重要一步。

二、鞘内神经毁损术的适应证

IT 神经性毁损术特别适用于顽固性恶性疼痛和预期寿命有限的患者。主要适用于躯干或会阴部的几个单侧皮节的躯体疼痛，可通过 IT 神经毁损术得到有效控制。当疼痛对镇痛药没有反应，药物不良反应难以忍受，且 IT 导管技术或脊髓切断术不适用且无其他选择时，可选择鞘内神经毁损术。

三、脊髓神经毁损术的解剖学

脊髓神经毁损术是将乙醇或苯酚等神经毁损剂注入脑脊液中以缓解疼痛。脊髓从延髓延伸至第 1 腰椎的下缘或第 2 腰椎上缘（图 19-1）。了解皮节对于安全使用脊髓神经毁损术至关重要（图 19-2）。

感觉（背侧）神经根从脊髓出来，与运动（腹侧）神经根在脊髓同一水平处汇合，形成脊髓（混合）神经。齿状韧带将感觉神经根和运动神经根分开。

与脑脊液相比，神经毁损剂可以分为低比重剂或高比重剂。因此，有选择性地阻断感觉神经根成为可能，因为齿状韧带的位置可阻止神经毁损剂向运动神经根的扩散。只要患者定位适当，具体的阻断效果取决于使用的药物比重。

重点是记住脊髓的末端位于 L_1 下缘或 L_2 上缘，因此从脊髓发出的脊髓神经根的水平可能与该椎体水平不一致。当对 T_6 以下的脊髓神经根进行选择性感觉 IT 神经毁损术时，这一点尤为重要。

四、鞘内神经毁损术

有多种方法实施鞘内神经毁损术。轻比重技术是指注入比脑脊液低的溶液（如乙醇）。相反，当使用重比重化学物（如苯酚甘油），注射液则沉淀在相应区域。

（一）鞘内胸 / 颈选择性感觉神经毁损术

IT 胸 / 颈神经毁损术可用于上胸和（或）下颈皮节的单侧恶性疼痛。

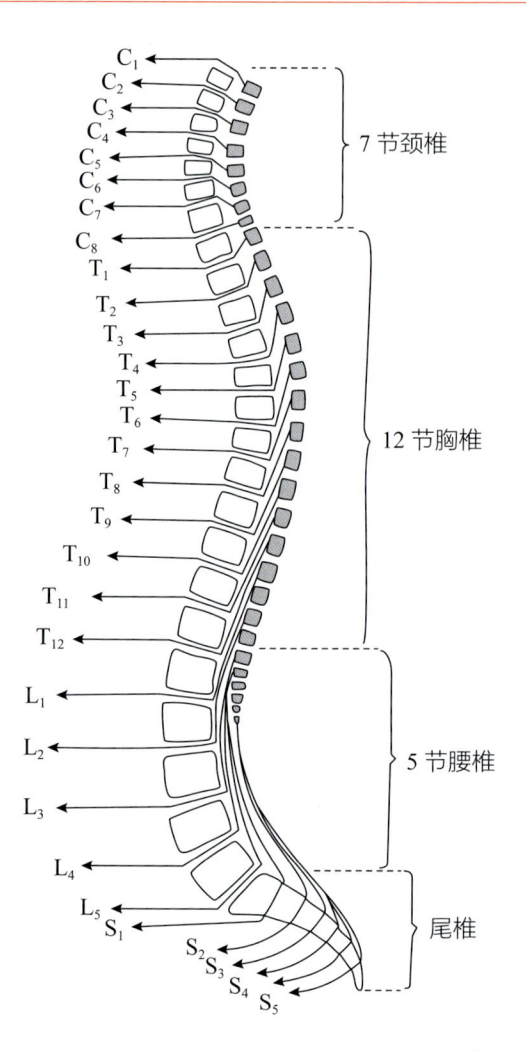

▲ 图 19-1 脊神经与椎体的对应关系
图片由 Dr SG Tordoff FRCA FFPMRCA 提供

齿状韧带是一种纤维结构，将脊髓中的感觉（背侧）和运动（腹侧）纤维隔离，可以通过调整毁损剂的脑脊液相关比重，加以适当的定位来靶向毁损的患者的感觉纤维。

在胸椎下皮节水平，即 T_6 及以下，脊髓脊发出感觉/运动神经根的水平与该点的椎体水平不对应。确定注射的椎体水平具有挑战性，因此为了解决特定的皮肤疼痛，需要结合经验且承担一定的风险。如果采用低比重药物（如乙醇），患者应侧卧并 45° 半俯卧位（图 19-3）。如果使用高比重药物（如苯酚甘油），

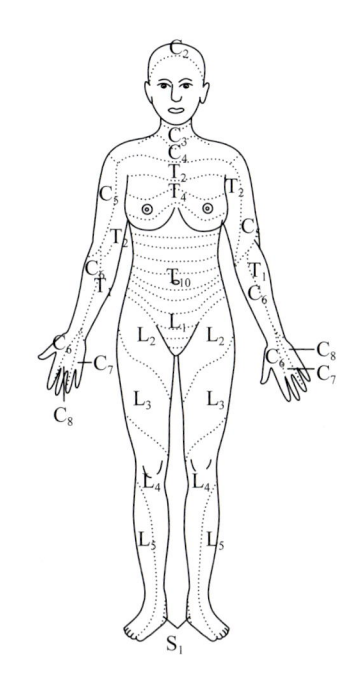

第 19 章 脊髓神经毁损术
Spinal neurolysis

▲ 图 19-2 皮节图
图片由 Dr SG Tordoff FRCA FFPMRCA 提供

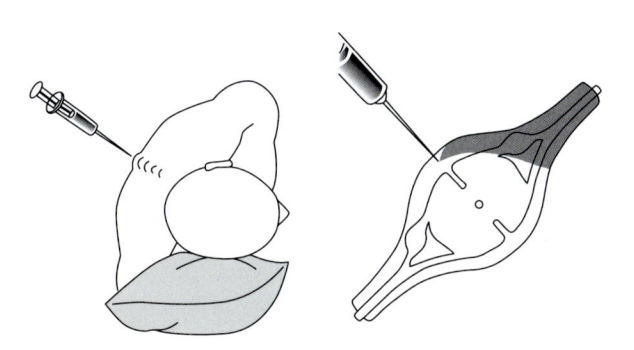

▲ 图 19-3 低比重脊髓神经毁损术患者体位
图片由 Dr SG Tordoff FRCA FFPMRCA 提供

患者需侧卧并 45° 半仰卧位（图 19-4）。

该手术是在完全的无菌环境和透视下进行的。使用 22G 或较细的脊髓针注射乙醇。通常，每个皮节使用 0.2ml 神经毁损剂。单个水平注射不超过 0.8～1ml，以减少无意扩散到运动神经根的风险。

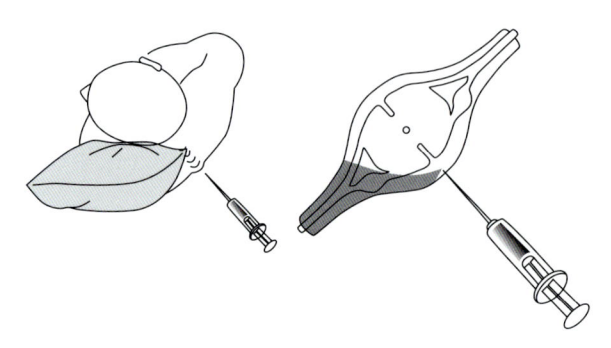

▲ 图 19-4　高比重脊髓神经毁损术患者体位
图片由 Dr SG Tordoff FRCA FFPMRCA 提供

乙醇应以 0.2ml 的增量注射，以限制扩散。患者通常会产生注射乙醇覆盖的皮肤上的灼烧感。这有助于确定进一步调整手术床倾斜程度，以便使乙醇扩散到所需的皮肤节段。快速传导的 A 纤维和无髓鞘的 C 纤维在接触乙醇时会受到损坏。在尸检时，一些接受鞘内乙醇注射治疗的患者表现出乙醇对脊髓背侧神经根的影响及脊髓后角的变性。

脱水乙醇（50%～100%）通常用于 IT 胸/颈神经毁损术。它在脑脊液中是低比重的，只阻断疼痛（上）侧的感觉纤维。患者侧卧位和半俯卧位时，躺在无疼痛侧会减少不适感。

应该提醒患者在注射乙醇后会立即出现的疼痛区域的灼烧感，通常会持续几分钟。注射乙醇后，在拔针前应用 0.3ml 布比卡因原液或生理盐水冲洗针头，以避免乙醇沿其路径进入皮肤/皮下组织。患者保持在同一体位至少 30min，使乙醇固定在感觉纤维上。

（二）使用重比重苯酚甘油进行鞘内选择性感觉神经毁损术

重比重技术的目标是用神经毁损剂浸泡大部分的背侧神经根纤维。在 X 线透视下，将针尖置在指定的区域，一旦针尖进入蛛网膜下腔，就可以观察到脑脊液的自由流动。然后将针慢慢地撤回，直到刚好出现脑脊液的流动，固定于该位置，缓慢注射 5% 苯酚甘油。患者卧位时疼痛部位靠后。

调整手术床的位置对于操纵苯酚的流动很重要，例如，如果患者疼痛部位在 $L_{2\sim3}$ 皮节，注射药物后骶部感觉异常，则需要手术床调整为头低位，这样苯酚不会流动到骶骨纤维。

在手术过程中，与患者的沟通是非常重要的。如果疼痛缓解不完善，在重复毁损前至少需要经过 7～10d 的间歇期。

（三）鞘内鞍区阻滞

IT 鞍区神经毁损术可有效治疗盆腔恶性肿瘤引起的会阴疼痛。与脑脊液相比，苯酚甘油是重比重的，浓度为 5%～10%。鞍区阻滞影响骶神经的感觉和运动成分，通常影响会阴和膀胱括约肌，导致尿失禁。

然而，由于其恶性肿瘤的性质，患者通常有原位造瘘和（或）导尿管。因此，对于顽固性会阴疼痛患者来说，尿失禁作为并发症并无显著影响。

苯酚甘油是一种黏性溶液，需要更粗的脊髓针（20G）。尽可能在患者坐位时的最低的椎体水平（L_5/S_1 或 L_4/L_5）进行注射。注射完成后患者向后倾斜 45°，并保持该姿势至少 30min，仅阻滞下骶背神经。注入最大容量为 0.8～1ml 的重比重苯酚，以实现鞍区阻滞。然后用 0.3ml 0.5% 布比卡因或生理盐水冲洗针头，以避免苯酚沿其路径进入皮肤/皮下组织。

（四）鞘内神经毁损术的作用机制

实验动物的尸检研究表明，神经毁损剂可导致神经脱髓鞘和神经纤维变性。虽然它们不能选择性地影响所有的神经纤维，但毁损的程度取决于所使用的药剂的浓度。受影响的神经纤维最终会再生，因此，神经毁损剂的作用通常只持续 10～12 周。

五、知情同意书

在进行神经毁损术之前，必须与患者和家属讨论实际的成功率、常见的不良反应和并发症。应向患者提供书面材料。大多数需要进行此类阻滞的患者都依赖大剂量的阿片类药物并有神经病变，且很可能无法完全理解手术及其并发症的口头解释。

患者应认识到手术失败、阻滞区域丧失触觉和温觉、不适的邻近感觉和运动神经阻滞、去传入神经痛和感染的风险。

重要的是要告知患者，这些阻滞可能无法完全缓解所有疼痛，并且有效期可能不会超过几个月。如条件允许，可能需要重复治疗。

六、后期流程

IT 神经毁损术后，血流动力学变化相对较小。可能出现短暂的虚弱，通常在几天后改善。疼痛缓解不足的原因有许多（框 19-1）。

> **框 19-1　蛛网膜下腔神经毁损术后症状缓解不足的原因**
> - 使用的神经毁损剂不足
> - 局部肿瘤受累（如硬膜外癌）
> - 放疗相关
> - 疾病进展

一旦疼痛减轻，服用大剂量强阿片类药物和抗神经病药物的患者可能会出现昏睡和呼吸抑制。毁损术后的 24h 内需要仔细观察，通常需要改变药物剂量。

七、并发症

神经质毁损剂可引起皮肤和非靶组织脱落和坏死。神经炎引起的感觉过敏和感觉障碍更常见于乙醇误入周围神经，而不是 IT 神经毁损术。一些患者可发生痛觉丧失，这是一种严重并发症。与胸椎/颈椎水平的选择性感觉神经毁损术相比，IT 鞍区阻滞后的运动无力和会阴括约肌功能障碍更为常见（框 19-2）。

> **框 19-2　蛛网膜下腔神经毁损术的并发症**
> - 神经毁损剂误入其他区域引起的疼痛反应
> - 硬脊膜穿刺后头痛
> - 感染
> - 感觉功能障碍
> - 膀胱和肠道失禁
> - 性功能障碍
> - 假性脑膜炎
> - 横贯性脊髓炎
> - 截瘫、瘫痪
> - 蛛网膜炎
> - 马尾综合征
> - 慢性感觉障碍
> - 血管梗死

第19章 脊髓神经毁损术
Spinal neurolysis

> **学习要点**
> - 尽管在治疗顽固性疼痛方面取得了进展，但神经毁损术在治疗严重癌痛方面仍然发挥关键作用。
> - 这些阻滞简单、廉价、有效地治疗复杂和顽固的癌痛。
> - IT 神经毁损术在技术上很简单，而且不需要昂贵或复杂的耗材。
> - 极少需要术后监测和持续护理。
> - 并发症通常时间短暂且症状轻。

拓展阅读

[1] Ong CK, Forbes D (2005). Eembracing Cicely Saunders's concept of total pain. BMJ, 331(7516), 576-77.
[2] Hollis PH, Malis LI, Zapulla Ra (1984). Neurological deterioration after lumbar puncture below complete spinal subarachnoid block. J Neurosurg, 64(2), 253-56.
[3] Lifshitz S, Debacker LJ, Buchsbaum HJ (1976). Subarachnoid phenol block for pain relief in gynecologic malignancy. Obstet Gynecol, 48(3), 316-20.
[4] Scott-Warren J, Bhaskar A (2015). Cancer pain management: part II: interventional techniques. Cont Educ Anaesth Crit Care Pain, 15(2), 68-72.
[5] Stovner J, Endressen R (1972). Intrathecal phenol for cancer pain. Acta Anaesthesiol Scand, 16(1), 17-21.
[6] Swerdlow M (1982). Medicolegal aspects of complications following pain relieving blocks. Pain, 13(4), 321-31.
[7] Swerdlow M (1989). Intrathecal and extradural block in pain relief. In: Swerdlow M, Charlton JE (eds) Relief of Intractable Pain, 4th edn, pp. 223-57. Amsterdam: Eelsevier.

第 20 章　头颈部癌痛的介入治疗
Interventions for head and neck cancer pain

Lakshmi Vas　著

头颈部恶性肿瘤（HNC）包括了口腔、咽、喉、鼻腔和鼻窦恶性肿瘤，其发病率为全部恶性肿瘤的第六位。头颈部恶性肿瘤相关癌痛可能是由于侵犯神经、肌肉和骨骼的肿瘤压迫或黏膜炎症引起的。另外，肿瘤相关的手术治疗、放疗和化疗也可能导致癌痛发生。由于头颈部具有丰富的神经分布，因此头颈部恶性肿瘤患者常伴有疼痛。van den Beuken-van Everdingen 等在 2018 年发表的综述中报道了头颈部恶性肿瘤疼痛的发生率高达 70%，另外研究发现尽管人们对癌痛机制日益了解，且开发了多种癌痛治疗的新药物，但在过去 10 年中，癌症患者疼痛的发生率仍然保持不变。大多数头颈部癌痛来源于三叉神经（TGN）、舌咽神经（GPN）或肌筋膜。本章节将针对三叉神经、舌咽神经、星状神经节、蝶腭神经节（SPG）和肌筋膜来源的疼痛，以及干预措施的有效性进行讨论，并且在介绍这些干预措施时，读者需要了解基于解剖学和疼痛类型的神经治疗靶点，以便更好掌握后续章中介绍的神经阻滞技术。

一、相关解剖

（一）三叉神经

TGN 是一种混合性神经，发自脑桥外侧面，形成三叉神经节。它的三个分支通过不同的孔出颅，并支配不同的皮节。

眼神经（V_1），通过眶上裂进入眼眶，传导眼睛、眼睛上方皮肤、前额和大部分头皮的感觉信息。

上颌神经（V_2），通过圆孔进入翼腭窝。它传导面部中 1/3、鼻腔、上牙龈和上颌骨的感觉信息。

下颌神经（V_3），下颌神经是混合性神经，其由一般躯体感觉纤维和特殊内脏运动纤维组成，穿卵圆孔出颅，感觉纤维传导面部下 1/3、下牙龈、下颌骨和舌前 2/3 的感觉信息，运动纤维支配咀嚼肌。

（二）舌咽神经

GPN 从延髓出颅，到达颈静脉孔，在颈静脉前方下行，深入到颈内动脉前方的茎突。传导口咽、舌后 1/3、中耳、乳突和咽鼓管的触觉、痛觉和温度觉；传导来自舌后 1/3 的味觉；分泌运动副交感神经纤维到腮腺；传递来自颈动脉体和颈动脉窦的化学感受器 / 压力感受器信息。在进行呕吐反射、说话和吞咽动作时，GPN 负责支配茎突咽肌收缩以抬高咽部。

（三）蝶腭神经节

SPG 位于翼腭窝，上颌动脉后方，上颌神经（V_2）下部。TGN 上颌支的感觉纤维、节后副交感神经纤维和交感神经纤维均穿过 SPG。因此，可以通过 SPG 阻滞来治疗鼻腔、鼻咽部、眼眶、蝶窦、咽部黏膜、扁桃体和腭部的疼痛。SPG 位于中鼻甲后方，在黏膜下 1～1.5mm 的浅表位置，可采用多种干预方法，如通过套管或硬膜外导管经中鼻甲注射局部麻醉药，内镜下注射局部麻醉药或射频治疗。

（四）星状神经节

星状神经节传递头颈部的交感神经纤维。这些交感神经纤维来自胸椎上段，并在颈上神经节、颈中神经节和星状神经节处形成突触。节后纤维通过颈外神经丛到达头颈部。下颈部神经节和第 1 胸椎神经节融合形成星状神经节，位于第 1 肋骨颈附近、颈长肌外侧和椎动脉后方。星状神经节阻滞的目标是位于 C_6 椎体水平的颈中神经节。药物在椎前筋膜下的筋膜平面扩散到颈上神经节，可阻滞整个颈部区域。阻滞成功的标志为注射药物侧出现 Horner 综合征。

二、患者评估

管理癌症或终末期患者的疼痛时，应根据疼痛医学的标准诊疗框架来对患者进行评估。评估时应考虑肿瘤的类型、确诊后的生存时间及所接受的治疗。手术、化疗和放疗引起 TGN 和 GPN 的神经病理性疼痛很常见，两者难以区分。TGN 和 GPN 受累的患者，咀嚼、打哈欠、咳嗽和说话均会引发疼痛。鼻唇沟、上唇、颊部以及舌前 2/3 处的疼痛是 TGN 受累所特有的症状。舌根部、扁桃体窝、下颌角下方及咽喉部在吞咽时持续隐痛或突然剧痛，表明舌咽神经或喉上神经受累。耳部疼痛是 GPN 受累所特有的症状。

三、管理方案

抗神经病理性疼痛的药物治疗是三叉神经痛和舌咽神经痛的一线治疗方案（见第 2 章）。只有在药物不耐受或无效的情况下，可针对疼痛分布的神经区域，采用经皮介入治疗，但在治疗之前，应充分告知患者介入治疗的风险和疗效。

（一）三叉神经介入治疗

射频球囊压迫和半月神经节甘油注射是目前公认治疗三叉神经痛的有效方法。然而，由于解剖结构变异、存在肿瘤及皮瓣修补等原因，导致这些治疗方法有一定的局限性。因此，我们针对 TGN 的外周分支，提出了更简单的镇痛技术。即对 V_1、V_2 和 V_3 分支进行脉冲射频或传统射频消融术治疗。

V_1、V_2 和 V_3 分支进行脉冲射频或传统射频消融术治疗

(1) 准备工作：知情同意很重要，应充分讨论手术成功率和潜在的并发症。告知患者传统射频消融术治疗可能发生术后麻木、感觉障碍和暂时下颌无力的风险。

所需设备：射频治疗仪、22G 规格 100mm 的射频针（带有 5mm 尖端发热源）、用于感受刺激和射频损伤的热电偶探针、局部麻醉药物和热凝后感觉测试仪。

必须严格遵守无菌操作原则，常规预防性使用抗生素。必须有麻醉医生对患者进行术中监护。疼痛分布情况决定是否需要处理下颌 / 上颌神经。

脉冲射频（PRF）和传统射频消融术（CRF）需要患者配合完成感觉刺激测试。对于癌症晚期且疼痛不可控制的患者，可以根据其疼痛分布情况对上颌 / 下颌神经进行传统射频消融术热凝治疗。对于预期寿命正常的癌症幸存者而言，不会损伤神经的脉冲射频比传统射频消融术热凝疗法更可取。脉冲射频也适用于中度疼痛或预期寿命中等的患者。

(2) 禁忌证：合并局部或全身感染的患者，合并无法纠正的出血状态或正在接受抗凝治疗的患者，以及穿刺路径中存在肿瘤和（或）微血管移植物。

(3) 下颌神经射频技术：脉冲射频 / 传统射频消融术：患者取侧卧位，进行标准无菌准备后，将高频 SonoSite Edge® 探头横向放置在下颌切迹上方的颧骨下（图 20-1，E 至 G）。操作者将探头稍向上方倾斜，并要求患者略微张开口腔，

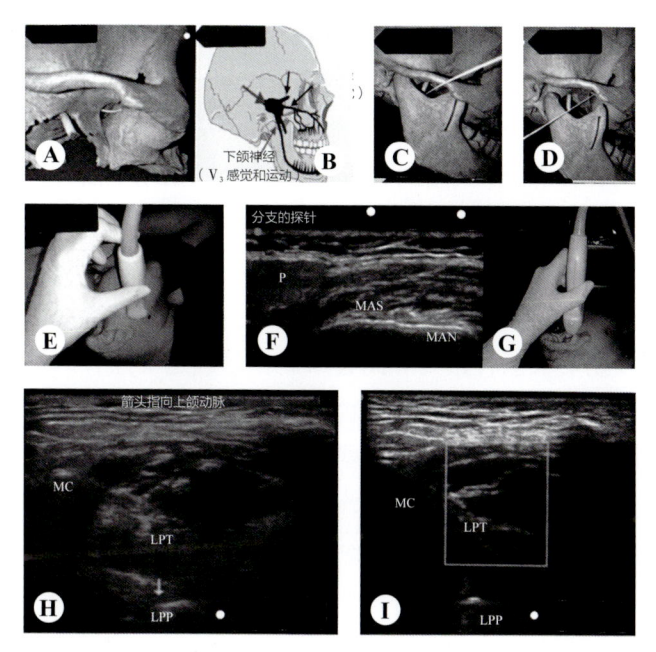

第20章 头颈部癌痛的介入治疗
Interventions for head and neck cancer pain

▲ 图 20-1　下颌神经射频

A. 无下颌骨的头骨显示颞下窝和翼腭窝；B. 半月神经节，下颌神经（白箭），翼腭窝中的上颌神经（黑箭）；C. 下颌神经的后内侧进针轨迹；D. 上颌神经/蝶腭神经结的前上方进针轨迹；E. 下颌角超声探头（黑点）；F. 咀嚼肌位于下颌升支；G. 探头放至外耳道可观察到冠状切迹；H. 下颌骨实线让位于冠状切迹，浅层为咀嚼肌，深层为翼外肌，咀嚼肌位于 MC 和 LPT 的浅层。下颌神经位于下牙槽动脉搏动的深部。上颌动脉的深层搏动（白点）位于翼外板前方；I. 射频针被引导至下牙槽动脉，用于下颌神经脉冲射频/传统射频消融术治疗，射频针被引导至上颌动脉的深层搏动处，用于上颌神经脉冲射频/传统射频消融术治疗
MAN. 下颌升支；P. 腮腺；LPT. 翼外肌；MC. 下颌髁突；LPP. 翼外板

有助于识别翼外肌、翼外板和上颌骨。

下颌神经是搏动的牙槽动脉旁一个圆形的高回声结构。即使在术后解剖结构变异的患者中，也能据此识别下颌神经。

用局部麻醉药浸润冠状切口的皮肤和皮下组织，然后使用平面外进针方式，将射频针从探头上方插入并推进至下颌神经附近。

0.5V 电流下，2Hz 的运动刺激能引起明显的肌肉抽搐和有节奏的下巴运动。50Hz 的感觉刺激会引起疼痛区域的感觉异常。确认针尖位置准确后，在 42℃ 温度下进行脉冲射频，持续 10min。脉冲射频无烧蚀性且无痛，无须局部麻醉，也不会造成术后感觉麻木。但是 65℃ 温度下 60s 的传统射频消融热凝疗法需要局部麻醉。在神经损伤后，应确认患者是否疼痛减轻，并进行感觉测试以评估麻

木情况。射频损毁需要在 70℃，甚至 75℃ 的温度下重复进行，直到出现感觉麻木的客观证据。

(4) 上颌神经射频技术：该神经位于翼腭板上方的翼腭窝中，邻近上颌动脉搏动处（图 20-1，H 和 I）。对准上颌动脉搏动处，采用平面外进针方法插入射频针。50Hz 的感觉刺激会引起疼痛区域的感觉异常。脉冲射频/传统射频消融术的操作方法与下颌神经射频技术中描述一致。

如果没有超声或操作者不熟悉超声的使用，则可使用盲穿法定位上颌神经和下颌神经。首先要求患者张开和闭合口腔，以确定下颌骨的髁状突。局部麻醉后，垂直插入 10cm 的射频针，然后慢慢向内推进，若推进过程中碰到上颌骨（通常进针 <2cm），则将针头后退并重新调整方向，若推进过程中碰到翼外板（通常进针 3～5cm），则将针头后退 1cm 并转向后下方定位在下颌神经，将针头后撤 1cm 并转向前上方定位在上颌神经。感觉和运动刺激测试，以及脉冲射频/传统射频消融术参数均如前所述。

(5) 眼神经射频技术：传统射频消融术治疗有较高的神经炎发生风险，因此应与患者进行充分讨论。通过超声可在眉骨的滑车上切迹处发现 V_1 的末端分支（如眶上神经和滑车上神经），并在感觉运动刺激后进行脉冲射频/传统射频消融术治疗。

(6) 神经损毁注射：类似射频技术，在超声引导下利用神经刺激针定位上颌/下颌神经后，注射 50%～100% 的乙醇或 6%～10% 的苯酚。注射剂有可能通过神经孔扩散到颅骨和其他重要组织结构中，因此必须严格限制注射剂量。

（二）舌咽神经介入治疗

患者取侧卧位，乳突尖和下颌角连线的中点处有一皮肤隆起（图 20-2）。将高频 SonoSite 探头放在该连线上。在颈内动脉搏动前方可以看到一条亮线，这就是茎突。可以用多普勒模式确认血流情况。将长 5cm 的射频针插入至动脉前方，针尖外露 5mm。由于位置紧邻大动脉，不适合采用传统射频消融术。因此，改用脉冲射频治疗，在感觉测试确认疼痛分布区有感觉异常后，可视下进行脉冲射频，持续 10min。

如果没有射频设备，则注射 2～3ml 100% 乙醇。不同于局部麻醉药注射后难以辨认，乙醇在动脉周围呈不透明的云状扩散。舌咽神经损毁伤很少会产生明显的不良反应。

翼腭窝包含 SPG、上颌神经、岩浅神经和岩深神经，翼腭窝与圆孔相通。

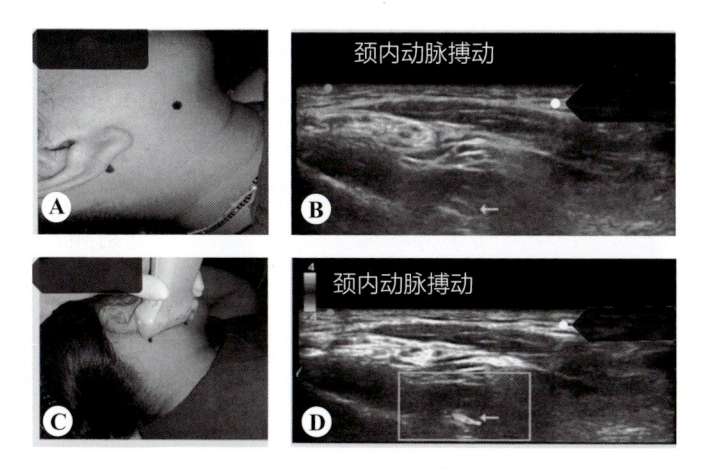

第20章 头颈部癌痛的介入治疗
Interventions for head and neck cancer pain

▲ 图 20-2　SPG 阻滞过程

A 和 B. 黑点显示乳突尖和下颌角；C 和 D. 将探头放在两点连线上，将针头定位于颈内动脉搏动表面 2.5cm 处，用于舌咽神经阻滞

除了脉冲射频 / 传统射频消融术外，类固醇注射也可缓解疼痛。SPG 损毁注射方式与上颌神经损毁注射类似。需要注意的是神经损毁药容易沿圆孔扩散到颅中窝，因此用量不应超过 2ml。

（三）星状神经节手术

可用于缓解头颈部癌痛。可在荧光镜透视或超声引导下进行。在荧光镜透视引导下进行阻滞时，患者仰卧，颈部伸直，头稍向对侧旋转。调整荧光镜透视光束以观察 C_5/C_6 椎间盘和神经孔。

利用射频针或 25G 脊髓针定位于 C_6 椎体。进针过程中一旦碰到骨头，立刻后撤 2～3mm，在回抽无血后注入染色剂。如果看到染色剂沿着颈长肌扩散，证明针头位置正确（图 20-3），然后注入 3～5ml 局部麻醉药以评估镇痛效果，如果可以镇痛，则可通过同一针头进行射频，或缓慢注射 6% 苯酚或 1.5～2ml 50% 乙醇。

超声具有实时可视化的优势，有助于将注射物扩散在椎前筋膜的筋膜下平面，同时可避免食管误穿（图 20-3）。

患者取仰卧位，颈部伸直，在确定 Chassaignac 结节后在该层面横向扫描，将针从胸锁乳突肌外侧引入，并向内推进至颈长肌，整个过程中始终保持针头可见。当针尖位于颈长肌浅层时，注射 2ml 局部麻醉药作为试验剂量以确认疗效。试验剂量有效后，即可进行星形神经节射频治疗。如果无法使用射频治疗，

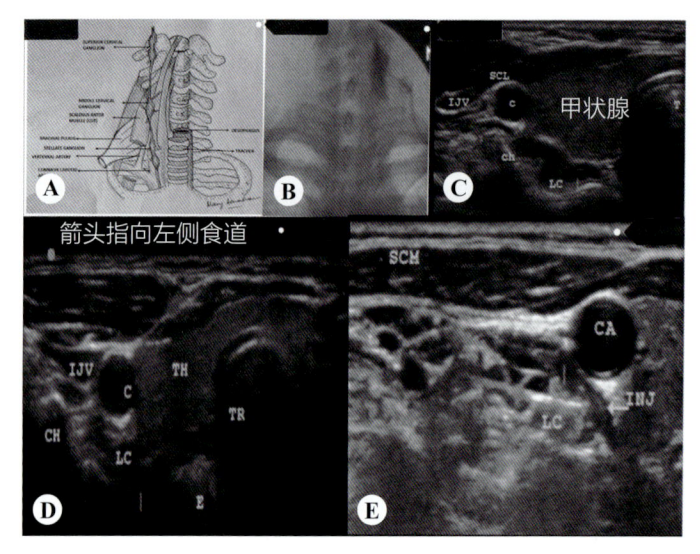

▲ 图 20-3　星状神经节手术

A. 颈神经节示意；B. 染色剂在颈长肌内扩散；C. 颈部正常超声解剖图；D. 右侧食管；E. 箭表示注射物，针尖位于颈长肌和颈动脉之间。C. 颈动脉；Ch.Chassaignac 结节；IJV. 颈内静脉；LC. 颈长肌；SCL/SCM. 胸锁乳突肌；T/TR. 气管；TH. 甲状腺

可按照之前的方法在局部麻醉后注射 6% 苯酚或 1.5～2ml 50% 乙醇。

（四）肌筋膜疼痛

肌筋膜疼痛在头颈部癌痛中极为常见。来源于 TGN 和 GPN 区域的疼痛也可能是由于活跃的头颈部肌筋膜触发点（MTrP）引起的，这种触发点会导致 TGN、面神经、副神经和 $C_{1\sim3}$ 神经根支配的咀嚼肌和面肌出现自发性疼痛。

TGN、GPN、迷走神经根和上颈神经根之间可能存在"交互网络"，这些神经根汇聚在 TGN 的脊髓下行神经核。

头颈部癌痛可能有两种不同的疼痛发生机制，即神经源性和肌筋膜性。

头颈部恶性肿瘤患者的耳部疼痛通常来源于 GPN 受累。然而，从肌筋膜的角度来看，可能是胸锁乳突肌、咀嚼肌和翼状肌的 MTrP 所引起，它们会将疼痛传导到耳朵和颞下颌关节浅层。对以上这些肌肉进行靶向性的超声引导下针刺触发点治疗（USGDN）通常可缓解头颈部恶性肿瘤患者的耳痛症状。

超声引导下干针穿刺也可用于治疗其他类型的头颈部癌痛。考虑到神经和肌筋膜因素，可以先尝试较简单的干预措施（如 USGDN），然后再进行较复杂且有潜在风险的神经干预治疗（图 20-4 和图 20-5）。

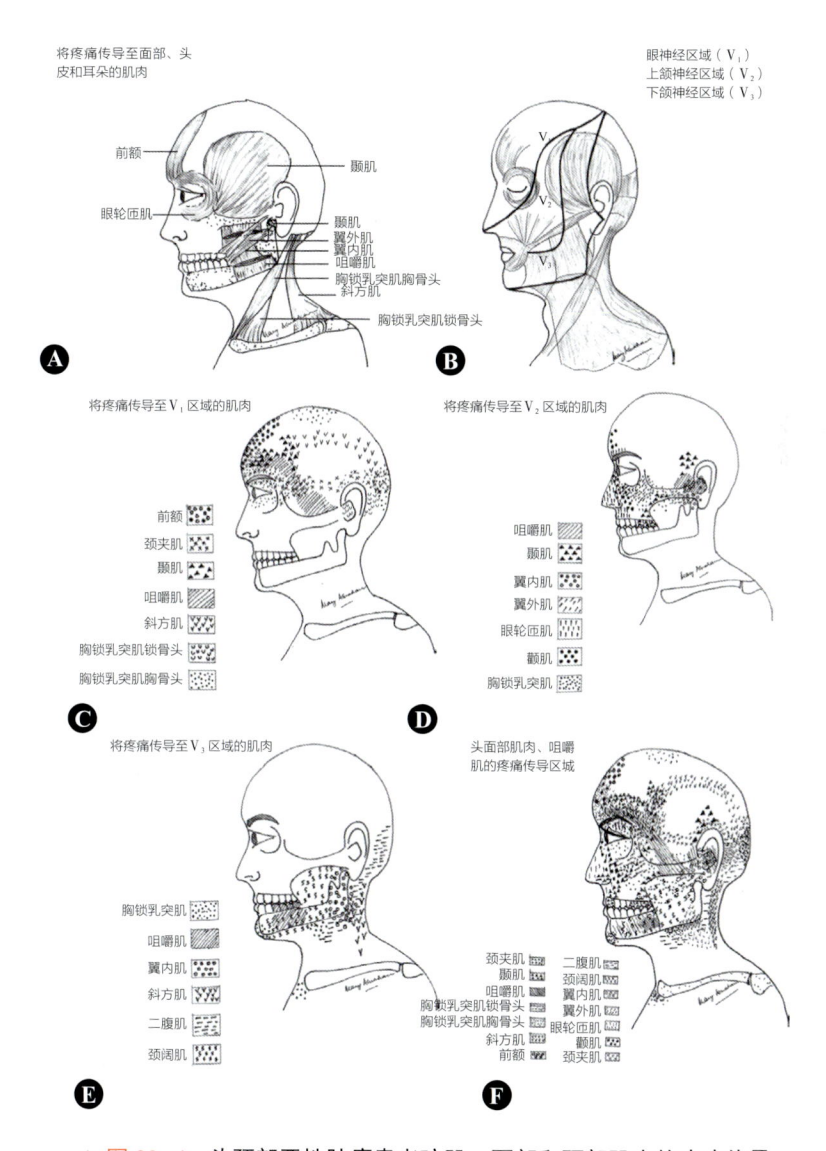

第20章 头颈部癌痛的介入治疗
Interventions for head and neck cancer pain

▲ 图 20-4　头颈部恶性肿瘤患者咬肌、面部和颈部肌肉的疼痛传导

A. 控制面部疼痛的肌肉；B. V_1、V_2、V_3 分支的分布区域；C. V_1 区域接收来自额肌、颈阔肌、颞肌、斜方肌、胸锁乳突肌锁骨头和胸骨头的疼痛信息；D. V_2 区域接收来自于咬肌、颞肌、翼内外肌、二腹肌、颧肌、眼轮匝肌、颧肌和胸锁乳突肌的疼痛信息；E. V_3 区域接收来自胸锁乳突肌、咀嚼肌咬肌、翼内外肌、斜方肌、二腹肌和颈阔肌的疼痛信息；F. 头面部和颈部肌肉疼痛传导区域的总结图。图片引自参考文献 [5]，由 Mary Abraham 博士提供，经许可引自 Dr Mary Abraham MD based on the referral of pains from these muscles from the book Travell JG, Simons DG. Myofascial pain and dysfunction. Baltimore: Williams and Wilkins; 1999. Composite by Dr Anis Kangani MD

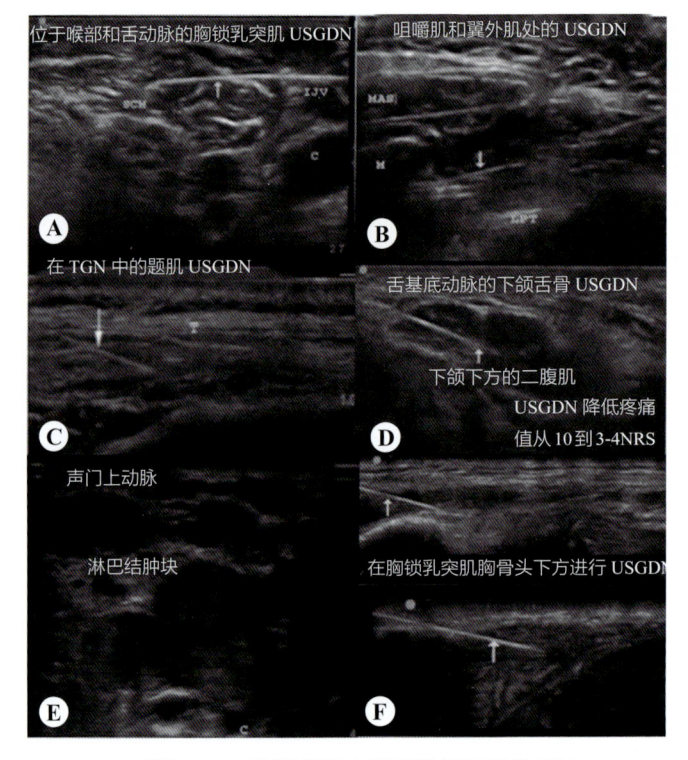

▲ 图 20-5　头颈部肌肉超声引导下干针疗法

A. 胸锁乳突肌针；B. 咬肌、翼外肌和下颌骨针；C. 颞肌针；D. 二腹肌针；E. 胸锁乳突肌因下层淋巴结肿物挤压而变薄，无法进行星状神经节手术；F. 胸锁乳突肌上部和下部的超声引导下干针疗法使患者的耳痛减轻了 50%
USGDN. 超声引导下针刺触发点治疗

（五）技术要点

- 熟悉头颈部解剖是理解超声解剖学的必要条件，而超声解剖学是开展各项干预措施的先决条件。
- 实时可视的优势在于可最大限度地减少血管或食管误穿。
- 由于头颈部血供丰富，注射或射频治疗前必须保证回抽试验阴性。
- USGDN 使用的针头是精细 32G 针头，因此平面内可视化存在学习过程。

声明

作者感谢新德里 Max 医院的 Mary Abraham 博士提供图表，感谢 Anis Kangani 博士进行整合。

拓展阅读

[1] Bedder MD, Lindsay D (1989). Glossopharyngeal nerve block using ultrasound guidance: a case report of a new technique. Reg Anesth, 14(6), 304-307.
[2] Ho KW, Przkora R, Kumar S (2017). Sphenopalatine ganglion: block, radiofrequency ablation and neurostimulation-a systematic review. J Headache pain, 18(1), 118.
[3] Nader A, Schittek H, Kendall MC (2013). Lateral pterygoid muscle and maxillary artery are key anatomical landmarks for ultrasound- guided trigeminal nerve block. Anesthesiology, 118(4), 957.
[4] Travell JG, Simons DG (1999). Myofascial Pain and Dysfunction. Baltimore, MD: Williams and Wilkins.
[5] van den Beuken-van Eeverdingen MH, de Rijke JM, Kessels AG, Schouten HC, van Kleef M, Patijn J (2007). Prevalence of pain in patients with cancer: a systematic review of the past 40 years. Ann Oncol, 18(9), 1437-49.
[6] van den Beuken-van Eeverdingen V, Marieke HJ, Van Kuijk SM (2018). Treatment of pain in cancer: towards personalised medicine. Cancers, 10(12), 502.

第 21 章 癌痛治疗的神经外科技术
Neurosurgical techniques for cancer pain

Paul Eldridge　Deepti Bhargava　著

一、病因治疗

(一)概述

神经外科治疗癌痛的原则应与其他情况一样,按照以下顺序进行:①病因治疗;②神经调控;③神经消融。

病因治疗是指对肿瘤本身进行治疗。神经调控和神经消融(损毁)技术针对的是脊髓外、脊髓或头颅的疼痛通路。

(二)肿瘤根治性手术的目标

1. 明确诊断

通常情况下是在手术前明确疾病诊断,但在某些情况下,只有在手术后才能明确诊断。

2. 切除肿瘤细胞

肿瘤细胞切除不仅有治愈疾病的可能,还有助于开展化疗和放疗等辅助治疗。在无法治愈肿瘤的情况下,肿瘤细胞切除可以延长患者无瘤、无进展期和生存期。通常利用 Kaplan-Meier 统计学方法来计算患者的无病间期或生存期。不同于简单的生存曲线,Kaplan-Meier 统计学中无病间期等生存指标的权重逐渐增加。一般用活动状态和 Karnofsky 评分来评估患者生活质量,评估结果反映患者独立生活能力。

3. 功能恢复和保护

4. 缓解疼痛

（三）外科手术应用实例

以常伴进行性头痛的恶性胶质瘤为例。首先，手术可以明确诊断，术中获取肿瘤组织进行病理组织检查。其次，肿瘤细胞切除术可以延长患者生存期。肿瘤切除越彻底，患者的生存期就越长。然后，手术有利于保护和恢复器官功能。对于尚未受损的组织器官，肿瘤切除可以防止病情快速恶化，从而保存现有的器官功能；对于已经受损的组织器官，肿瘤切除可以解除神经组织受压，缓解肿瘤引起的局部炎症反应，从而有利于器官的功能恢复。最后，对于颅脑肿物引起的头痛，手术切除是最直接有效的治疗方法。

外科干预也能治疗骨痛和神经痛。一般来说，放疗能更有效地治疗骨痛，但对于脊柱不稳定引起的疼痛，则可以考虑采用椎体成形术和椎体固定术。另外，较新的磁共振引导聚焦超声也可以用于骨痛治疗。这些问题将在第 27 章进行讨论。

本章主要讨论适合采用神经外科技术治疗的肿瘤相关神经病理性疼痛。

二、神经调控

（一）脊髓电刺激

首先需要注意的是电刺激不是治疗癌痛的常规方法。脊髓电刺激是电刺激镇痛治疗中最常用的方式，即对脊髓背侧柱进行电刺激以产生适当的感觉异常，从而缓解疼痛。关于其确切的机制目前仍存在争议，最初最简单的观念是干扰了由 Melzack 和 Wall 首次提出的"门控"通路。但随着高频和"突发"等新的刺激形式的出现，似乎对上调疼痛通路的感觉输入进行某种形式的调节也与之相关。

伤害性疼痛对这种电刺激没有反应，电刺激的镇痛作用也不会被纳洛酮逆转。

过去，人们认为预期寿命有限的患者不适合置入脊髓刺激器。但是，这与 1967 年 Shealey 首次使用脊髓电刺激治疗癌痛的事实相悖。因此，越来越多的研究开始对这项技术重新进行评估，虽然没有随机试验的结果，但有一些病例系列研究（除原始报道外）描述了脊髓电刺激可以有效缓解癌痛。有关脊髓电刺激治疗癌痛的最新认知详见第 23 章。

另外，脊髓电刺激疗法还可用于癌症患者术后并发症的治疗，如手术瘢痕引起的神经性病理性疼痛。

(二)周围神经刺激

周围神经和神经场刺激是治疗癌痛的微创技术。有报道显示,对于那些病灶无法切除(如头颈部恶性肿瘤、肉瘤等)的患者,若病灶中存在神经元受累或嵌顿的情况,这种治疗可能有效,即通过图像引导将电极经皮置入靠近受累神经和受损颅骨的位置。全身 MRI 具有兼容性好、并发症低、程序简易和住院需求低等优势,因此适用于癌症治疗。然而,目前尚无任何大型研究对这种治疗效果进行评估,因此疗效仍存在争议。

(三)经皮神经电刺激

经皮神经电刺激是一种用于缓解癌痛的无创性治疗方法。然而,证明其有效性的随机临床试验证据并不可靠,因此尚未得到广泛应用。有一些证据表明,它可能有助于缓解骨痛。

(四)脑深部刺激

既往,已有癌痛患者应用脑深部刺激治疗,但大多应用的是神经消融术。对于伤害性疼痛,刺激的目标往往是中脑导水管周围灰质;对于神经性病理性疼痛,刺激的目标是丘脑感觉区;对于情感性疼痛,刺激的目标是扣带回前部。目前还没有相关的对照试验,只有观察性病例系列研究。回顾多个系列研究发现 23 例接受深部脑刺激治疗的癌痛患者中,有 19 例获得了早期疼痛缓解,15 例获得了长期疼痛缓解。但需要注意的是,这些研究的证据可能存在偏倚,因为这些研究的大部分工作是在早年间进行,当时深部脑刺激的技术水平有限。然而,随着深部脑刺激在治疗运动障碍中的应用越来越多,相关的技术设备日益完善。这种改变和其他一些变化有助于深部脑刺激、脊髓电刺激和其他类型的电刺激技术在癌痛治疗中的复兴。

(五)运动皮层刺激和经颅磁刺激

尽管迄今为止,经颅磁刺激和运动皮层刺激仅限于非恶性疼痛。但从理论上讲,这些技术是可以应用于癌痛治疗中的。另外,人们对经颅磁刺激增强脑损伤后的功能恢复及治疗抑郁症等疾病很感兴趣。

(六)鞘内给药系统

第 18 章将详细介绍该主题。

三、神经消融术

(一)历史视角

相比于现在,神经损毁(神经消融术)术在过去使用得更频繁,这主要是

第21章 癌痛治疗的神经外科技术
Neurosurgical techniques for cancer pain

因为在过去的姑息治疗中，全身性治疗策略远不如现在完善。众所周知，在 Dame Cicely Saunders 和"临终关怀运动"的影响下，姑息治疗得到了很快的发展。将姑息治疗设立为一门医学亚专科，是改善患者护理质量的关键性措施。以前，由于诊疗技术的落后，癌症发现时即为晚期，且由于过去的药物输送和电刺激技术不完善，因此神经损毁术成为首选的治疗方式。然而，现在出现了更多先进的诊疗方法，使患者的原发性肿瘤得到了很好的控制，且随着药物输送和电刺激技术的改善，神经调控治疗已逐渐取代了神经损毁术。但是，神经损毁术具有降低患者对医生和医院依赖性的优势。相比之下，置入刺激物或药物输送系统则需要持续的医疗管理，尤其是后者。这意味着患者对医疗系统的依赖性更强，如果将其视为患者生活质量的评估标准，那么这显然是一个不利因素。因此，神经损毁术可能会重新兴起。另外，出现了一些新兴技术可能可以实现无创性神经损毁（见第28章）。例如，Lars Leksell 发现了当时的线性粒子加速器（linear particle accelerator，LINAC）能量不足后，设计了伽马刀来治疗癌痛，并且，他早在1951年就提出了立体定向放射外科的概念，随后在1967年，第一把"伽马刀"问世。

（二）神经损毁术

产生神经损毁的方法有很多。最直接的方式就是类似外科手术一样，用手术刀或小刀切开神经。另外，还可以注射化学物质（如乙醇或苯酚）进行损毁。其他技术还包括射频损毁，即利用高频刺激在电极尖端附近产生电热来损毁神经，这可能是目前最常见的损毁技术。在使用射频损毁时，必须将电极准确定位在目标位置上。电极的大小和位置决定了损毁的形状和精准度。常用的损毁参数为70~80℃，持续时间为15~45s。在大脑中，这将产生直径为2~3mm的球形损伤。类似的技术也用于经皮脊髓切断术和脊髓背根入髓区（DREZ）损毁术。后者广泛用于非癌痛治疗。

在损毁过程，通常可以利用更低的温度（可能是40℃）进行损伤测试，这种损伤是可逆的，且可以对疗效和不良反应进行初步评估。此外，将电极定位在目标位置上，通过生理刺激激活局部神经，可以在清醒的患者身上实现电极位置确认。

另一种损毁方式是使用伽马刀或基于线性粒子加速器的立体定向放疗，这些技术产生的高能光子可精确瞄准目标。此外，经皮超声方法也备受关注。这些方法可以产生热损伤，并且可以通过磁共振引导进行损伤测试。这种无创性技术具有很大的应用潜力，尤其是在长期疗效可能不那么重要的癌痛领域。然而，由于缺乏大型研究的疗效证据，技术实施的成本限制，以及容易合并腔内出血和神经功能障碍等并发症，使得这项技术目前尚未得到英国国家指南的支持。

（三）立体定向技术

立体定向技术是指在空间中精确定位人体内的靶目标，并将电极、活检仪器或损伤发生器定位在该点上。过去，这是指使用一系列固定装置将头颅固定在框架上以便于对大脑进行准确定位，框架上带有基准点，进行成像时会显示基准点及脑定位点。成像完成后，将一个瞄准器连接到框架上，以取代基准点。这一过程通常能使目标附近的精确度达到 1~2mm。目前首选的成像技术是 MRI 与 CT 融合。现在，可以使用无框架技术。这意味着计算时是使用整个靶体积，而不需要使用单个成像断面。另外，目前不再使用最多 10~20 个数据点，通常使用 30~60Mb 的整个数据集，有时甚至更多。过去这些系统装置主要用于脑，偶尔用于高位颈椎脊髓。现在已经有了适用于身体其他大部分区域的系统，并且这些系统还考虑了患者呼吸对位置变化的实时影响。目前所使用的神经损毁术与疼痛通路有关，可按以下方式进行分类（表 21-1）。

表 21-1 损毁位置示例

损毁位置	示　例
周围神经	苯酚神经阻滞
脊髓	脊髓前外侧束切断术
	DREZ
	脊髓纵切开术
	尾状核 DREZ
脑干	中脑切开术
基底神经节	丘脑切开术
边缘环路	扣带回切开术
其他	垂体

DREZ. 脊髓背根入髓区

第21章 癌痛治疗的神经外科技术
Neurosurgical techniques for cancer pain

（四）垂体消融术

这是一种历史悠久的技术，可追溯到利用垂体切除进行激素替代治疗癌症如乳腺癌和前列腺癌的时代。疼痛缓解是垂体切除术的一种良性并发症，且效果立竿见影。然而，这种疼痛缓解并不持久。鉴于其严重的并发症，如高死亡率、下丘脑损伤、视力损伤和尿崩症等，这种技术逐渐被大众放弃。

（五）疼痛的边缘损毁治疗：扣带前回切开术

这是另一种历史悠久的技术，但可能会再次兴起。通过这项技术，我们可以深入了解患者感知疼痛所涉及的神经网络。最近，扣带回已成为脑深部刺激的目标区域，不仅可以治疗慢性疼痛，还能治疗抑郁和成瘾性。接受扣带前回损切开术治疗的患者不再有任何不愉悦的感官体验。考虑这一概念最初来源于Freeman的脑白质切除术，因此该区域损毁已经靠近精神外科的范畴。双侧扣带回切开术是唯一与疼痛缓解相关的治疗方法。在一系列关于癌痛治疗的病例报道中，有2/3接受上述治疗的患者疼痛得到缓解。然而，这种疗效具有时效性，几个月后就会复发，可能只有3个月。在疼痛合并焦虑和抑郁的病例中，镇痛效果可能会更好。

（六）丘脑切开术

感觉丘脑切开术（腹侧后内侧核/腹侧后外侧核）已成功用于癌痛治疗。其适应证包括广泛性疼痛或头颈部疼痛。丘脑切开术的疗效可能不如中脑切开术，但其不良反应较少。丘脑内侧切开术被认为最适合应用于癌症患者，有30%~50%的癌症患者疼痛缓解。但是，缓解时间相对较短。该技术可通过射频消融或伽马刀进行。使用射频技术时，患者反馈有助于准确定位，而放射外科方法则无法做到这一点（详见第25章）。

（七）脑干病变治疗顽固性疼痛

中脑切开术被视为一种上脊髓切断术。它是通过立体定向实现的，能长期缓解癌痛。据报道，接受该疗法的患者中多达90%得到了疼痛缓解。但在某些研究中，该疗法的疼痛缓解率极低，不足10%。由于损毁是在上脊髓水平进行的，因此容易出现各种不良反应，尤其是动眼神经功能障碍等，因此现在已不再实施该手术。

（八）脊髓背根入髓区（DREZ）损毁术和尾状核DREZ损毁术

DREZ是在外周神经背根进入脊髓的位置，或者在邻近脑干的底部区域（尾状核DREZ手术），通过物理切割或射频进行神经损毁。这种手术创伤性大且恢复时间长，因此很少实施，尤其是在癌痛领域。仅有一些小型病例系列报道称约有 2/3 的患者可能会受益。

（九）脊髓切断术

经皮脊髓切断术详见第 17 章。有时需要进行开放性手术。公认的适应证是双侧疼痛（一侧可进行经皮切开，另一侧进行可开放性手术）、经皮脊髓切断术失败（罕见），以及颈椎椎管内的转移性疾病。对于骶骨区域的疼痛，开放性脊髓切断术可能比经皮脊髓切断术更有效，但开放性手术会带来更多术后并发症，实际上，该手术的并发症比人们通常认为的要低，且短期内治疗效果显著。胸椎椎板切除术需要至少在疼痛脊柱水平上 4 个节段进行（有些人则认为手术应始终在高位胸椎水平进行，即 $T_{1\sim2}$），术中首先打开硬脊膜以暴露脊髓，然后通过旋转脊髓暴露脊髓的前外侧部分（使用齿状韧带完成），在神经电生理监测下用手术刀进行神经损毁，约 50% 的患者在 12 个月后疼痛缓解，治疗效果与开放性脊髓切断术相似。需要注意的是，脊髓切断术后有可能出现感觉障碍，因此该技术仅限于恶性疼痛。

（十）脊髓纵切开术或中线脊髓切开术

这是脊髓切断术的一种变体，原理是分割脊髓中的交叉的痛觉纤维，这种分割发生在脊髓的 4 个节段上。该技术曾被用来代替双侧脊髓切断术，但从未广泛使用过。此外，脊髓切断术的另一种变体形式是在 C_1 处进行中线脊髓切开，可产生大面积镇痛效果；在 T_{10} 处进行局限性的脊髓切开，可缓解内脏疼痛。虽然这种手术的治疗机制尚未明确，但有假说认为内脏疼痛通路位于脊髓中线的背侧柱内。

结论

虽然癌痛通常可以通过药物治疗得到有效控制，但神经外科的方法，尤其是神经损毁术，都具有显著的治疗效果，不应放弃这些技术。

学习要点

- 神经外科有多种治疗癌痛的方法。
- 人们越来越关注神经调控（包括脊髓电刺激）在癌症幸存者疼痛治疗中的疗效。
- 不应放弃神经损毁术，它的作用可能远超出我们目前对它的认知。
- 神经外科技术通常能够显著缓解疼痛，并减少阿片类药物使用。
- 在不过度依赖阿片类药物的情况下，更好地控制疼痛可以提高生活质量，而生活质量的提高本身又能改善患者生存。
- 与专门从事疼痛治疗的神经外科密切协作，有助于控制难治性癌痛。

拓展阅读

[1] Bittar RG, Kar-Purkayastha I, Owen SL, Bear RE, Green A, Wang S, et al. (2005). Deep brain stimulation for pain relief: a meta- analysis. J Clin Neurosci, 12(5), 515-19.

[2] Cetas JS, Raslan A, Burchiel KJ (2011). Evidence base for destructive procedures. In: Winn HR (ed) Youmans Neurological Surgery, 6th edn, pp. 1835-44. Philadelphia, PA: Elsevier.

[3] Freeman WJ, Watts JW (1948). Psychosurgery for pain. South Med J, 41(11), 1045-49.

[4] Jones B, Finlay I, Ray A, Simpson B (2003). Is there still a role for open cordotomy in cancer pain management? J Pain Symptom Manage, 25(2), 179-84.

[5] Leksell L (1951). The stereotaxic method and radiosurgery of the brain. Aacta Chir Scand, 102(4), 312-19.

[6] Lihua P, Su M, Zejun Z, Ke W, Bennett MI (2013). Spinal cord stimulation for cancer- related pain in adults. Cochrane Database Syst Rev, 2, CD009389.

[7] Morrica G (1974). Chemical hypophysectomy for cancer pain. In: Bonica JJ (ed) Aadvances in Neurology, Vol. 4, pp. 707-14. New York: Raven Press.

[8] Nauta HJ, Soukup VM, Fabian RH, Lin JT, Grady JJ, Williams CG, et al. (2000). Punctate midline myelotomy for the relief of visceral cancer pain. J Neurosurg, 92(2), 125-30.

[9] Patchell RA, Tibbs PA, Regine WF, Payne R, Saris S, Kryscio RJ, et al. (2005). Direct decompressive surgical resection in the treatment of spinal cord compression caused by metastatic cancer: a randomised trial. Lancet, 366(9486), 643-48.

[10] Raslan AM, Cetas JS, McCartney S, Burchiel KJ (2011). Destructive procedures for control of cancer pain: the case for cordotomy. J Neurosurg, 114(1), 155-70.

[11] Smith TJ, Staats PS, Deer T, Stearns LJ, Rauck RL, Boortz-Marx RL, et al. (2002). Randomized clinical trial of an implantable drug delivery system compared with comprehensive medical management for refractory cancer pain: impact on pain, drug-related toxicity, and survival. J Clin Oncol, 20(19), 4040-49.

[12] Sweet JA, Boulis NM (2018). Peripheral nerve stimulation for the treatment of cancer pain. In: Gulati A, Puttanniah V, Bruel B, Rosenberg W, Hung J (eds) Essentials of Interventional Cancer Pain Management, pp. 255-259. Cham: Springer.

[13] Thomas KC, Nosyk B, Fisher CG, Dvorak M, Patchell RA, Regine WF, et al. (2006). Cost-effectiveness of surgery plus radiotherapy versus radiotherapy alone for metastatic epidural spinal cord compression. Int J Radiat Oncol Biol Phys, 66(4), 1212-18.

[14] Yen CP, Kung SS, Su YF, Lin WC, Howng SL, Kwan AL (2005). Stereotactic bilateral anterior cingulotomy for intractable pain. J Clin Neurosci, 12(8), 886-90.

第 22 章　周围神经阻滞，神经破坏性阻滞
Peripheral nerve blocks including neurolytic blocks

Lakshmi Vas　Manohar Sharma　著

利用局部麻醉药物（含或不含类固醇）进行周围神经阻滞和痛点注射可能会使某些患者的镇痛持续时间超过局部麻醉药物本身的作用时间，可持续数周甚至数月。这可能是由于暂时性痛觉丧失导致神经系统发生更持久的变化，从而发展为慢性疼痛。

一、基本原理

癌症患者可能伴有神经分布区域的神经病理性疼痛，这可能是来源于肿瘤病灶本身，也可能是由肿瘤治疗引起的。此外，他们常会因为肿瘤诊断及预后不好的可能性而感到痛苦。成功的神经阻滞可以显著缓解患者的这些症状。然而，由于转移或病理性骨折引起的疼痛不太可能通过神经阻滞得到缓解，在这种情况下，应对患者进行仔细评估，并将其转诊至外科或放疗科，如果以上两种治疗方式也不适合，则可考虑进行鞘内注射或神经消融治疗。癌痛患者可能需要采取更多干预措施来缓解疼痛。对于常规姑息治疗无效的疼痛患者，可以考虑采用神经阻滞治疗（尽管并不总是适用或实施）。另外，在局部麻醉药物能有效镇痛，但作用时间仅局限于该药物作用时间的情况下，可以考虑实用且易接受的持续导管技术。需要注意的是，所有干预措施都应在充分告知患者风险和疗效，且取得患者知情同意的情况下才能进行。

二、临终关怀中的疼痛管理和神经阻滞

就诊于临终关怀机构中的患者，大多是因为疾病尚未康复不宜转院，或者

难以离开机构营造的舒适环境。因此，在条件允许下，介入疼痛治疗应尽可能做到床旁服务，即采用同样的护理标准，包括无菌操作、必要时行静脉注射和复苏治疗。对于拒绝复苏治疗的患者，需要与其详细讨论神经阻滞相关并发症（如血管内注射）可能带来的复苏问题。如果患者愿意，其亲属和护理人员最好也能参与共同讨论。对于门诊患者，专科技术的应用空间更大，对一家临床关怀机构一年来的疼痛管理措施进行分析，发现最常见的干预措施依次为痛点注射、肋间神经阻滞、肩胛上神经阻滞和股神经阻滞。

三、周围神经阻滞/注射

痛点注射

肌肉是躯体和内脏疼痛的表达者，因此提供了新的治疗选择。来自内脏和体壁的伤害性感觉输入汇聚到背角的内脏体细胞神经元上，腹部脏器将疼痛传导至背部和腹部肌肉，脊椎转移将疼痛传导至背部肌肉，在胸腔脏器肿瘤中，这种汇聚通过胸壁肌肉痉挛来表达内脏疼痛，这种强烈的肌肉痉挛可以引起牵涉痛。持续的肌肉痉挛会在相应的躯体节段上产生肌筋膜触发点（MTrP），表现为自发疼痛激活的肌筋膜触发点使胸壁产生运动痛，潜在的肌筋膜触发点引起胸壁压痛，以及紧绷的束带、纤维缩短和胸部肌肉萎缩导致胸部回缩（图22-1）。

肌筋膜触发点独立于内脏触发器，为神经轴提供持续的痛觉输入，导致外周和中枢出现痛觉过敏。利用干针疗法将32G实心针插入肌筋膜触发点，肌筋膜触发点疼痛和炎症立刻响应以致疼痛迅速缓解。这种"针刺效应"可能是通过内啡肽释放、反射松弛或炎症介质减少等方式来抑制肌筋膜触发点活化。超声可视化的优势可以保护胸膜和神经血管免受针刺损伤，由此提出了一种更先进和全面的干针疗法，即超声引导下针刺触发点治疗（USGDN）。

超声还可以在远离疼痛部位，甚至在非疼痛肌肉中观察局部抽搐反射（LTR），这是肌筋膜触发点对针刺的一种特征性反应。这表明肌筋膜触发点并不局限于疼痛点，而是以潜伏和进化的形式存在于肌肉各处。因此，USGDN通常使用40～50根针（而干针疗法仅使用6～10根针），联合拮抗剂、增效剂和固定剂等来共同处理疼痛区域下的肌肉组织。局部抽搐反射与肌筋膜触发点的疼痛减轻和炎症介质减少相关。超声发现疼痛部位通常发生静息肌的自发抽搐（类似疼痛信号），USGDN则在这些肌肉中引发了局部抽搐反射级联反应，局部

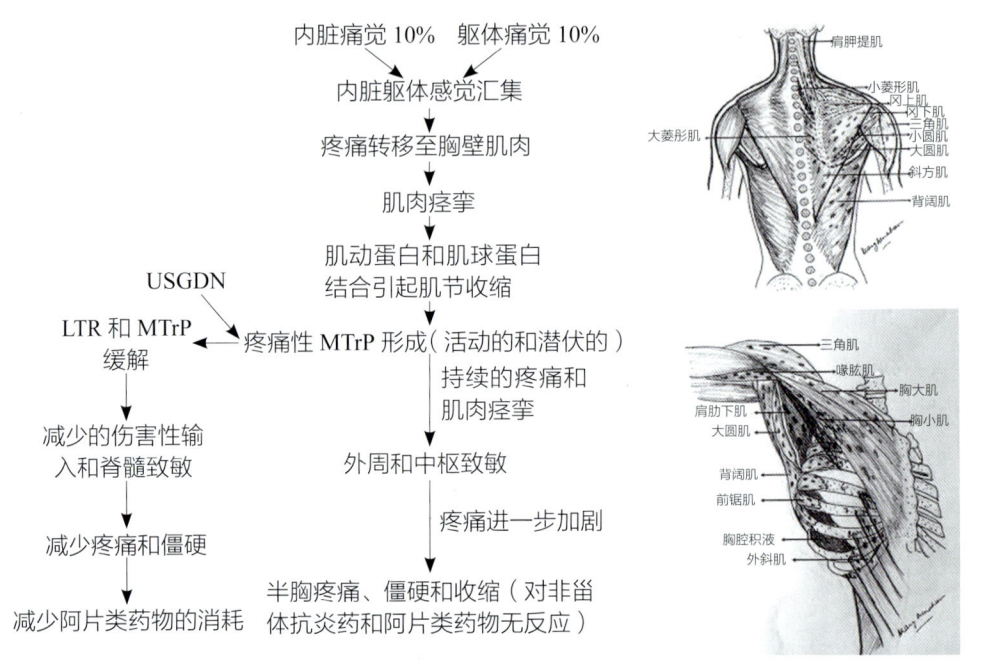

▲ 图 22-1　显示了一名间皮瘤患者的内脏-躯体汇集导致肋间肌、胸大肌和胸小肌、前锯肌、背阔肌、大小圆肌、三角肌前部，以及喙肱肌中出现肌筋膜触发点的一系列事件。将 **USGDN/** 肉毒毒素靶向注射到这些肌肉中可减轻肌肉疼痛

USGDN. 超声引导下针刺触发点治疗；LTR. 局部抽搐反射；MTrP. 肌筋膜触发点

抽搐反射的发生与随后的疼痛缓解及睡眠和日常活动的改善相关。另外，通过 USGDN 缓解肌筋膜触发点疼痛有助于减少阿片类药物的剂量。USGDN 可单独使用，也可作为神经干预的辅助手段。

超声引导下的低剂量肉毒毒素注射是 USGDN 的一个分支，USGDN 通过评估进针阻力、局部抽搐反射的频率和强度来计算肉毒毒素的注射剂量。肉毒毒素治疗后，残留的肌筋膜触发点可能还需要 2~3 次 USGDN 治疗，然后再进行物理治疗。

USGDN 和肉毒毒素具有较好的安全性和经济性，其创伤远低于椎管内手术。它能在 4~6 个月快速、持久地缓解疼痛，低剂量的肉毒毒素可避免发生肌无力。USGDN 的并发症包括局部损伤和术中疼痛，可通过事先注射肉毒毒素、局部使用 EMLA™ 和非甾体抗炎药来减轻疼痛，且后者有助于缓解肌肉相关疼痛。

四、其他常见神经阻滞

（一）肋间神经阻滞

胸壁疼痛可能与肺部肿瘤（原发性或继发性）、手术有关，也可能是自发性的肋间神经痛。检查时，胸壁疼痛通常与一根或多根肋骨触痛有关。肋间神经阻滞通常可以持续缓解疼痛达到数周或数月。

应告知患者注射过程中疼痛可能会加剧，以及出现气胸的风险，一旦发生气胸，则需要进行胸腔引流，这会抵消疼痛缓解带来的获益。

肋间神经阻滞应在肋骨压痛最大的部位进针，将针头从肋骨下方穿过，进入肋间沟的神经血管束。

如果没有禁忌证，作者团队的做法是注射 5ml 布比卡因（0.5%）和类固醇。

超声引导技术（如有）可能有助于降低并发症风险并提高疗效。这也适用于本章中的大多数其他技术。然而由于成本原因，多数临终关怀机构中可能无法提供该技术。

（二）肩胛上神经阻滞

肩部疼痛可能是自发性的，也可能是继发于骨关节炎。另外，肩痛也可能是由于疼痛的上肢长期不活动而引起，如乳房术后的疼痛。

最好转诊至肩关节外科，但肩胛上神经阻滞可迅速缓解疼痛。在等待最终治疗期间，神经阻滞可能是主要治疗方法或临时措施。

条件允许的情况下最好采用超声引导技术，使用 5ml 含或不含类固醇的 0.5% 布比卡因阻滞神经。

（三）股神经阻滞

股神经阻滞可控制股神经痛、髋关节/膝关节疼痛及股骨引起的疼痛。股神经痛可能是自发性的，也可能是继发于髋关节或骨盆手术，此外股淋巴结病变也与之相关。

髋关节和膝关节疼痛通常是继发于骨关节炎。如果疼痛突然加剧，应排除病理性骨折的可能，若确定为病理性骨折，则应尽可能进行手术固定治疗。如果不能手术，通过留置导管持续输注局部麻醉药比单次注射能更有效地控制疼痛。

应提醒患者可能会出现运动阻滞及随之而来的跌倒风险，最好提供拐杖或其他合适的行走辅助工具。

使用神经刺激器识别股神经的做法是注射 15ml 含或不含类固醇的 0.125% 布比卡因。低浓度的局部麻醉药可降低运动阻滞的发生率。

其他疼痛学专家则主张使用更高的浓度，并能接受运动阻滞的发生。如果疼痛控制不佳，则应考虑进行脊髓切断术，因为这种手术非常有效，而且不会产生运动阻滞。

五、神经损毁术

我们在临床中尽量避免使用神经毁损术，因为神经损毁技术导致的神经炎（发生率达 10%）可能会引发更严重的疼痛。使用单次注射技术无法镇痛或镇痛时间短的患者，可以使用导管技术持续输注药物镇痛。

如果周围神经不适合使用导管技术，则应考虑中枢神经阻滞（硬膜外或鞘内阻滞），详见第 18 章。如果完全是单侧的疼痛，则可以进行前外侧脊髓切断术。

学习要点

- 在接受姑息治疗的患者中，出现常规药物治疗无效的疼痛，或者难以耐受药物不良反应的情况时，应仔细评估患者接受神经阻滞治疗的适应证。
- 如果疼痛发生在周围神经区域或与触发点有关，那么利用局部麻醉药（加或不加类固醇）进行周围神经阻滞和痛点注射，可能会缓解疼痛达数周或数月。
- 姑息治疗患者可以通过简单的单次操作获得显著而持久的疼痛控制。
- 周围神经损毁术只能提供短期疗效，且发生神经炎和去传入神经性疼痛的风险较大。

拓展阅读

[1] Sikandar S, Ddickenson AH (2012). Visceral pain— the ins and outs, the ups and downs. Curr Opin Support Palliat Care, 6(1), 17-26.
[2] Vas Ll (2019). Eeffectiveness of ultrasound-guided dry needling in treating chronic pain. Pain News, 17(4), 202-12.
[3] Vas L, Phanse S, Pai R (2016). Aa new perspective of neuromyopathy to explain intractable pancreatic cancer pains; dry needling as an effective adjunct to neurolytic blocks. Indian J Palliat Care, 22(1), 85-93.

第 23 章 脊髓电刺激治疗癌症及相关疼痛
Spinal cord stimulation for pain caused by cancer and cancer treatment

Simon Thomson　Dmitry Kruglov　著

经过 NICE 技术评估（TA159），脊髓电刺激疗法（SCS）被推荐用于治疗神经病理性疼痛。在英国，脊髓电刺激疗法已被纳入医保。通常情况下，脊髓电刺激疗法用于治疗非癌症引起的神经病理性疼痛，例如，伴有 2 型或不伴有 1 型的持续性脊髓疼痛综合征，以及复杂性区域疼痛综合征。虽然神经调控的应用并不局限于以上这些疾病，但在英国的临床实践中，这些疾病仍占大多数。在英国，每年约有 1200 例新发患者接受脊髓电刺激疗法。现有充分的证据表明，早期使用脊髓电刺激疗法可减少患者对其他治疗的依赖，且随着时间推移，其疗效获益越大。

使用脊髓电刺激治疗癌痛由来已久。1967 年，首例脊髓电刺激疗法成功用于治疗转移性支气管腺癌引起的重度难治性单侧胸部和上腹部疼痛。然而，在这之后脊髓电刺激疗法并未在癌痛治疗中得到普及。阻碍其发展的原因包括治疗成本高、疗效不确定、无法预测的肿瘤进展、相关知识缺乏，以及患者和医护人员可能存在的认知偏见。在本章中，我们将从医护人员的角度来讨论脊髓电刺激治疗癌痛时需面临的主要问题。

一、注意事项

癌症或癌症治疗引起的疼痛涉及多种疼痛机制。在考虑采用神经调控治疗疼痛时，最重要的是明确神经病理性病变是疼痛的根本原因或主要机制。此外，尽管脊髓电刺激疗法可以治疗多部位的神经病理性疼痛，但对广泛性疼痛却无明显作用。目前，由于缺乏足够的数据支持，NICE 技术评估指南尚未将脊髓电刺激疗法推荐为内脏痛和缺血性疼痛的常规治疗方案。但随着日益更新且可靠的临床疗效及成本效益相关数据的出现，这种情况可能会发生变化。

某些伤害性感觉疼痛综合征（如肿瘤引起的骨破坏）可能存在神经病理性因素，但脊髓电刺激疗法在这方面的疗效有待进一步明确。

癌症引起的疼痛可能源于肿瘤原发灶对其周围骨骼、神经和软组织的直接影响，也可能源于肿瘤相关治疗，如手术、放疗或化疗等。肿瘤的发展、肿瘤治疗计划、患者免疫抑制、体质虚弱，以及其他镇痛方案的疗效均会影响脊髓电刺激疗法的决策制订和治疗效果。

一项鞘内给药（ITDD）治疗顽固性癌痛对比传统治疗方法的随机对照试验显示，接受 ITDD 治疗的患者寿命有延长趋势。最可能的原因是这些患者的免疫系统得到了保护且接受的药物毒性降低。在非癌痛治疗中，脊髓电刺激疗法同样有助于减少阿片类和抗神经病变类药物的用量。综上所述，可以推测脊髓电刺激疗法也同样适用于某些癌痛治疗。

二、脊髓电刺激疗法的患者选择

以下几类癌症相关的顽固性神经病理性疼痛患者可能会从脊髓电刺激疗法中获益。

第 1 类：已治愈的癌症幸存者（治疗结束超过 5 年）。

第 2 类：已完成根治性治疗，但仍需密切复查的患者（通常在治疗结束后 5 年内）。

第 3 类：目前正在接受根治性治疗的患者。当治疗相关并发症（如神经病理性疼痛）造成治疗中断时，脊髓电刺激疗法可缓解患者疼痛，使其按计划完成治疗，从而改善患者预后。

第 4 类：中短期预后的癌症患者。预期寿命超过 1 年的进展期恶性肿瘤患者，减轻患者疼痛，改善其生活质量是主要目标。带瘤（良性和恶性）生存的患者，病情稳定或者肿瘤控制良好。

第 5 类：预后不良的晚期癌症患者。

第 1 类患者对使用脊髓电刺激疗法没有顾虑。第 2 类患者较少使用脊髓电刺激疗法。第 3 类和第 4 类患者很少使用脊髓电刺激疗法，且大多是在临床试验条件下或自费使用。我们认为，随着证据基础的完善、临床经验的共享和SCS设备硬件的改进，这组患者未来很可能从脊髓电刺激疗法中受益。讽刺地是，首批接受脊髓电刺激疗法的2例患者均属于第5类，而现在我们不会考虑对该类患者进行脊髓点刺激治疗。然而，未来的研究进展可能会改变这种情况。

（一）患者选择流程

一个欧盟共识小组采用兰德/加利福尼亚大学洛杉矶分校（RAND/UCLA）的方法，将现有的科学知识与专家共识相结合，开发了一个电子医疗工具，用于选择适合接受脊髓电刺激疗法的患者。该工具通过3层流程进行患者筛选。第一层，患者必须满足脊髓电刺激疗法的绝对适应证，否则将无法进入到后续的筛选流程。满足绝对适应证的患者将进入第二层筛选，这一层主要考虑四种疾病类型：持续性脊髓疼痛综合征、复杂性区域疼痛综合征、神经病理性疼痛和缺血性疼痛。第三层筛选流程将可能会影响疗效的社会心理学因素纳入考虑中。需要注意的是，脊髓电刺激治疗癌痛的评估过程与上述过程有一定的出入。迄今为止，作者一直利用多维疼痛评分联合脊髓电刺激测试反应来选择合适的患者。但随着越来越多有关临床疗效、成本效益、患者偏好和测试特异性/敏感性的研究成果发表，患者的选择方式也正在发生改变。根据NICE指南的建议，对经过严格筛选的患者，延长测试期没有任何价值。另外，烦琐冗长的治疗准备过程可能并不合适某些癌痛患者，因此，未来的研究方向应该是尽可能简化脊髓电刺激疗法的标准操作流程。

（二）其他镇痛措施的作用

镇痛注射作为一种桥接疗法，可能有助于避免脊髓电极置入前的药物增加。另外，在脊髓电刺激治疗癌痛时，镇痛注射还可以作为一种诊断工具。利用局部麻醉药和类固醇进行简单的神经、神经根或硬膜外注射（化学神经调控）可使一些患者长期受益，且对以上注射产生反应的患者，也进一步被证明适合接受脊髓电刺激疗法。

（三）大剂量阿片类药物及其对脊髓电刺激疗效的影响

吗啡每天等效剂量超过120mg不适合非癌痛患者的长期治疗。如果患者有脊髓电刺激疗法的适应证，那么可以通过脊髓电刺激疗法来减少阿片类药物的用量。在疼痛和脊髓电刺激疗法的宣教中，阿片类药物停用被视为治疗成功的目标之一。但是对于癌痛患者而言，他们可能已经接受并适应了高剂量阿片类药物治疗。总之，非癌痛的脊髓电刺激疗法原则仍然适用于癌痛患者。尤其是对于前述第 1 类、第 2 类和第 3 类患者。但是对于第 4 类患者，脊髓电刺激疗法是否为最佳治疗策略仍需考量。

（四）脊髓电刺激疗法实施计划

实际上，癌痛患者的肿瘤治疗计划非常紧凑，并且无论是根治性还是姑息性的肿瘤治疗，都会削弱患者体质。因此接受脊髓电刺激疗法的患者，很难找到一个约 6 周的时间窗口用于术后恢复和脊髓电刺激程序优化。尤其是对第 3 类患者来说，可能更难以实现。另外，脊髓电刺激疗法是一种涉及异物置入的外科手术。置入物感染的风险为 1%～8%，具体取决于患者情况。免疫力低下的患者，感染的风险可能会增加。有些癌痛患者在脊髓电刺激疗法前可能已经置入了支架、导管或其他临时置入物，这也会增加其发生败血症的风险。

（五）磁共振成像（MRI）和计算机体层扫描（CT）监测

一些癌症患者需要定期接受 MRI/CT 检查。目前，在条件允许下，大多数脊髓电刺激疗法可以使用 MRI（图 23-1）。

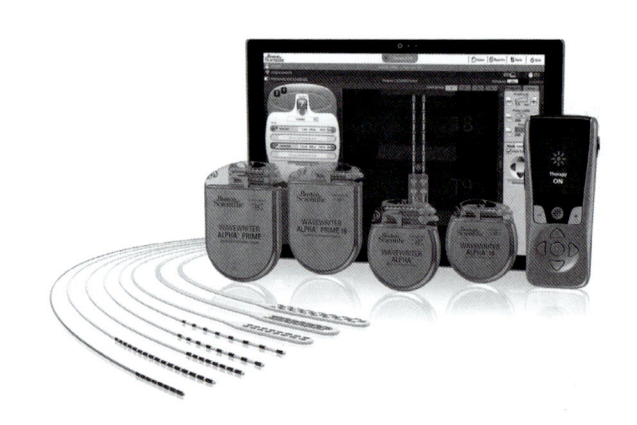

▲ 图 23-1　全身 MRI 引导的脊髓电刺激治疗设备实例

（六）MRI 的安全性

有些脊髓电刺激设备是专门用于进行全身 MRI 而制作的，而其他设备则使用目前已有的装置，将其标签扩展到低分辨率场景中使用。在选择设备之前，必须根据具体情况仔细考虑每个制造商的建议。此外，脊髓电刺激疗法中导丝和置入式脉冲发生器（IPG）的存在可能会干扰成像并影响肿瘤监测。

（七）疼痛与疾病进展

虽然疼痛体验并不总是与病变程度成正相关。但是，某些癌痛患者并不认

第23章 脊髓电刺激治疗癌症及相关疼痛
Spinal cord stimulation for pain caused by cancer and cancer treatment

同这一观点,他们经常对疼痛感到焦虑,认为疼痛与疾病进展和生存密切相关。因此,在进行脊髓电刺激治疗时,应与肿瘤治疗团队保持密切联系,以促进持续监测。

三、癌症相关脊髓电刺激疗法的技术问题

(一)电极置入和程序参数

电极置入需要将带电极接头的导丝穿入硬膜外腔,通常是通过大口径(14G)硬膜外针经皮穿刺。在术中,通常有时间绘制脊髓电刺激感觉图并进行感觉测试。

脊髓电刺激的目的是在疼痛区域产生令人舒适的感觉异常,这种神经反射对大多数脊髓刺激模式(感觉异常和亚感知脊髓刺激)都很重要。有临床证据表明,不同的脊髓刺激模式(电磁场的波形、振幅和频率)对疼痛机制的影响是不同的。

临床医生通常会根据实际情况,允许依次或同时使用不同的脊髓刺激模式。不做清醒状态下的感觉测试已经成为目前的常态,尽管这有可能获得好的结果,但在电极定位过程中省略测试可能导致定位不准确。

(二)身体习惯

脊髓电刺激疗法可在清醒患者体内置入电极,并对静脉镇静药物进行减量,以便于在术中进行感觉测试。有些医生更偏向在全身麻醉下置入电极,这种麻醉状态在测试时可以被逆转。另外,对于那些无法俯卧的患者,需要在全身麻醉下进行,且仅置入外科电极。

(三)置入式脉冲发生器(IPG)定位

使用固定装置将导丝固定在深筋膜上,固定装置会夹住导丝,以降低其移位的风险。将IPG放置在舒适的位置,通常是在位于髂嵴和第12肋骨之间的侧腹部,同时注意询问患者感受。如果患者非常瘦弱,则可将固定装置、导丝和IPG放在筋膜下靠肌肉的位置,并用筋膜将其覆盖。这样可以降低置入物疼痛和压疮的风险。有些患者可能无法忍受由于置入物明显导致的身体外形变化。

对于正在接受手术和肿瘤治疗的第3类和第4类患者,可在即将进行肿瘤/转移灶切除或其他手术(造瘘术等)的手术入路区进行脊髓刺激系统置入。置入物可能阻碍放疗射线轨迹。硬膜外腔中导丝的位置由目标疼痛区域决定。综合以上因素,IPG位置的选择需要提前与肿瘤科、放射科、放疗科和外科团队进

行讨论。

(四) 导丝定位

脊柱是一种三维结构，节段性 Aβ 纤维沿脊髓横向向上分层。中线位置的定义是电生理中线与二维椎弓根内侧之间的中点位置（图 23-2）。

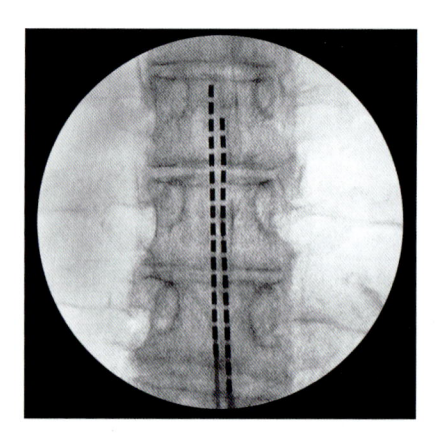

▲ 图 23-2　用于治疗背部、骨盆和双腿部疼痛而在下胸椎上方中线位置置入两条 **16 触点 SCS 导丝的 AP 透视图**

横向位置在假想线的外侧。有时，当神经病变导致明显的感觉缺失时，侧位导丝置入可取得良好的效果（图 23-3）。有些操作者会简单地采用纵向放置，有些则会采用经椎间孔放置。

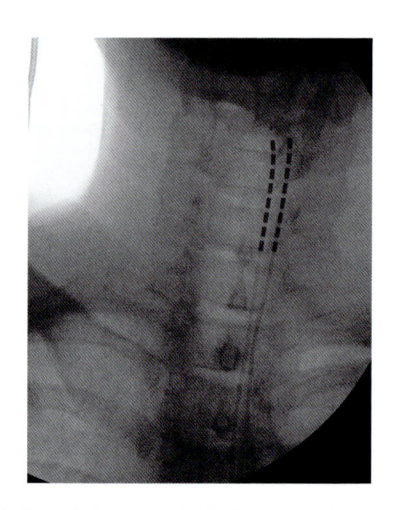

▲ 图 23-3　用于治疗手臂疼痛在颈椎中线和侧线位置置入导丝的 **AP 透视图**

（五）影响导丝置入的技术问题

如果硬膜外腔或进入硬膜外腔的通道（即进针点）受到损害（常见原因是局部感染、肿瘤、手术或金属置入），则无法安全地进行脊髓电刺激疗法。

（六）可充电设备和不可充电设备的选择

可充电式 IPG 不仅可提供 9～12 年的效能（取决于制造商），同时也允许根据客户需求进行高级程序设计（需要高昂的费用）。然而，充电对某些患者来说是一项负担。可以根据以下几个因素来决定设备类型的选择：患者预期寿命、疾病发展轨迹、患者认知功能和护理支持方式。有些制造商生产的可充电设备不允许全部电量耗尽。另外，有些患者可能需要长期的住院治疗，因此难以管理治疗设备，可能会导致其完全失去治疗效果，这种情况下使用不可充电的 IPG 可能会更好。

（七）为脊髓电刺激供电的射频耦合设备

首批置入式设备使用的是外部射频耦合，这种装置已被可完全置入的大型锂氧化物电池 IPG 所取代。可充电电池是后来发展起来的。目前，已开发出内部装有微型接收器的导丝或拇指甲大小、可由外部设备供电的导丝。未来，电极置入可以通过更微创的手术来完成，这或许会受到患癌群体的青睐。

（八）免疫抑制和凝血功能受损

感染始终是一个令人担忧的问题，所有开展脊髓电刺激疗法的中心都必须遵循围术期预防性使用抗生素原则。建议在置入设备前尽可能纠正凝血功能障碍，以减少神经系统并发症和出血风险。

四、疗效评估

脊髓电刺激只能用于治疗机体生物学方面的疼痛。而复杂性疼痛，无论是否与癌痛相关，都需要考虑和处理患者社会心理和精神方面的问题。对于这类患者，治疗前设定明确的目标，当达到预期目标时，他们对治疗效果会更加满意。

每个人都有自己的特殊需求，神经调控团队在进行评估时应充分了解这些需求：①减轻疼痛；②减少用药量；③改善睡眠；④增强活力；⑤改善情绪。

五、疼痛新发或复发

疼痛复发或出现新的疼痛时，可能表明疾病正在进展。重要的是根据患者需要来调整脊髓电刺激治疗程序，并考虑是否需要对疼痛变化的原因进行评估和调查。在某些情况下，同时使用其他镇痛措施可能会有所帮助，例如，神经松解术、脊髓切断术、其他神经外科手术（见第4章、第21章和第25章）和置入式的鞘内药物输注系统（见第18章）。

六、脊髓电刺激疗法治疗癌痛的相关文献

早期的出版物描述了晚期癌症患者接受永久性脊髓刺激置入物的情况或因皮肤创面部位感染（连续3~67天，总持续时间大于1年）而需要长期更换临时经皮导丝的情况。随后一篇文章对454例接受了脊髓电刺激疗法的患者进行回顾性分析，其中52例患有癌痛。共有87%的患者疼痛明显缓解。对于第5类患者而言，如果疼痛控制不理想，导致患者无法出院或接受临终关怀，那么这种长期经皮硬膜外导丝与外部脉冲器连接的早期经验可能是一种有效的治疗方案。感染是外置导丝的主要风险，与其他经皮治疗类似，精细的手术技术和术后护理有助于确保导丝在数周内免受感染。如果导丝周围的皮肤出现炎症，可取出导丝，待皮肤愈合后再重新置入。

目前的文献仅包括病例报道或小型病例系列。例如，2例化疗引起的周围神经病变患者成功接受了脊髓电刺激疗法。Yakovlev等发表了几篇关于脊髓电刺激成功治疗癌痛（无活动性疾病）的报道，其中包括2例手术/放疗后神经病理性疼痛患者、14例顽固性慢性胸痛患者和15例顽固性慢性腰痛患者。

来自MD安德森癌症中心（美国得克萨斯州休斯顿）的疼痛治疗团队分享了2006年7月15日至2009年7月14日期间置入ITDD泵和SCS的感染性并发症数据，其中包括对59例SCS置入病例的回顾。

总的来说，许多综述建议将脊髓电刺激疗法作为癌痛的早期干预方式。其优点是治疗完全可逆、治疗无效时无戒断期、可减少对阿片类药物的依赖，以及手术安全性高。

2013年，在Cochrane发表的关于脊髓电刺激治疗癌痛的综述中无随机对照试验，且仅有4个纵向病例系列和14个病例报道。2015年，Cochrane在一项关于脊髓电刺激治疗成人癌痛的综述中认为现有证据不足以确定脊髓电刺激疗法在癌痛治疗中的作用，仍然需进一步研究。

第23章 脊髓电刺激治疗癌症及相关疼痛
Spinal cord stimulation for pain caused by cancer and cancer treatment

学习要点

- 肿瘤治疗的最新进展表明有时可将其视为一种慢性疾病。
- 肿瘤治疗效果好并不意味着患者伤残程度轻。例如，已治愈的癌症幸存者有难以控制的疼痛，以及肿瘤带来的疾病行为和心理负担。
- 肿瘤学的发展应与逐渐形成的多模式疼痛管理策略相匹配，旨在改善患者生活质量。
- 脊髓电刺激疗法可用于治疗癌症相关疼痛，其费用是被纳入医保的，但目前尚未得到充分利用。
- 研究表明脊髓电刺激疗法不仅可以提高非癌痛患者生活质量、睡眠质量、情绪和活动能力，还能降低医疗成本和药物依赖。对于特定的癌痛患者来说，脊髓电刺激疗法不仅可以带来上述益处，或许还可以延长生存期。

拓展阅读

[1] Cata JP, Cordella JV, Burton AW, Hassenbusch SJ, Weng HR, Dougherty PM (2004). Spinal cord stimulation relieves chemotherapy-induced pain: a clinical case report. J Pain Symptom Manage, 27(1), 72-78.

[2] Eldabe S, Duarte RV, Gulve A, Thomson S, Baranidharan G, Houten R, et al. (2020). Does a screening trial for spinal cord stimulation in patients with chronic pain of neuropathic origin have clinical utility and cost- effectiveness (TRIAL- STIM)? A randomised controlled trial. Pain, 161(12), 2820-29.

[3] Engle MP, Vinh BP, Harun N, Koyyalagunta D (2013). Infectious complications related to intrathecal drug delivery system and spinal cord stimulator system implantations at a comprehensive cancer pain center. Pain Physician, 16(3), 251-57.

[4] Lihua P, Su M, Zejun Z, Ke W, Bennett MI (2013). Spinal cord stimulation for cancer-related pain in adults. Cochrane Database Syst Rev, 2, CD009389.

[5] Peng L, Min S, Zejun Z, Wei K, Bennett MI (2015). Spinal cord stimulation for cancer-related pain in adults. Cochrane Database Syst Rev, 6, CD009389.

[6] Shealy CN, Mortimer JT, Reswick JB (1967). Eelectrical inhibition of pain by stimulation of the dorsal columns: preliminary clinical report. Aanesth Aanalg, 46(4), 489-91.

[7] Shimoji K, Hokari T, Kano T, Tomita M, Kimura R, Watanabe S, et al. (1993). Management of intractable pain with percutaneous epidural spinal cord stimulation: differences in pain-relieving effects among diseases and sites of pain. Aanesth Analg 77(1), 110-16.

[8] Smith TJ, Staats PS, Deer T, Stearns LJ, Rauck RL, Boortz-Marx RL, et al. (2002). Randomized clinical trial of an implantable drug delivery system compared with comprehensive medical management for refractory cancer pain: impact on pain, drug-related toxicity, and survival. J Clin Oncol, 20(19), 4040-49.

[9] Thomson S, Huygen F, Prangnell S, De Aandrés J, Baranidharan G, Belaïd H, et al. (2020). Aappropriate referral and selection of patients with chronic pain for spinal cord stimulation: Eeuropean consensus recommendations and e-health tool. Eeur J Pain, 24(6), 1169-81.

[10] Tomycz ND, Ortiz V, Moossy JJ (2010). Simultaneous intrathecal opioid pump and spinal cord stimulation for pain management: analysis of 11 patients with failed back surgery syndrome. J Pain Palliat Care Pharmacother, 24(4), 374-83.
[11] Yakovlev AE, Eellias Y (2008). Spinal cord stimulation as a treatment option for intractable neuropathic cancer pain. Clin Med Res, 6(3-4), 103-106.
[12] Yakovlev AE, Resch BE, Karasev SA (2010). Treatment of cancer- related chest wall pain using spinal cord stimulation. Am J Hosp Palliat Care, 27(8), 552-56.

第 24 章 放射肿瘤消融技术
Radiological tumour ablative techniques

Gaurav Sundar 著

一、概述

（一）热消融术的类型

热肿瘤消融术通常使用射频电流、微波或激光产生的热量，或者使用过冷液态气体冷却来进行。在应用探针尖端的极端高温或冷却之前，使用专门的探针在成像引导下进入肿瘤。探索周围的组织，在距离探针顶端一定距离内，会发生凝固性坏死，导致肿瘤细胞死亡。

射频消融术（RFA）通过放置在肿瘤内的电极来发射的高频交流电。电流可引起电极周围组织中离子的振动，产生的摩擦热能导致组织温度的升高。当温度达到100℃时，可导致消融组织的凝固性坏死和蛋白质变性。接地电极放置在患者的皮肤上，这样可以均匀地分配电流，防止组织炭化。因为炭化的组织是电的不良导体，会使组织绝缘。消融范围取决于所使用交流电的功率及其使用的持续时间，它通常限于以电极尖端为中心的3～4cm直径的球体内。而多个电极可以同时放置在病灶内，将协同消融直径增加到5cm以上。

微波是指频率在900～2450MHz的电磁波，它们通过介质电滞产生热量，其原理是通过消融组织中的水分子从施加的电磁波中吸收能量并将其转化为热量。微波消融可以持续达到100～150℃的消融温度，产生3～5cm的消融区。其峰值温度可比RFA更快达到，因此能使缩短消融时间。微波消融产生热量的机制与射频消融的不同之处在于它可以通过脱水和炭化的组织传播热量。肺泡囊中的空气会起到隔绝射频电流的作用，因此该技术对于肺部病灶效果较好。

微波消融术相对于射频消融术的另一个优点是对于治疗大血管附近的肿瘤时更有效，因为血管附近的"散热效应"可以从消融术区带走热量。

冷冻消融是通过冷冻探针将压缩的液态氩气注入肿瘤。当氩气膨胀时，它会使肿瘤周围组织冷却到 –20℃以下，这会使细胞内产生冰晶，导致细胞蛋白质变性、细胞内结构的剪断，以及细胞膜破裂。冷冻组织的快速解冻会使其微血管闭塞，导致细胞缺氧缺血坏死。冷冻消融需要使用多个冷冻探针，因此消融时间通常比前两者要长。

（二）疼痛缓解的机制

热消融术可用于治疗肝、肺或肾肿瘤，通常以治疗为目的，而疼痛缓解可能是这种治疗附带产生的结果。

在非肿瘤学领域，射频消融术在治疗良性疾病的疼痛，如骨样骨瘤和三叉神经痛中也发挥着重要作用。

最近，有进行对放射学引导下经皮消融术的研究，其目的是缓解对常规镇痛疗法无效的不可切除肿瘤的疼痛（见第 16 章和第 26 章）。

消融术在恶性肿瘤所致疼痛中的镇痛机制尚不清楚。对于内脏器官消融术来说，其潜在机制是组织凝固性坏死可使肿瘤液化并缩小其体积，从而降低肿瘤组织内部的压力。这可能对有包膜的肝脏和肾脏肿瘤特别有效，因为这些癌痛是由于肿瘤牵伸对疼痛敏感的器官包膜而引起的。

在骨性病变疼痛中，由于骨膜对高温相当敏感，消融术就可以通过破坏骨膜中的感觉神经纤维来缓解疼痛。

肿瘤细胞破坏所产生的炎性细胞因子（如肿瘤坏死因子 α 和白细胞介素）是消融镇痛的另一个潜在机制。

（三）消融技术的选择

在为特定病变选择合适的消融技术时，有几个因素需要考量，其重要的决定因素是可用性、操作员偏好和专业技术。

位于大血管（直径＞3mm）附近的肿瘤由于热沉效应，在热消融后复发的风险更高，因为这些大血管中的血液流动产生的对流阻止了邻近组织的加热或冷却。微波消融术可避免热沉效应的影响，因此是这类病变的首选方法。

当只使用一个探针时，消融术通常最大消融直径为 3～5cm。因此，使用单个探针治疗时，通常肿瘤最大直径为 3cm，以允许肿瘤周围存在 1cm 的无肿瘤区。对于 3~5cm 的肿瘤，可以使用 RFA 或冷冻消融术以实现更大的消融范围，或者可以使用更加耗时的连续重叠消融术。

在肾癌治疗中，低温消融术已被证明可降低位于中央位置的肿瘤对集合系统造成热损伤的风险。

（四）影像引导的选择

热消融术可以在开放性手术或腹腔镜手术时进行，也可以在影像引导下经皮进行。CT 和超声是引导放射消融最常用的影像学技术。

消融术也可在透视下（针对骨性病变）或 MRI 下进行。

超声检查可以实时显示针和探头的位置，对于引导放置在呼吸过程中移动明显的腹内器官结构的针头尤其有用。超声检查可以避免电离辐射的使用。超声设备易于获得，且便于携带，可以在手术室使用。超声检查的主要缺点是对膈下肝病变、肺病变和骨性病变的可见度有限。虽然消融过程中形成的气泡可以作为消融区域的替代标志物，但这会使术野能见度降低，并可能使重叠消融或多个病变的治疗变得困难。同样地，在冷冻消融过程中，形成的冰球也会遮蔽前缘深处的组织。

CT 是骨性和肺部病变消融的首选影像学检查。它提供了清晰的解剖细节，并允许调整探针的放置，特别是在技术上具有挑战性的领域（如靠近心包或主要血管的病变）。碘造影剂的使用可以使断流消融区得以区分。在手术结束时，增强 CT 也可以准确地确认消融术是否成功。此外，围术期并发症，包括出血和非靶器官损伤可以通过 CT 进行更明确的诊断。

二、步骤

（一）患者的选择

传统上，对于不适合进行手术治疗的原发性或转移性恶性肿瘤患者，消融术是治疗或控制疾病有效的选择。当以治疗为目的时，选择患者的标准相当严格，取决于其肿瘤的大小、数量和位置。

对于骨转移患者而言，消融术通常是用于姑息治疗，而不是控制疾病的发展，因而其治疗的成功标准并不是肿瘤无复发和无肿瘤边缘的存在。

对于原发性肝细胞癌，消融术适用于 Child-Pugh A 或 B 型肝癌，以及至多三个肿瘤且小于 3cm 或单个肿瘤小于 5cm 且未转移的患者。

对于伴有肝转移的结直肠癌患者，如果他们不适合手术治疗，并且其转移瘤为单个且小于 3cm，则可以选择消融术。

对于肾细胞癌患者，可以对 T1a 肿瘤（小于 4cm，局限于肾脏）及部分外生型 T1b 肿瘤（小于 7cm，局限于肾脏）进行消融治疗。

原发性肺癌的治疗标准是手术切除。对于不适合手术的及肿瘤距离大气道和中央血管至少 1cm 以上的患者，可以进行消融术。消融术也是治疗不同肺叶卫星结节的一种选择，可用于原发性或孤立性的肿瘤复发的治疗。

放疗是疼痛的骨性肿瘤的主要治疗方法。对于存在骨转移并且不适合接受放疗的患者，或者使用传统方法无法治愈疼痛的患者来说，可以选择消融术进行治疗。骨肿瘤可因为病理性微骨折引起疼痛，因此消融术通常与骨水泥成形术或其他机械骨固定术等骨增强手术相结合。

经皮消融术的相对禁忌证是未纠正的凝血功能障碍和肿瘤因其位置不适合经皮消融。后者可以选择开腹消融术。

（二）麻醉和术前注意事项

经皮放射消融术通常在介入放射室进行。手术前，介入放射科医生和麻醉医生必须对患者进行评估，然后由介入放射科医生进行手术。

热消融可以在局部麻醉、清醒镇静或全身麻醉下进行。麻醉选择取决于麻醉医生的偏好、肿瘤的位置及患者的并发症等。全身麻醉可提供良好的镇痛效果，并使患者处于舒适的受控环境中，特别适用于微小病变或肿瘤靠近重要解剖结构的患者，因为患者的运动和呼吸可能会导致非靶向消融。

所有患者必须进行全面的术前麻醉评估，包括心血管和肺功能评估。手术前必须提供患者近期的血型、全血细胞计数、血红蛋白和凝血情况，并且为防术中出血或其他因素，需要进行备血。根据国家指南，对于正在接受抗血小板或抗凝治疗的患者需要在术前 2～7 天停用这些药物。

组织学诊断并不是必需的，尤其是对于肝细胞癌和肾细胞癌患者，因为他们有高度特异性的放射学标准来做出准确的诊断。如果患者需要活检，可以在消融前或消融时进行取样。

患者必须有近期的 CT 或 MRI 检查结果，以评估肿瘤的大小、位置和范围。此外，如果消融是在超声引导下进行的，在术前对患者进行超声检查是有所帮助的，以确保患者病变在超声上可见，并可提前规划入路方案。

在给药和输液之前，需要对患者建立足够的静脉通路。术前抗生素的使用则取决于当地的政策。

(三)步骤要点

根据肿瘤位置和入路方案,患者可采用仰卧位、侧卧位或俯卧位姿势,都需符合无菌标准原则。

进行射频消融术时,首先需将接地垫放置在患者的大腿或远离术野及需要避开的部位(如金属置换关节)等。

在成像引导下放置射频电极于肿瘤中心。电极可以是一个简单的直针或多针,并且可以内部冷却以防止组织炭化。

将针头连接到射频发生器上,使其产生交流电,则可在病变组织中产生热量。每个周期消融持续时间为 2~5min,这取决于电流的功率及肿瘤的大小。

在消融结束时,可在较低温度下消融针道,并同时撤针以防止肿瘤种植。

微波消融技术与射频消融技术类似,但不需要接地垫。它将一个 14~17G 的天线直接放置在目标病变中,然后把天线连接到一个产生微波的发生器上来消融肿瘤。消融时间是不等的,取决于肿瘤大小和应用能量的功率,但通常比 RFA 时间短。与 RFA 一样的是,在消融结束时,可以进行针道消融。

冷冻消融是使用放置在肿瘤内的金属冷冻探针,在探针轴周围形成一个冰球,使用多个不同大小的探针可以使冰球的形状覆盖整个肿瘤。冷冻周期结束时,在从肿瘤中取出探针之前就开始解冻周期。根据肿瘤的大小和所用探针的数量,消融时间为 15~30min,甚至更长。

(四)技术的挑战及解决方法

某些部位的肿瘤消融在技术上更具挑战性,需要额外的步骤和注意事项。

在靠近胃或结肠的部位进行肾和肝肿瘤的消融有热损伤的危险。消融开始前于腹腔内注射 5% 葡萄糖溶液,可使肠襻与肿瘤分离,以免受热损伤。

消融靠近肾门的肿瘤有引起输尿管损伤和狭窄的风险。对于这样的肿瘤,可以在手术过程中放置输尿管导管,从输尿管导管注入温盐水可以尽量减少输尿管损伤的风险。

膈下病变的消融有胸膜侵犯及气胸的风险。为了避免探针多次经过胸膜,可以制造人工水胸或气胸,并在手术结束时将液体或气体引流排尽。

在消融肿瘤邻近的大血管,如门静脉或肝动脉时,临时或永久的闭塞血管可以减少热沉的影响。这通常可以通过血管内入路使用闭塞球囊或颗粒栓塞剂来实现。

(五)术后护理及随访

术后需立即监测患者的生命体征,包括脉搏、血压和血氧饱和度,前 2h 每

15 分钟监测一次，接下来的 2h 每 30 分钟监测一次。后续的监测情况视患者的病情而定。

大多数经皮热消融患者可以在手术当天出院。部分有并发症或并发症发生可能性较大的患者可留院观察。如需必要，术后镇痛应维持若干日。

术后 4~6 周时增强 CT 或 MRI 结果是评估治疗是否成功的标准。

非增强消融区周围的弱增强边缘通常是由热损伤区周围的反应性组织灌注引起的良性改变。

残余肿瘤可表现为原发肿瘤周围的结节性增强区域。

在影像学检查后进行临床评估可以确认患者症状是否改善。

建议在术后第 3 个月、第 6 个月、第 9 个月和第 12 个月时进行复查，若无残留病灶或肿瘤复发，可改为每 12 个月复查一次。

（六）并发症

热消融术后最常见的并发症是出血，不过其需要输血或手术治疗的大出血发生率不到 1%。

根据肿瘤的位置，其邻近结构和器官有受到机械损伤的风险，可能导致气胸、胆汁泄漏或尿液泄漏，或者胃肠道热损伤的发生。这些并发症大多是自限性的，只有少数情况需要进一步的手术或其他干预措施。

胆道或肾集合管阻塞的患者可能发生局部感染和脓肿。这种情况下，需要使用支架和引流管减压，并在术中使用抗生素预防。

其他罕见的并发症包括肿瘤播散和皮肤烧伤。针道消融和精细的技术可降低这些风险的发生。

学习要点

- 对于不适合外科手术或常规镇痛方式难以缓解的癌痛患者而言，放射引导下的热消融术可以减轻疼痛。
- 疼痛缓解的机制是由多种因素共同达成的，包括降低肿瘤内的压力及使对疼痛敏感的神经纤维产生热损伤等。
- 手术可在全身麻醉或清醒镇静下进行。
- 每种消融术都有其特定的优缺点。
- 消融技术和影像引导的选择取决于患者肿瘤的位置、大小和术者的偏好。

第24章 放射肿瘤消融技术
Radiological tumour ablative techniques

- 3cm 以内的肿瘤通常适合使用单探针消融，但 3cm 以上 5cm 以下的较大肿瘤需进行重叠和多次消融。
- 可能需要采取额外的措施来防止相邻结构产生的热损伤或减少热沉效应的发生。
- 最常见的术后并发症是出血，但大多数患者不需要治疗。
- 大部分患者可以在手术当天出院。

拓展阅读

[1] Allen BC, Remer EM (2010). Percutaneous cryoablation of renal tumors: patient selection, technique, and postprocedural imaging. Radiographics, 30(4), 887-900.

[2] Locklin JK, Mannes A, Berger A, Wood BJ (2004). Palliation of soft tissue cancer pain with radiofrequency ablation. J Support Ooncol, 2(5), 439-45.

[3] Patel IJ, Pirasteh A, Passalacqua MA, Rrobbin MR, Hsu DP, Buethe J, et al. (2013). Palliative procedures for the interventional oncologist. AJR Am J Roentgenol, 201(4), 726-35.

第 25 章　脑射频毁损治疗癌痛
Radiofrequency brain lesioning for cancer pain

Abteen Mostofi　Erlick Pereira　著

目前，大多数治疗非癌症患者慢性疼痛的神经外科手术都涉及神经调节装置的置入，如脊髓或深部脑刺激器。然而，神经刺激器的缺点在很大程度上阻碍了它们在癌痛姑息治疗中的使用。其缺点包括与置入相关的感染风险和并发症的增加，长时间的手术需要全身麻醉，刺激器的编程及滴定参数可导致治疗效果的延迟，以及预期寿命有限的患者需要支出的大额费用等。

脑毁损治疗主要用于缓解癌痛。它是最具有侵袭性的干预疼痛的治疗方法之一，或许会造成意外的、不可逆转的神经功能损伤。因此，患者在接受拥有专业脑毁损疼痛知识的神经外科医生治疗之前，通常会尝试其他有效果的微创治疗方法。

癌痛治疗最常见的两种脑毁损术是扣带回切开术和丘脑毁损术。这些手术通常在患者清醒的情况下进行。本章将简单讨论立体定向手术的原理和实践，特别是扣带回切开术和丘脑毁损术。

一、立体定向神经外科：原理与实践

立体定向神经外科通过使用以外部为参照系的三维坐标系统来精确定位大脑结构。立体定向射频毁损是使用具有绝缘轴和非绝缘尖端的电探针来造成组织毁损。探针可通过预设的轨迹穿过大脑到目标结构。在目标结构中，射频交流电通过专用射频发生器流经探针，引起尖端加热，使周围组织发生热凝固。

一般来说，通过立体定向手术产生脑组织毁损包括以下步骤。

1. 获取高分辨脑部磁共振，以便规划目标大脑区域和进针轨迹。

2. 基于 MRI 结果，描绘目标脑区和进针的轨迹。

3. 以上步骤可在术前数日至数周内完成。

4. 手术当天，在局部麻醉下，用颅骨钉将立体定向支架固定于头部。它可以作为笛卡尔坐标系的固定参照系，用于定位大脑中的任意位点。

5. 在原位使用立体定向框架采集脑部 CT 体积扫描结果。

6. 以上述 CT 与 MRI 的结果为基础，在立体定向框架的坐标空间中规划出目标脑区和进针轨迹。

7. 将立体定向框架固定在手术台上，使患者呈仰卧位或半坐卧位（图 25-1）。

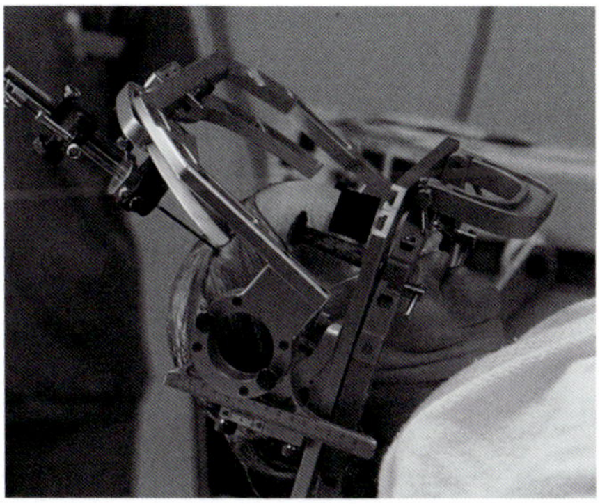

▲ 图 25-1　患者在接受立体定向神经外科手术，其头部固定在立体定向框架内

8. 调整立体定向框架上的仪器支架，使探针经预定的轨迹到达预定脑区的准确空间坐标。

9. 在局部麻醉下，对每条进针轨迹行手术切口钻孔或螺旋钻孔开颅术。

10. 通过颅骨钻孔将探针送至目标脑区。

11. 如有需要，可通过探针在靶区和邻近区域测试电刺激，以评估治疗效果和（或）不良反应。

12. 如果治疗效果和不良反应是可接受的，则使用射频发生器将探头加热到 80℃ 持续 30~90s 以形成毁损。

13. 取出探针并关闭切口。

手术步骤通常是在局部麻醉下，即患者清醒的情况下进行，这对于癌症患者来说是有利的，因为对于这类患者而言全身麻醉会比局部麻醉危险性更高。对于不需要术中进行评估的扣带回切开术来说，如果经患者同意，可以在全身麻醉下进行手术。

二、扣带回切开术

（一）基本原理

扣带回位于大脑半球的内侧，围绕着胼胝体，它大致分为前部和后部。前扣带回皮质（ACC）是"内侧"中枢性疼痛通路的一部分，涉及疼痛的情绪反应、情感体验等方面。具体来说，前扣带回皮层被认为是能够评估人类对疼痛的情感认知或反应（效价或显著性），而不是对疼痛本身的感知或感觉。

前扣带回皮质疼痛的表现似乎没有明显的偏侧化。因此，扣带回切开术通常会对前扣带及其深部的白质束（即扣带）造成多发的和双侧连续性毁损。

治疗效果通常表现为患者减少与疼痛相关的情绪困扰。换言之，患者觉得不那么被疼痛"困扰"了。

（二）患者的选择

当出现医学上难治性弥漫性全身或半身疼痛、头颈部恶性肿瘤引起的疼痛或其他介入手段无法更有效地针对的轴向或双侧疼痛，并且出现与之相关的显著情绪困扰时，患者可以选择行扣带回切开术。此外，扣带回切开术可能还可使患有呼吸困难的患者受益，因为有报道称其可以改善患者"空气饥渴"的主观感觉。患者必须能够保持清醒地接受手术（从使用到移除立体定向框架的总时间约为 60min），在适应证范围内患者也可选择在全身麻醉下接受手术。任何抗凝治疗都需在术前和术后 1 周内停止使用，以免出现血栓栓塞并发症的风险。肿瘤脑转移引起的脑解剖异常是手术的一种禁忌证。

（三）手术注意事项

为了避免全身麻醉的并发症，术者倾向于在局部麻醉状态下清醒地进行扣带回切开术。在手术开始时静脉给予地塞米松，并于术后继续口服几日。术者会在侧脑室额角前缘后 20mm，中线外侧 10mm，侧脑室顶上方 2mm 处定义一个目标区。颅骨入口点则位于冠状缝合线附近，距中线外侧 15~20mm。术者在目标脑区做一个毁损灶，并以 3~10mm 的距离（取决于探针的有效尖端长度）取出探头，这些操作可使其在 ACC 的背腹轴上形成 15~20mm 的连续毁损（图 25-2）。

（四）手术效果

由于患者、操作技术、适应证和随访时间的原因，扣带回切开术相对不常

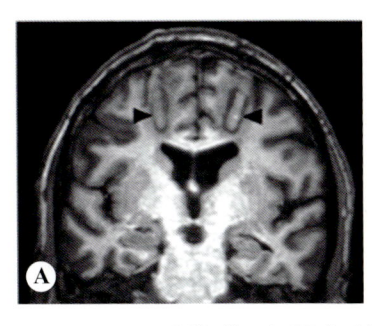

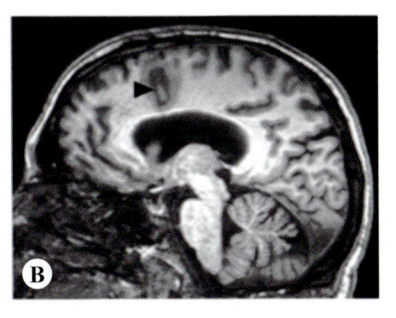

▲ 图 25-2　双侧扣带回切开术后的冠状面（A）和矢状面（B）T$_1$ 加权像 MRI 表现（箭）

见，病例很少且参差。然而，在最近的研究中发现，60%～70% 的患者可维持 3 个月或更长时间的疼痛缓解，但随着时间的推移，其疼痛缓解的效果可能会趋于下降。

（五）风险和并发症

患者常见的不良反应包括一过性精神错乱、神志不清、言语障碍或脱抑制性发言，以及尿失禁，这些不良反应通常会在术后几天内完全消失。显著的持续性神经认知影响并不常见，曾经有一过性全身性失语和癫痫发作的罕见报道。手术并发症包括与探针入脑相关的症状性颅内血肿（＜1%）和手术部位的感染（＜1%），但前者的并发症很少发生致命危险（＜0.1%）。

三、丘脑毁损术

（一）基本原理

丘脑是上行疼痛神经通路中的一个重要组成部分。脊髓丘脑纤维主要终止于丘脑腹后核（VP），第三级丘脑皮层神经元将疼痛信息传递到包括感觉皮层在内的大脑皮层区域。VP 包括了控制头部和面部表征的丘脑腹后内侧核（VPM），以及控制上肢和下肢表征的丘脑腹后外侧核（VPL）外侧的躯体定位组织。图 25-3 显示了 VP 的解剖结构。

脊髓网状丘脑和一小部分脊髓丘脑纤维终止于丘脑板内核群的中央中核 - 束旁核复合体（CM-PF）的内侧。CM-PF 与基底神经节以及大脑皮层（包括躯体感觉皮质和 ACC）相互连接，是脊髓丘脑系统和调节疼痛情绪相关的"内侧"疼痛通路中的重要结构。

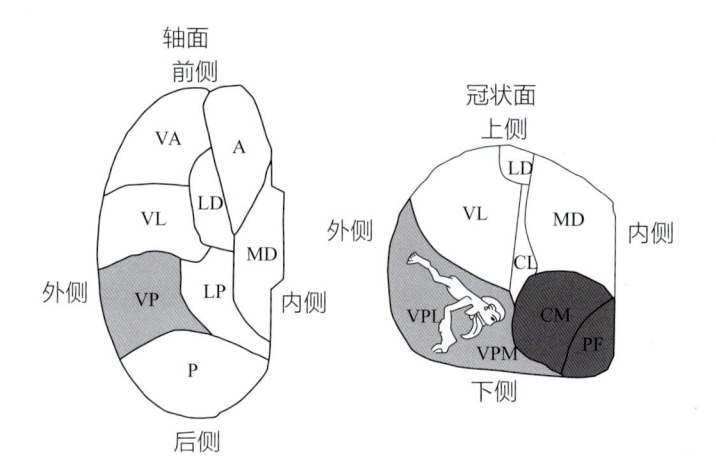

▲ 图 25-3 丘脑核详细解剖结构，包括轴面和冠状面，标记出了 VP（浅灰色）和 CM-PF（深灰色）。冠状面上的区块展示了 VP 的功能区域，包括掌管头部和面部的内侧区（VPM），及掌管手臂和腿部的外侧区（VPL）

其他丘脑核：A. 前核群；CL. 中外侧核；LD. 背外侧核；LP. 后外侧核；MD. 内侧背核；P. 枕；VA. 腹前核；VL. 腹外侧核

（二）患者的选择

丘脑毁损术通常是单侧进行的，因为双侧丘脑毁损神经系统不良反应的发生率较高。其适应证包括医学上难治性、区域性、对侧性的疼痛，尤其是局限于与躯体感觉区相邻身体部位的神经病理性疼痛。因此，它可以被认为是治疗腿部或手臂疼痛的脊髓切断术的一种替代方法，并且对于单侧头部、颈部和面部的疼痛特别有效。因为术中需要对患者行疼痛刺激和功能评估，所以他们须在局部麻醉下清醒地耐受手术。患者在手术台上进行有效沟通的能力对于功能评估至关重要。手术的整个过程约需持续 1h，其主要取决于行毁损操作前对患者行完善的术中评估所花费的时间。与扣带回切开术一样，围术期需要停止抗凝治疗，而脑转移肿瘤可能是禁忌证，因为异常的大脑解剖结构，包括广泛的脑白质缺血性疾病，可能会限制手术疗效。

（三）手术注意事项

术者通常在 VP 和 CM-PF 中都预设靶区，如果其中一个靶区在术中测试刺激时不能达到满意的效果，则可以试验另一个靶区。对于上肢疼痛的治疗，VPL 靶区位于中线后外侧区 13mm 处。该位点向内或向外移动 2~4mm 处，分别是针对头/脸或下肢治疗的靶点区。CM-PF 靶区在 VPL 位点前方和内侧各

5mm。开颅入口处在冠状缝合线上面或前面，术中入径时需避开血管、脑沟和脑室。

与扣带回切开术一样，围术期给予患者地塞米松。探针可从目标近端 2mm 到远端 2mm 进行逐步探测。在每个位点上，施加 100Hz 频率的刺激，并逐渐增加强度，同时要求患者反馈其感觉。手术终点是找到一个"热点"，在这个"热点"处施加刺激会使患者产生愉快或温暖的感觉，并能覆盖其身体的痛觉。一般情况下，在 VP 中比在 CM-PF 中更容易找到"热点"，在 CM-PF 中，测试刺激后的感知是可变的，并且躯体位置不那么突出，而在 VP 中，如果刺激在目标躯体部位附件被感知，根据解剖结构，探针可以在该轨迹内侧或外侧 2～4mm 的区域逐步试探。当术者找到 100Hz 刺激时效果最突出的位点后，以 2Hz 的频率进行逐步刺激，以确保不会因内囊的触碰而产生运动性的不良反应，因为内囊的损伤可能会导致永久性运动障碍。如果患者对刺激的反应是有效的，那么术者就可以在这个位点上行脑部毁损（图 25-4）。

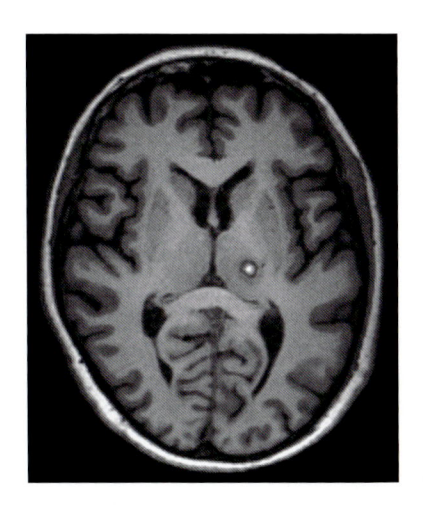

▲ 图 25-4　治疗上肢疼痛的左 VPL 丘脑毁损术术后轴状面 T_1 加权像 MRI 结果

（四）手术效果

手术效果的数据来源局限于少数具有异质的患者群体、多样的随访和定义不一致的丘脑核靶区的历史病例。约 50% 患者的疼痛缓解能持续 2～3 个月以上，约 20% 的患者能够完全缓解，但是疼痛的缓解通常会随着时间的推移而减弱。

（五）风险和并发症

全面细致的术中评估能降低丘脑毁损术的风险。然而，一过性的感觉运动缺陷、语言障碍和持续数天的精神错乱症状却并不罕见。行 VP 毁损术的患者可能会留下永久性的感觉缺失，偶尔还会出现感觉障碍。出于此原因，一些术者更倾向 CM-PF 而不是 VP 丘脑毁损术。与扣带回切开术一样，丘脑毁损术的并发症也包括了颅内血肿和手术部位的感染。

学习要点

- 立体定向扣带回切开术和丘脑毁损术可以有效地缓解癌痛。
- 手术需在局部麻醉下清醒进行，并且长期不良反应的发生率非常低。
- 脑损伤的疼痛缓解可能会随着时间的推移而减弱，但多数患者的疼痛缓解持续时间可长达 3 个月或更久。
- 扣带回切开术适用于轴性或双侧疼痛并伴有情绪困扰的患者。
- 丘脑毁损术适用于具有体表分布（如半侧脸、手臂或腿部）的侧向区域性疼痛。

拓展阅读

[1] Farrell SM, Pereira EAC, Brown MRD, Ggreen AL, Aaziz TZ (2021). Nneuroablative surgical treatments for pain due to cancer. Nneurochirurgie, 67(2), 176-88.

[2] Mostofi A, Rezaei Haddad A, Bourlogiannis F, Pereira EAC (2020). Stereotactic radiofrequency ventral posterolateral thalamotomy for cancer pain. Nneurosurg Focus Video, 3(2), V17.

[3] Rezaei Haddal A, Hayley J, Mostofi A, Brown M, Pereira E (2021). Stereotactic radiofrequency thalamotomy for cancer pain: a systematic review. World 151, 225–234.

[4] Viswanathan A, Harsh V, Pereira EA, Aziz TZ (2013). Cingulotomy for medically refractory cancer pain. Neurosurg Focus, 35(3), E1.

[5] Weigel R, Krauss JK (2004). Center median- parafascicular complex and pain control. Stereotact Funct Nneurosurg, 82(2-3), 115-26.

第 26 章　脊柱转移性疾病的射频消融治疗
Radiofrequency ablation for metastatic spine disease

Samyadev Datta　著

目前的肿瘤学文献描述了许多与恶性肿瘤转移相关的晚期疾病能够引起难以控制的疼痛。根治性治疗后疼痛发生率为 39%，抗癌治疗期间为 55%，晚期、转移性或终末患者则为 66%。尽管有多种指南推荐，38% 的癌症患者依旧在不同阶段及其治疗中发生了中度至重度疼痛。骨转移性肿瘤常见于肺癌、乳腺癌、前列腺癌和肉瘤，骨转移经常出现在全身多个部位，并导致疼痛难以耐受。骨转移瘤的疼痛治疗根据发生部位和复杂程度而有所不同，它包括了镇痛药、神经阻滞、放疗、化疗和外科手术等多种手段。本章描述了射频热凝靶点消融术（t-RFA）治疗无标准手术适应证的椎体转移瘤引起的疼痛。

一、原理和指征

t-RFA 不能治愈癌症，但可缓解骨转移（包括脊柱转移）引起的疼痛。骨转移瘤引起疼痛的原因是多样的：肿瘤引起易感承重骨的微压缩骨折，骨膜的拉伸和刺激，肿瘤直接生长至神经，破骨细胞骨吸收和细胞因子释放引起骨内神经的刺激等。根据美国国家综合癌症网络（National Comprehensive Cancer Network，NCCN）2019 年成人癌症疼痛指南，生存期与症状控制及常见镇痛不良反应的预防有关。相关研究表明，t-RFA 能够在临床上显著缓解疼痛，超过 50% 的患者治疗后镇痛需求减少。因此，t-RFA 可用于治疗骨转移瘤引起的难治性疼痛。该技术通常需要与骨水泥填充术（椎体成形术）相结合。虽然 t-RFA 有很好的镇痛效果，但它通常用于传统治疗方案失败的患者。使用 STAR 系统进行靶向射频治疗，紧接着进行椎体增强术，可达到有效的治疗效果。然而，患者若有脊柱不稳定或脊髓压迫的症状，则需要事先由神经外科医生进行评估。

二、设备类型

有两种设备可用于 t-RFA（图 26-1 和图 26-2）。

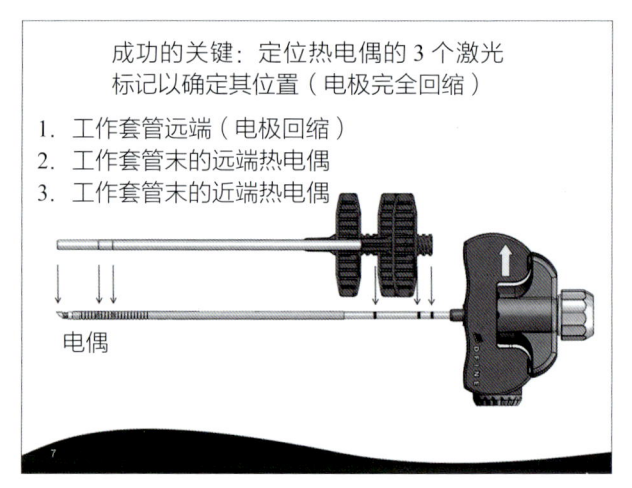

成功的关键：定位热电偶的 3 个激光标记以确定其位置（电极完全回缩）

1. 工作套管远端（电极回缩）
2. 工作套管末的远端热电偶
3. 工作套管末的近端热电偶

电偶

▲ 图 26-1　STAR™ 肿瘤消融系统
经 Merit Medical 许可后转载

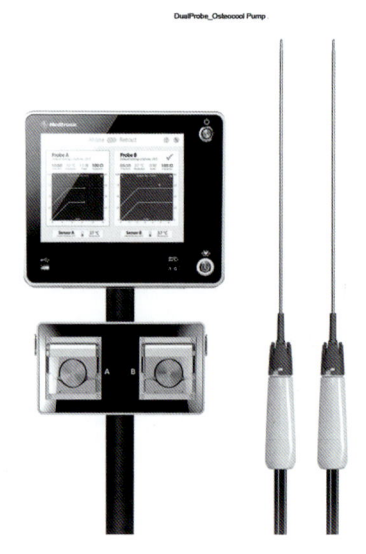

▲ 图 26-2　Medtronic OsteoCool™
经 Medtronic 许可后转载

DFINE STAR™系统是一种可人工操纵的设备，它具有可控和可监测的温度系统，能在50℃时自动关闭，温度监测分为两个级别。该设备有两种尺寸，可根据患者的身体状态进行选择。

Medtronic OsteoCool™具有主动转向系统探针，可以更加容易地进入肿瘤内部。此外，其能量输送是可控的，温度也可在两个级别行连续监测，能提供更安全的肿瘤减瘤术环境。

Anchala等（2014年）做了回顾性数据分析，术者通过经椎弓根入路使用导航双极射频消融装置（DFINE STAR™）治疗椎体转移性病变，取得了良好的效果。经椎间孔硬膜外行类固醇注射后，残余的偶发性神经根症状可以消失（图26-1）。

OPuS One研究中使用了Medtronic OsteoCool™（图26-2），结果显示患者术后3天内发生严重疼痛的概率显著降低，生活质量能够得到改善，6个月内长期疼痛得到缓解。在某些特定的患者亚群中能使肿瘤发病率降低，并且预后良好。

三、患者的选择

大多数患者的预期寿命有限，该手术的主要目的是减轻疼痛和改善生活质量。患者和家属需要知道的是，t-RFA不能治愈脊柱转移瘤。

t-RFA治疗的适应证如下。

1. 包括肉瘤在内对放疗耐受的肿瘤。
2. 椎体后侧面的转移性肿瘤，因为其放疗时发生脊髓并发症风险更高。
3. 前椎体肿瘤。
4. 疼痛性椎体转移瘤放疗辐射已达到最大限制，但仍需进一步治疗。
5. 局灶性疼痛影响姑息性放疗的继续进行。
6. 肿瘤治疗引发了严重的骨髓抑制。
7. 良好的治疗效果基于严格的病例筛选（图26-3和图26-4）。

四、靶向射频消融的技术细节

（一）术前准备及先决条件

脊柱转移瘤的t-RFA术应由接受过介入手术（如椎体增强术或后凸成形术）培训的专业人士进行。

需明确患者的病史、体格检查、脊柱MRI（增强或不增强）结果及t-RFA

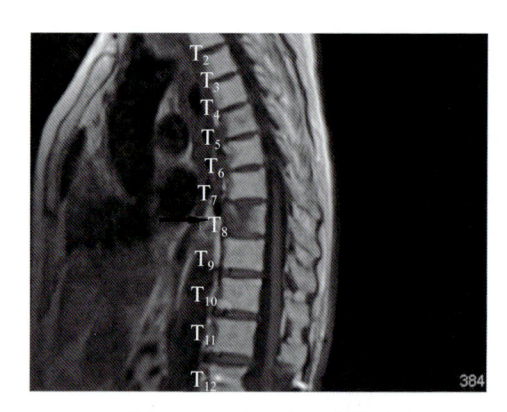

▲ 图 26-3　结肠癌伴胸椎转移

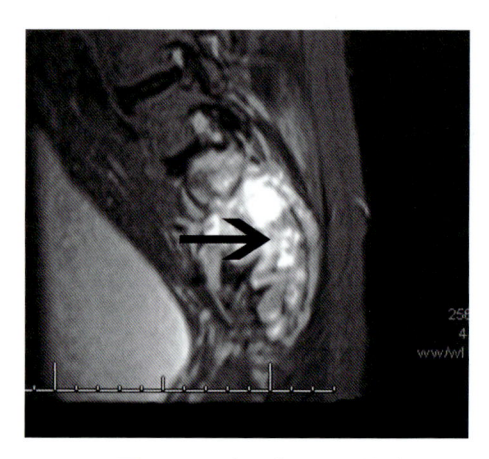

▲ 图 26-4　结肠癌伴骶骨转移

的目标脊柱节段。确定转移灶是在椎体前部还是后部。检查病变脊柱椎弓根的受累情况，治疗患侧椎弓根需要利用对侧的椎弓根。

患者可能遭受不同程度的疼痛。在给患者应用镇痛药之前，对患者的疼痛情况进行评估是非常重要的步骤。当患者俯卧在透视检查台上准备镇静之前，必须明确患者的疼痛程度。

转移瘤可能出现在多个椎体，但只需要针对引发疼痛的椎体节段进行治疗。

（二）技术

t-RFA 的装置由带套管针的引导针、10G 套管、柔性扩孔针、活检针、柔性 RFA 尖端、温度监测装置、聚甲基丙烯酸甲酯骨水泥和输送系统组成。需实时监测 RFA 探针近端和远端尖端的温度。

第26章 脊柱转移性疾病的射频消融治疗
Radiofrequency ablation for metastatic spine disease

如果有两个或更多的病灶，双椎弓根入路可能是更合适的选择。对于弥漫性病变，建议消融尽可能多的病灶。根据病灶的大小和位置，所需的探针尺寸可能不同。较小的探针可以更好地控制并减少对脊髓造成创伤的风险。

对于后部病变，在 X 线透视下将套管穿过椎体后缘，可以改善消融探针进入肿瘤的进针路径（图 26-5 和图 26-6）。

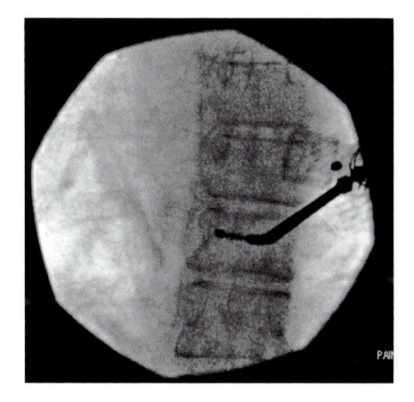

▲ 图 26-5　于胸椎内置入 RFA 装置 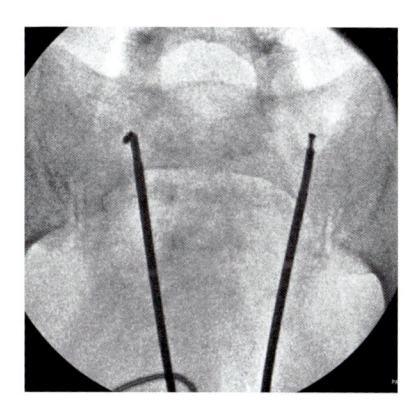　　▲ 图 26-6　将 2 个探针置入骶骨内

由于全身麻醉可能导致未知的严重神经系统问题，在镇静复合局部麻醉下进行手术应能提高其安全性。

五、禁忌证

t-RFA 具有良好的耐受性和安全性。然而，与任何接入治疗手段一样，也有其禁忌证。患者体内存在起搏器或其他置入的电子设备是 t-RFA 治疗的禁忌证，因为 t-RFA 治疗存在干扰这些设备的风险。颈椎（$C_{1\sim7}$）不能行 t-RFA。

六、并发症

术中出血是一常见并发症。治疗过程中必须严格遵循抗凝指南（美国局部麻醉与疼痛医学学会）。

如果治疗时导引管出现破损，应及时给予患者抗生素治疗。如果套管针入路方向过于偏向中间，可能会损伤脊髓。患者可能会因穿破硬脊膜引发脑脊液漏，导致穿刺后头痛，这种情况可能需要硬膜外血补丁疗法。

椎体转移灶可累及椎弓根，这可能导致椎弓根骨折。术前 MRI 检查有助于确定探针的入路方向。

脊柱不稳定病例需联系脊柱外科进行会诊和评估。

骨水泥有进入硬膜外腔的风险。即使手术是在直视和持续监测下进行的，骨水泥也可能进入后椎管，引起严重的并发症（图 26-7）。如果怀疑发生了这种情况，应立即停止手术，并在 X 线下检查患者是否有进一步损伤的倾向。如果由于椎体后壁不稳定而导致大量骨水泥进入椎管，且未被及时发现，会引起患者严重的神经功能障碍，这种情况下需要外科手术干预以对脊髓减压。这些处理至关重要。有关椎体成形术/后凸成形术后骨水泥渗漏危险因素的 Meta 分析显示，椎体内裂、皮质破坏、骨水泥黏度低、填充量大的患者发生骨水泥渗漏的风险可能性更大。因此严格的患者评估和筛选可以有效减少骨水泥渗漏的风险。

对于有神经功能缺陷的患者，必须记录其病情变化，并对其进行大剂量类固醇冲击及神经外科的积极治疗。

探针产生的热量可能会导致神经功能障碍。然而，在治疗过程中，探针温度一直处于两种级别的监测中，所以这种并发症是罕见的。

患者偶尔会出现神经根性疼痛，可经椎间孔硬膜外行类固醇注射进行治疗。患者在 t-RFA 后可能会出现疼痛加剧，需要对其积极治疗。

一种罕见但重要的并发症是奇静脉/肺静脉骨水泥栓塞（图 26-8）。表现为呼吸急促、胸膜炎性胸痛及血氧饱和度降低等。近期有 t-RFA 手术史并伴有呼吸短促的患者应进行胸部 CT 以评估是否发生了骨水泥栓塞。应根据患者症状的严重程度和栓子的位置考虑是否进行抗凝治疗。其他鉴别诊断包括术后肺炎和气胸。

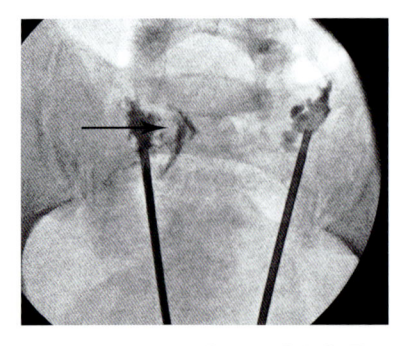

▲ 图 26-7　骨水泥硬膜外渗漏

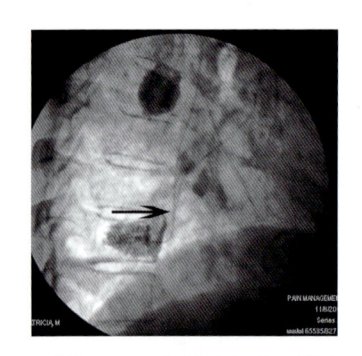

▲ 图 26-8　奇静脉骨水泥栓塞

七、临床预后

t-RFA 手术已在世界范围内进行，一些文献报道其大体上有良好的治疗效果。很少有患者需要在同一位置重复治疗。患者疼痛明显缓解，Oswestry 功能障碍指数和 Karnofsky 功能状态评分标准均有改善。大多数患者在术后 6 个月后仍能缓解疼痛。

t-RFA 已成功地与传统放疗和椎体增强术相结合使用。

t-RFA 能够进入椎体病变区并精准监测消融区的实时温度。

术后 MRI 和 PET 检查与肿瘤反应相关，可用于监测肿瘤进展和提示辅助治疗的准确时机。

t-RFA 联合椎体后部的骨水泥填充术能够使承重椎体更加稳定。

八、靶向射频消融治疗脊柱转移的文献解读

Anchala 等（2014 年）对几家医疗机构的病例进行了回顾性研究，发现 t-RFA 是安全且耐受性良好的。大多数患者能够即刻且持续地缓解疼痛，且无严重并发症。

Lane 等 2011 年在介入肿瘤学的一篇综述中报道，t-RFA 过程具有良好的耐受性，可用于治疗良性和转移性肿瘤，效果良好。

在另一项回顾性研究中，Mao 等（2017 年）表示，t-RFA 可以用于治疗椎体后肿瘤的治疗，并发症少且易于治疗。

在近期一篇大样本量的系统性回顾（Sorenson et al，2019 年）中，发现了疼痛、Oswestry 功能障碍指数和 Karnofsky 功能状态评分标准的改善与临床相关。虽然骨水泥渗漏时常发生，但很少出现临床症状。

脊柱后肿瘤很难用传统方法进行治疗，而 t-RFA 提供了另一种选择。

学习要点

- 椎体转移瘤出现于多种肿瘤并会产生严重癌痛，可导致患者神经功能损伤及生活质量的下降。
- 根据美国国家综合癌症网络指南，治疗后镇痛不足或无法忍受不良反应的患者应考虑行 t-RFA 复合/不复合椎体增强术。
- 患者通过 t-RFA 手术，几乎可以立即显著缓解疼痛，改变了疼痛性椎体转移瘤患者的预后和功能状况。
- 与单一的传统放疗相比，t-RFA 复合椎体增强术能使患者更好地恢复步行功能。

- 以前 t-RFA 的治疗范围仅限于椎体前部的转移瘤，但随着新型消融装置的出现，它现在也可以用于治疗椎体后部的转移瘤。
- 安全性数据分析表明，由熟练的医生行 t-RFA 操作时，并发症发生率很低。
- 严格的患者评估和手术精确度是必需的。
- 术后监测患者的神经系统并发症、骨水泥栓塞和肺炎等症状非常重要。

拓展阅读

[1] Anchala PR, Irving WD, Hillen TJ, Friedman MV, Georgy BA, Coldwell DM, et al. (2014) Treatment of metastatic spinal lesions with a navigational bipolar radiofrequency ablation device: a multicenter retrospective study. Pain Phys, 17(4), 317-27.

[2] Kam NM, Maingard J, Kok HK, Ranatunga D, Brooks D, Torreggiani WC, et al. (2017). Combined vertebral augmentation and radiofrequency ablation in the management of spinal metastases: an update. Curr Treat Options Oncol, 18(12), 74.

[3] Lane MD, Le HBQ, Lee S, Young C, Heran MK, Badii M, et al. (2011). Combination radiofrequency ablation and cementoplasty for palliative treatment of painful neoplastic bone metastasis: experience with 53 treated lesions in 36 patients. Skeletal Radiol, 40(1), 25-32.

[4] Pezeshki PS, Davidson S, Murphy K, MCann C, Slodkowska E, Sherar M, et al. (2016). Comparison of the effect of two different bone-targeted radiofrequency ablation (RFA) systems alone and in combination with percutaneous vertebroplasty (PVP) on the biomechanical stability of the metastatic spine. Eur Spine J, 25(12), 3990-96.

[5] Sayed D, Jacobs D, Sowder T, Haines D, Orr W (2019). Spinal radiofrequency ablation combined with cement augmentation for painful spinal vertebral metastasis: a single-center prospective study. Pain Phys, 22(5), E441-49.

[6] Sørensen ST, Kirkegaard AO, Carreon L, Rousing R, Andersen MØ (2019). Vertebroplasty or kyphoplasty as palliative treatment for cancer-related vertebral compression fractures: a systematic review. Spine J, 19(6), 1067-75.

[7] Swarm RA, Paice JA, Aanghelescu DL, Aare M, Bruce JY, Buga S, et al. (2019). Aadult cancer pain, version 3.2019, NCCN clinical practice guidelines in oncology. J Natl Compr Canc Netw, 17(8):977-1007.

[8] van den Beuken-van Eeverdingen MH, Hochstenbach LM, Joosten EA, Tjan-heijnen VC, Janssen DJ (2016). Update on prevalence of pain in patients with cancer: systematic review and meta-analysis. J Pain Symptom Manage, 51(6), 1070-90.

第 27 章　高强度超声聚焦刀在癌痛治疗中的作用

The role of high-intensity focused ultrasound in cancer pain management

Matthew Brown　著

一、HIFU 的科学原理

超声波包括千赫到兆赫频率范围内的声波。超声波和其他波形一样，可以通过类似放大镜聚焦光线的原理进行聚焦。高强度超声聚焦刀（HIFU）的高强度焦点通过使用平面换能器和声透镜聚焦碗产生，它们可以集中声能并使调节热损伤的位置。图 27-1 展示了体外 HIFU 源如何在目标组织内造成热损伤。

在兆赫频率下，HIFU 产生的焦点直径可能只有几毫米，这使得消融能量能够精确地到达目标病灶。在病灶处，HIFU 可迅速产生局部高温区域（60～80℃，通常为 1～20s），使蛋白质变性和凝固性坏死，最终导致其细胞坏死和随后的组织破坏。可以在相对较短的时间内进行多次超声聚焦消融。然而，需要注意的是，不要引起广泛的聚焦前病灶组织的加热，这些区域可能与相邻病灶的超声焦点重叠。除 HIFU 的热效应外，声致空化是一种二次机械现象，当声压超过相关阈值水平时，消融组织内就会发生声致空化。声致空化的发生是由组织内气泡的形成、快速振荡和随后破裂导致的，这种情况最初发生在焦点区域，与其他局部过高热区域相比，这种损害的发生率要低得多且无法解释。自 20 世纪 40 年代以来，当超声波设备被用于在研究体外肝损伤样本时，人们已经认识到 HIFU 具有消融病灶的潜力。HIFU 最初在非实验环境中无法精确定位目标区域

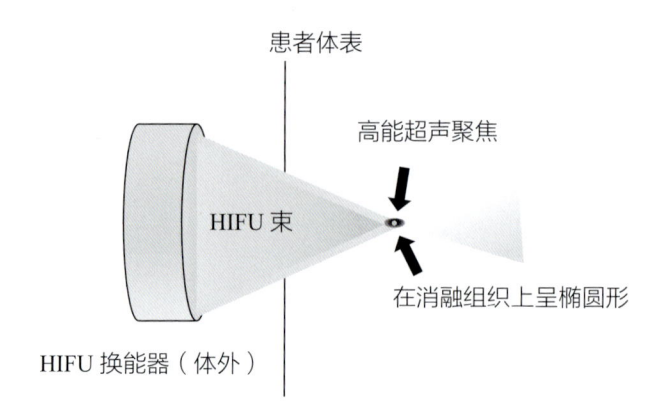

▲ 图 27-1　体外 HIFU 及其在目标组织内造成热损伤的原理

阻碍了其进入临床应用。其后，超声引导聚焦超声（USgFUS）和 MRI 引导聚焦超声（MRgFUS）（图 27-2）的发展则基本上解决了这个问题。因此，HIFU 的临床应用也相应扩大。

与 USgFUS 相比，MRgFUS 具有某些明显的优势，因为它可以精确地规划靶向治疗，并能使用磁共振测温技术来监测组织温度的实时变化。这使得消融的目标区域可以实现可视化，从而降低了超声意外对邻近结构造成损害的风险。聚焦超声现在广泛应用于各种临床常规治疗，如恶性前列腺肿瘤的消融、胰腺癌、肾癌和乳腺癌的治疗、不可切除的肝脏肿瘤和转移瘤的消融及子宫肌瘤的治疗。在全球范围内，人们对使用聚焦超声进行疼痛管理的研究意愿正在逐步增加。

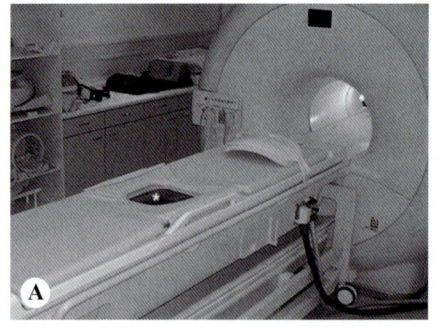

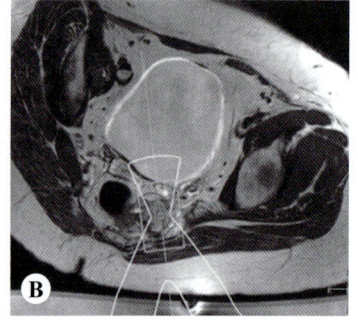

▲ 图 27-2　A. MRgFUS 的设备设置，其中 HIFU 换能器用星号突出标示；B. 经典的超声规划扫描，其目标病灶位于骨盆侧壁

二、疼痛的作用机制

HIFU 减轻疼痛的确切机制尚不清楚。HIFU 可能有多种作用机制，其中主要的理论是，局部组织受热可导致神经支配的缺失，减少了痛觉神经纤维的密度。有研究表明，无髓鞘神经纤维特别容易受到（非 HIFU）热损伤，并且当超声直接作用在体内神经元组织后，会导致其发生脱髓鞘和神经变性。在较低的温度下，HIFU 可以可逆地阻断神经纤维动作电位的传导，而无髓鞘纤维更容易受到影响。HIFU 对神经元组织还有其他方面的影响。在动物和人类的中枢神经和周围神经系统中，它已被证明可以诱导瞬时神经调节，引起神经元兴奋性的变化，但其具体的机制尚未明确。有研究认为，这是因为神经元细胞膜发生暂时的变形，改变了神经元表面牵张失活性离子通道的功能。HIFU 可以通过神经元膜上已有的离子通道和形成的缺隙，引起离子通量和膜电容上声压和空化驱动的变化，从而使其产生动作电位。

三、安全原则及潜在的不良事件

HIFU 通常被认为是一种安全的治疗方法。不良事件发生率很低，大多数用这种方式治疗的患者并没有出现不良影响。在 HIFU 治疗过程中，通过目的组织的超声波声能较低，能够避免对病灶周围组织产生损伤，因此在正常情况下不会产生热效应或机械效应。可能会出现如发热、疼痛加重、治疗部位局部皮肤水肿和红斑等短暂的不良反应，但并不常见。最严重的不良反应是皮肤烧伤，如果换能器和皮肤之间的声波耦合不充分，可能会由于空气滞留导致声束散焦和能量沉积在皮肤表面，从而产生皮肤烧伤。不良事件的性质和发生率会因病灶的性质和所使用的 HIFU 装置类型的不同而受到影响。

四、治疗实施中的实际考虑因素

HIFU 成为疼痛主流治疗方法的限制是由其在临床环境中的应用性质导致的。它需要昂贵和复杂的设备及经过严格培训的医生团队来确定合适的患者并计划和执行 MRgFUS。大多数因疼痛而接受 HIFU 治疗的患者需要镇静、全身麻醉或局部麻醉，以忍受治疗期间因热效应和疼痛部位受压产生的痛苦。因此，从护理角度来看，其治疗需要一套能够管理镇静、麻醉和术后恢复的 MRI 组套。必须特别注意的是患者在 MRI 扫描仪内的位置需要允许 HIFU 声束畅通无阻地穿过病灶，而这会因为目标病灶的解剖位置和患者的情况而较难达成。与其他远程现场操作一样，HIFU 需要明确的操作程序来确保患者能安全地接受治疗。

所有额外的因素结合在一起，导致 HIFU 每次治疗的费用高于类似的更传统的神经消融手术，医疗机构通常会限制其使用。表 27-1 列出了 MRgFUS 用于治疗疼痛的相对优点和缺点。

表 27-1 MRgFUS 的优缺点

优 点	缺 点
病灶清晰，致密	需要 MRI 扫描仪和专业换能器
经皮治疗具有良好的安全性	麻醉医生离患者较远及 MRI 辐射
在 MRI 引导可下精确定位病灶	需要对员工进行培训，提高他们的专业医疗意识
磁共振测温可以实时监测治疗情况	超声治疗过程中需要麻醉
没有电离辐射和相关的放射毒性风险	疼痛缓解的确切作用机制尚未完全阐明
在已发表的研究中显示治疗有效	疼痛症状有效的治疗数据主要局限于 4 级数据

五、癌痛中 HIFU 的应用

将一种新的治疗疼痛的方法引入临床仍然是相对罕见的。HIFU 是一种新兴的、潜在的、对疼痛能进行有效干预的手段，它能够精确定位消融的目标病灶。关于 HIFU 在疼痛管理中的应用，已经发表了许多病例研究、病例系列和试验。最近的其重点领域是治疗疼痛性骨转移瘤，这是目前 HIFU 研究最多的相关临床领域。

目前疼痛性骨转移瘤的治疗包括了药物治疗（如镇痛药或双膦酸盐）、放疗和更具有创性的手术治疗（如影像学引导 RFA）。尽管确定了多种潜在的治疗方式，但自引入双膦酸盐以来，骨癌痛（CIBP）的药物治疗并没有取得太大进展。生物制剂，如地诺单抗（一种特异性抑制 RANK 配体的单克隆抗体），在 CIBP 的治疗中获得了不错的初步效果。体外放疗仍然是治疗疼痛性骨转移瘤的主要方法，但其潜在的毒性和每个靶点的最大剂量往往限制了患者的治疗选择。骨转移的介入手术，如影像引导下经皮射频消融有出现严重并发症的风险，并且其在技术上具有挑战性，可能导致不良后果。已有初步研究证明，尽管只有少数患者适合，但聚焦超声治疗骨转移具有有效性和安全性。有一项大规模的安慰剂对照研究证明了 MRgFUS 对传统治疗无法控制的骨转移性疼痛患者颇具疗效。将 142 例患者按 3∶1 随机分组，分为干预组和安慰剂组，如果被分配到安慰剂组的患者在 3 个月的随访期内要求"挽救治疗"，则可以交叉进入治疗组。如果在 3 个月时发现 MRgFUS 优于安慰剂，则认为参与者是"缓解"，干预组中有 64% 的参与者对治疗有反应，而安慰剂组中有仅 20%（$P<0.001$）。缓解被定义为 NRS 疼痛评分较基线降低 2 分或更多，并且使用吗啡的剂量不超过预计吗啡需要量基线的 25%。在随访期间，17 例患者从安慰剂组转入干预组，这些患者中有 71% 被认为对超声治疗有反应，尽管这些数据并未包括在主要疗效分析中。第 3 个月时，两组患者的 NRS 评分和生活质量差异有统计学意义。

MRgFUS 也被用于治疗骨样骨瘤引起的疼痛，骨样骨瘤是一种由成骨细胞引发的良性骨肿瘤，其特征是引起严重的夜间疼痛。许多研究表明，HIFU 可以显著且持久地减轻患者疼痛评分，并且在许多医疗中心已成为常规治疗的一部分。

目前，相关研究正在深入地进行，以确定 HIFU 可以成为常规治疗方式，以及它是否有可能取代体外放疗，成为骨转移瘤的一线治疗方法。未来 HIFU 很可能在一些癌症相关疼痛的治疗中发挥越来越重要的作用。

学习要点

- HIFU 是治疗肿瘤患者疼痛的一种新兴方法。
- HIFU 被认为通过热能和直接进行神经调节作用来减轻癌痛。
- HIFU 与传统的 CIBP 治疗方法（如体外放疗）相比，有许多优点。
- HIFU 的一些特点——昂贵的设备、需要麻醉支持和有经验的医务人员，限制了其临床应用。

拓展阅读

[1] Dababou S, Marrocchio C, Scipione R, Erasmus HP, Ghanouni P, Anzidei M, et al. (2018). High-intensity focused ultrasound for pain management in patients with cancer. Radiographics, 38(2),

603-23.
[2] Kamimura HAS, Conti A, Toschi N, Konofagou EE (2020). Ultrasound neuromodulation: mechanisms and the potential of multimodal stimulation for neuronal function assessment. Font Phys, 8, 1-9.
[3] Scipione R, Anzidei M, Bazzocchi A, Gagliardo C, Catalano C, Napoli A (2018). HIFU for bone metastases and other musculoskeletal applications. Semin Interv Radiol, 35(4), 261-67.

下篇　多学科合作

Collaboration between services

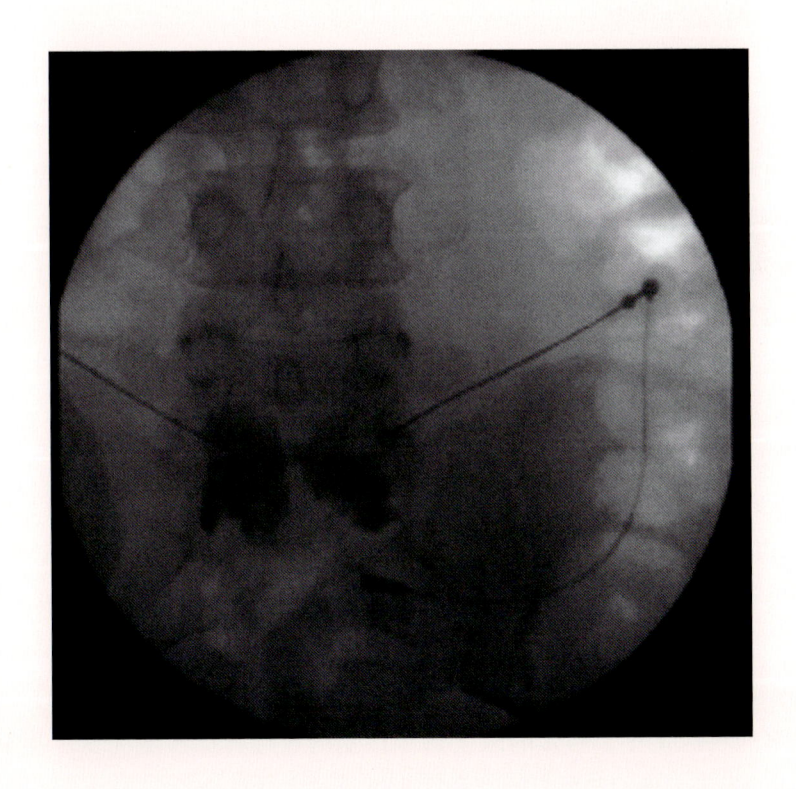

第 28 章 与姑息医学的合作
Collaboration with palliative medicine

Kate Marley　　Hemkumar Pushparaj　著

一、背景与现状

（一）概述

采用世界卫生组织（WHO）提出的癌症三阶梯镇痛治疗，70%～90% 患者的癌痛可得到充分的缓解。然而对于伴有顽固性疼痛，以及存在阿片类或辅助类药物严重不良反应的患者可能需要采用其他可替代的疼痛治疗策略。疼痛介入治疗技术的进步使其成为这些患者优先考虑的治疗策略之一。尽管制定了一系列的国家癌症政策和欧洲标准，但至少在英国，疼痛介入治疗的普及性还是很低。在姑息医学和疼痛医学中，由不同背景医护人员组成的多学科工作团队是一种既定的工作方式，然而各学科之间的合作水平参差不齐。

（二）相关文献

Linklater 等（2002 年）的研究表明，在治疗癌痛时很少使用疼痛专科药物。癌痛治疗的多学科会诊并不常见，只有 15% 的姑息治疗科医生能够定期参加疼痛专科会议。60% 的姑息治疗专科医生认为，定期的麻醉疼痛管理投入并不是必需的，这也进一步说明他们对疼痛介入治疗方案的认识不足。

Kay 等（2007 年）在对英国疼痛科医生的调查中也发现了类似的趋势：在受访的疼痛科医生中，54% 的医生每年接受的癌痛转诊次数为 5 次甚至更少。只有 1/4 的人表示他们与姑息治疗科医生进行过多学科会诊。

不同的疼痛治疗机构提供的癌痛干预措施存在很大差异，只有极少数机构能够提供经皮脊髓切断术、鞘内镇痛泵置入术或神经消融术等复杂的手术。

那些定期接诊癌痛患者的疼痛科医生会接收更多的转诊，并开展了更多的干预措施。

O'Brien 和 Kane（2014 年）指出人们对前沿知识，以及多学科整合的工作模式接受度日益提高，但是由于各专业对其他专业的作用缺乏了解，因此两个专业和教育之间需要更多的互动。

最近在西班牙进行的一项调查（García-Mata 等，2018 年）显示联合诊疗并没有像英国记录的那样有所改善。在西班牙，只有不到 1/3 的疼痛科医生参与了癌痛管理。超过 75% 的肿瘤科医生表示神经病理性癌痛难以治疗。

二、疼痛与姑息医学之间的利物浦合作模式

作者本人在英格兰西北部一家大型综合性大学附属医院的疼痛/姑息医学诊所工作。我们每周开展一次门诊，通常在转诊后的几周内对患者进行评估。采用合作方式管理复杂癌痛，并提供各种先进的镇痛措施。如果有需要，我们会与各专科医护人员联系，如神经外科医生、专科护士、肿瘤科医生等（图 28-1）。

该诊所成立于 20 世纪 90 年代，成立初始是非正式的形式，最初只处理当地的转诊，与实际和潜在转诊者的密切合作成功促进了诊所正式化的发展。转诊人数稳步增加，其中约有一半的转诊患者来自于其他地区。这也为各专科相互分享知识创造了机会。由于能提供专业化的疼痛管理，我们现在可以接诊到超出我们服务区域以外的转诊患者。

我们的经验表明，疼痛医学与姑息医学专家之间的合作具有明显的优势。如果患者接受联合会诊，那么他们可以同时咨询两位专家，避免了重复就诊，并能使患者获得各种保守治疗和侵入性疼痛治疗的信息。某些复杂的治疗管理过程可能需要进行多次会诊，以确保在不同时间点进行评估，并获得知情同意。

通过与转诊者密切合作，定期的联合门诊已达成一种共识，若患者适合接受侵入性手术治疗，并且已充分了解和考虑该手术的风险，那么患者应尽早接受转诊。建立联合门诊需要大量的时间支持，但这些时间是值得投入的，而且是促成联合门诊成功的关键。因此临床医生应在各学科之间的沟通联系投入足够的时间。

三、病例讨论

以下病例说明了与姑息医学合作的好处。

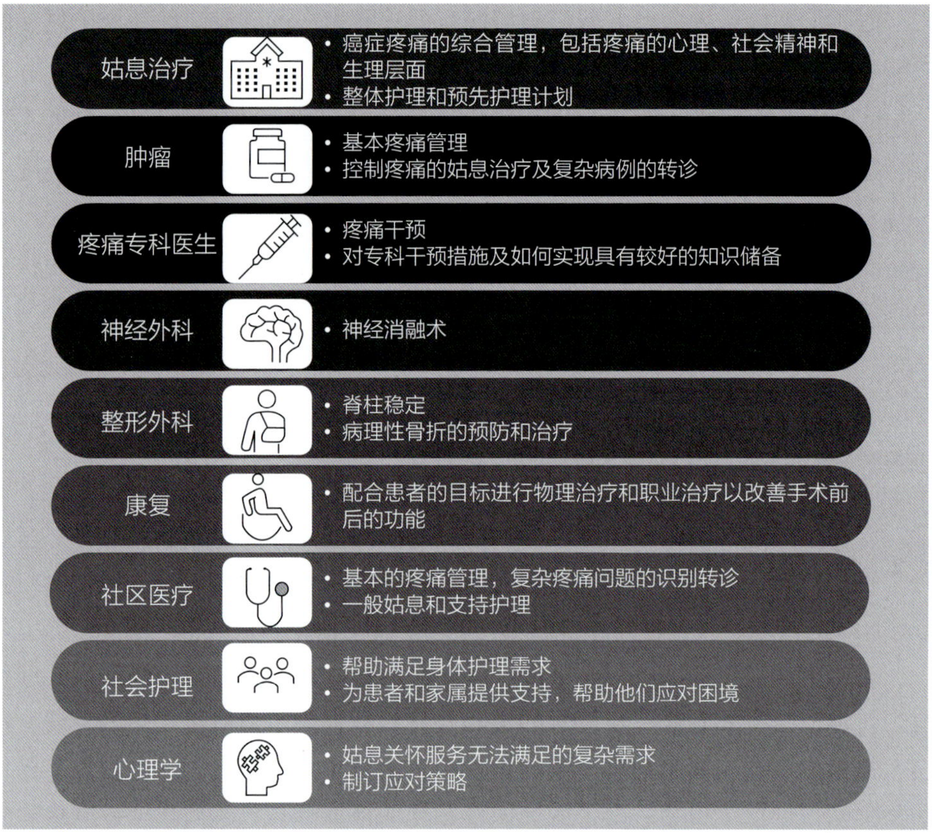

复杂癌痛临床管理（原书第 2 版）
Practical Management of Complex Cancer Pain (2nd Edition)

学科	作用
姑息治疗	• 癌症疼痛的综合管理，包括疼痛的心理、社会精神和生理层面 • 整体护理和预先护理计划
肿瘤	• 基本疼痛管理 • 控制疼痛的姑息治疗及复杂病例的转诊
疼痛专科医生	• 疼痛干预 • 对专科干预措施及如何实现具有较好的知识储备
神经外科	• 神经消融术
整形外科	• 脊柱稳定 • 病理性骨折的预防和治疗
康复	• 配合患者的目标进行物理治疗和职业治疗以改善手术前后的功能
社区医疗	• 基本的疼痛管理，复杂疼痛问题的识别转诊 • 一般姑息和支持护理
社会护理	• 帮助满足身体护理需求 • 为患者和家属提供支持，帮助他们应对困境
心理学	• 姑息关怀服务无法满足的复杂需求 • 制订应对策略

▲ 图 28-1　癌症疼痛的协作管理，各学科在不同时间点根据需要发挥相应的作用

一名 88 岁的退休男性从 80 英里（128.75km）外的一家医院转诊到疼痛/姑息联合治疗诊所。在转诊前 2 周，他因左髋关节软骨肉瘤复发引起无法控制的剧烈疼痛，企图服用过量吗啡自杀。他在过去曾接受过关节固定术和放疗。近 2 个月来他左臀部的疼痛不断加剧。

他躺在床上休息时几乎没有痛感，但简单的活动或护理操作都会导致他的左臀部和左腿剧烈疼痛。为了控制疼痛，他每天服用的吗啡剂量不断增加，最高达 500mg/d；对乙酰氨基酚每次 1g，每天 4 次；加巴喷丁每次 600mg，每天 3 次；双氯芬酸每次 50mg，每天 3 次，并根据需要使用 Sevredol®（速释型吗啡）。此外，在进行各种护理时他都需要吸入 Entonox®（安桃乐，50% N_2O + 50% O_2）。

他住在一家综合医院的病房里，最大的愿望是在家里度过生命的最后几天，但他的子女都住在很远的地方，且他的疼痛程度没有办法在家护理，因此他的愿望可能无法实现。

该病例既有严重的疼痛问题，又有疼痛带来的心理、精神和社会需求。在转诊医生与疼痛科和姑息治疗科医生进行电话会诊后，患者被转至我院姑息治疗病房。到达医院时，患者已经出现了阿片类药物中毒症状，即肌肉阵挛性抽搐及针尖样瞳孔。在对患者的精神状态进行评估后，我们与患者讨论了有创性干预方案，患者同意接受经皮颈髓切断术。

在 3 天内，患者吗啡的剂量逐渐减少到 200mg/d，疼痛没有进一步恶化，且药物毒性也有所减轻。患者还得到了心理支持，其家属得知患者最新的疾病情况，计划出院后在家护理。

随后，一名介入疼痛科医生为患者进行了经皮颈髓切断术，患者疼痛明显改善。术后，在专科姑息治疗过程中，患者的吗啡用量进一步减少至 100mg/d。

经皮颈髓颈切断术后，患者在护理过程中不再感受到疼痛，也不需要吸入 Entonox®。之后他被转回当地临终关怀医院，住院 1 周后出院。

病例讨论学习要点

复杂性疼痛常表现为诱发性疼痛，即在活动时出现疼痛，传统的镇痛方法很难控制这种疼痛。疼痛本身并不危及生命，但镇痛可能会引起一些危及生命的并发症，如阿片类药物中毒、活动限制相关并发症（如肺炎、深静脉血栓）和感染风险。

复杂的镇痛方案会产生毒性问题，最好在姑息治疗专科环境下进行管理。

对于复杂性疼痛患者，疼痛并不是一个孤立的问题。还需要结合患者其他症状及其心理、精神和社会问题进行评估和管理，而这些问题对此类患者尤为重要。

上述病例中，患者的转诊时间比预期要晚，诱发性疼痛难以用药控制，如能尽早转诊进行介入性治疗，可能会避免患者过度用药导致的恶性事件发生。

在此病例中，由于缺乏持续输液的相关设备，硬膜外导管置入等镇痛方案在当地不可行。因此所有姑息专科病房最好都能提供疼痛治介入疗技术，以满足鞘内药物输注等常见的治疗需求。

四、提供医疗服务的实际问题

由于本地区需要进行手术的患者众多，尤其是行经皮颈髓切断术的患者，因此我们经常需要将患者送至综合医院进行围术期护理。在可能实现的情况下，我们的目标是将患者控制在一般情况良好、无须服用大剂量阿片类药物及无复杂心理社会表现的状态。根据我们的经验，复杂病例在临终关怀环境中接受围术期护理效果更好。

普通病房的医护团队在大剂量阿片类药物使用管理方面往往经验不足或毫无经验，这可能会导致患者因剂量使用不当出现戒断反应或中毒反应。考虑到经皮颈髓切断术通常需要住院 4～5 天，为了预防上述事件发生，我们的团队针对该类手术制订了专门的护理路径，路径几乎涵盖了所有重要的护理问题，包括手术前后阿片类药物剂量的审查及出院时与转诊医生的沟通。

在我们诊所，约 50% 的转诊患者最终会接受有创性手术，不选择有创性治疗的常见原因包括疾病晚期、患者全身健康状况不佳，以及由于各种其他原因拒绝手术。

我们的目标是平衡手术的获益和风险，有时我们的咨询内容主要是在当前镇痛计划失败的情况下如何制订进一步的疼痛管理方案。备用计划的制订可以在将来需要的时候提供一些其他的方案，保证患者能够继续当前的治疗计划。

对于我们地区以外其他难以获得转诊服务的患者，我们往往会通过电话和电子邮件为转诊者提供初步支持，然后与患者电话会诊进行初步筛选，最后选择合适的患者进行联合视频会诊，远程协助患者确定合适的疼痛治疗方案。

五、展望

充分了解介入治疗在癌痛管理中的重要性是非常有必要的，并在疼痛管理的任何阶段都需考虑介入治疗，就像考虑辅助用药一样。对于一些经过认真筛选的特定疼痛类型患者来说，尽早考虑介入治疗可能会得到更好的治疗效果。

疼痛科医生和姑息治疗科医生之间的联合会诊是可取的，既可以增加专业间的相互了解，也能使患者及时获得最佳治疗方案。当开始考虑转诊时，需要与患者仔细沟通，最好声明转诊是为了获得专家的意见，而不是为了完全治愈，因为这可能会让患者产生不切实际的期望。

慢性疼痛门诊应从所有转诊患者中进行癌痛分诊，以便及时对其进行治疗干预。这或许将使更多的患者有机会接受先进的疼痛治疗措施。

评估及时和操作便捷是管理预期寿命有限患者的关键，这需要评估方式和干预措施具有灵活性和可用性。为合适的患者选择合适的手术至关重要。临终患者往往身体虚弱，很可能只能承受一次手术，因此，选择合适的手术方式很重要，最好选择镇痛效果好，不良反应少，并能有效改善患者生活质量的手术方式。在临终关怀期间，神经消融手术是一种很好的干预措施，因为其减少了患者对疼痛医生持续投入的需求。

如图 28-1 所示，我们希望在区域层面建立一个复杂的癌痛多学科团队（MDT）综合治疗模式，该模式可以调用不同学科参与。该模式旨在改善转诊患者获得专家咨询和教育的机会，及时对患者做出决策和干预，以及为患者提供适当的康复和随访策略。

围术期护理

专科姑息医学环境，即临终关怀或专科姑息治疗病房，非常适合手术患者接受围术期护理。

复杂癌痛患者通常需要服用大剂量的阿片类药物。安全的药物减量方案最好在专科姑息治疗环境中进行，而不是在普通病房中进行。

手术室可提供最佳的安全条件和无菌环境，并可根据需要为大多数介入手术提供合适的影像检查。只有在患者明显不适合去手术室治疗的情况，并且有合适的床旁干预条件下，才能进行床旁手术。在这种情况下，超声引导下的周围神经阻滞技术可能会发挥重要作用。

六、合作的其他益处

持续学习是合作所带来重要的附加获益，疼痛科和姑息治疗科医生可以通过合作来相互学习。这对诊所的成功运作和专业发展都很重要。这同时也是合作中让人非常愉悦的一部分。

对转诊医生和其他相关医护人员进行教育是联合治疗的重要组成部分。并非所有地区都能针对癌痛提供有创性镇痛治疗，因此让临床医生意识到这种疼痛管理方法的重要性是非常有必要的。

我们参与了许多地区、国家和国际的教育活动，并将其视为我们工作的重要组成部分。先进的有创性手术的证据有限，大多数证据来自系列病例。随机对照试验很难进行，因为手术的数量通常很少，而且从伦理角度来讲，安慰剂对照也不适合这类患者。

证明有创性手术临床合理性的证据至关重要，这对于手术委托人来说也是如此，因为在资源紧张的情况下，委托人只希望进行疗效得到证实的手术。建议进行持续的前瞻性审核以提高证据质量，并收集证据。应广泛展示和分享先进介入手术的数据，以显示疗效并提高证据水平。联合诊疗之间最好能建立联系并分享优秀病例，以促进知识传播和更多医疗服务的发展，从而提高医疗公平性。

学习要点

- 姑息治疗科医生和疼痛科医生在癌痛管理方面的合作至关重要。
- 开设专门的联合门诊应成为复杂癌痛治疗的首要策略。
- 为评估和手术提供合适的临床环境非常重要。手术最好在手术室进行，评估和术前护理则在专科姑息治疗环境中进行。
- 与转诊医生密切合作对于建立合适的转诊基础至关重要，好的转诊基础有利于对患者进行及时转诊和连续护理。
- 临床医生参与教育、审查和研究是很重要的，因为目前人们对有创性疼痛治疗的认识不足，且高质量的文献也很缺乏。

拓展阅读

[1] Chambers WA (2008). Nerve blocks in palliative care. Br J Anaesth, 101(1), 95-100.

[2] Finnegan C, Saravanakumar K, Sharma M, Nash TP, Corcoran GD, Hugel H (2008). The role of epidural phenol in cancer patients at the end of life. Palliat Med, 22(6), 777-78.

[3] García-Mata J, Álamo C, de Castro J, Contreras J, Gálvez R, Jara C, et al. (2018). A survey of perceptions, attitudes, knowledge and practices of medical oncologists about cancer pain management in Spain. Clin Transl Oncol, 20(8), 1061-71.

[4] Kay S, Husbands E, Antrobus JH, Munday D (2007). Provision for advanced pain management techniques in adult palliative care: a national survey of anaesthetic pain specialists. Palliat Med, 21(4), 279-84.

[5] Linklater GT, Leng ME, Tiernan EJ, Lee MA, Chambers WA (2002). Pain management services in palliative care: a national survey. Palliat Med, 16(5), 435-49.

[6] Mesothelioma Framework (2007). Available at: https:// www.england.nhs.uk/ wp-content/uploads/ 2013/ 06/b10-cancer-mal-mesot.pdf.

[7] O'Brien T, Kane CM (2014). Pain services and palliative medicine-an integrated approach to pain management in the cancer patient. Br J Pain, 8(4), 163-71.

[8] Valeberg BT, Rustoen T, Bjordal K, Hanestad BR, Paul S, Miaskowski C (2008). Self-reported prevalence, etiology, and characteristics of pain in oncology outpatients. Eeur J Pain, 12(5), 582-90.

[9] Zech DF, Grond S, Lynch J, Hertel D, Lehmann KA (1995). Validation of WHO guidelines for cancer pain relief: a 10-year prospective study. Pain, 63(1), 65-76.

第 29 章 癌症幸存者的疼痛
Pain in cancer survivors

Matthew Brown 著

一、挑战

近几十年来,癌症的筛查、诊断和治疗技术日益发展,使得癌症患者的生存率发生了巨大变化。根据美国癌症协会的报告,所有癌症的 5 年生存率从 1975 年的 49% 上升到 2015 年的 69%,这一趋势也出现在全球范围内。癌症幸存者人数的增长会带来一系列复杂的问题,因为许多人在患病和接受治疗后都会产生独特的病理、社会和心理学特征。癌症幸存者是一个相对较新的概念,对其定义目前尚未达成共识。美国国家癌症幸存者联盟将癌症幸存者定义为"从诊断开始维持癌症与生活的平衡"。英国国家癌症幸存者倡议将幸存者定义为"与癌症共存并超越癌症的人"。欧洲癌症幸存者研究与治疗工作组的定义是"任何被诊断出患有癌症,已完成主要治疗(维持治疗除外)且无活动性疾病证据的人"。因此,癌症幸存者群体的疼痛发生率取决于其定义。癌症幸存者有许多重要的临床需求未得到满足,他们平均报道了 11.5 种症状。乳腺癌幸存者和年轻的幸存者有更多未满足的需求,其中疼痛是一个共同的问题。

二、癌症幸存者疼痛的原因

(一)肿瘤引起的疼痛

"癌症幸存者"的定义各不相同。但大多数定义是从确诊开始,一直持续到治疗结束。因此,肿瘤相关疼痛与幸存者群体相关,典型的癌症疼痛是由于肿瘤不断生长并侵犯周围组织所引起的。目前,一种较新的观念认为肿瘤及其微环境之间存在复杂的相互作用。恶性病变不是孤立存在的，而是与宿主细胞有着动态的关系。肿瘤细胞在新陈代谢过程中能分泌一系列介质和代谢副产物至其微环境中，这些分泌物被认为驱动了与疾病相关的痛觉过程。有证据表明，血浆中特定细胞因子的浓度与疼痛的发生相关，这些细胞因子在不同的肿瘤类型中表达水平也不相同。在人们对肿瘤及其微环境之间关系深入了解的同时，有新证据表明相同的生物学原理构成了"癌症特性"的基础。目前正在积极探索肿瘤细胞系内代谢紊乱在潜在痛觉代谢物产生过程中可能扮演的角色，例如癌症发病机制中的脂质代谢失调与一系列疼痛相关的脂质代谢产物之间的关系。另外，肿瘤神经分布在肿瘤发生中的作用至关重要，包括分泌各种信号分子如音猬因子（sonic hedgehog，Shh），这为缓解恶性肿瘤和潜在疾病引起的感觉症状提出了新的治疗靶点。

（二）癌症骨转移引起的骨痛

骨癌痛（CIBP）表现为钝痛、诱发性疼痛（骨骼活动时疼痛加重）和自发性疼痛。CIBP 的病理生理学由多种机制组成，包括局部组织破坏、骨膜解剖结构破坏、促炎介质分泌和异常感觉神经支配，所有这些机制都会导致复杂而多变的疼痛状态。肿瘤细胞通过释放多种炎症介质来破坏正常的骨稳态，如 IL-1、IL-6、转化生长因子 β（transforming growth factor，TGF-β）和 NF-κB 受体激活蛋白配体（receptor activator of nuclear factor-κB ligand，RANKL）。这些因子招募并激活破骨细胞，加速骨破坏和重塑。这种活动会导致骨吸收，为肿瘤的持续生长提供了空间。骨转移会导致骨膜破坏和炎症，与骨髓和骨皮质一样，骨膜中也有密集的感觉纤维分布。肿瘤间质中释放的神经生长因子促进感觉纤维的非典型增生，并在受损骨膜内形成微型神经瘤。肿瘤及其周围基质产生的介质使这些神经敏感，导致兴奋阈值降低。某些肿瘤分泌的兴奋性神经递质谷氨酸可能也参与了这一过程。

与骨转移痛相关的变化也发生在脊髓背根神经节、脊髓背角神经元和支持细胞群的中枢重组。免疫组化研究显示，在 CIBP 动物模型中，背根神经节中环磷酸腺苷依赖性转录因子（ATF-3，神经元损伤标志物）浓度上调，脊髓背角中 c-Fos 表达神经元（神经元活性标志物）数量增加。脊髓背角的变化是 CIBP 所特有的，有别于其他持续疼痛状态。背根神经节神经元的兴奋状态是通过增加其表面 Nav 1.8 钠通道的表达来实现的。对 CIBP 模型的进一步研究表明，背角胶质内的兴奋性纤维突触发生了独特的神经可塑性变化，导致脊髓敏感化，并影响了感觉的调节和传递，从而加剧了疼痛。

（三）治疗相关的疼痛

1. 术后持续疼痛

对于许多肿瘤来说，手术是主要的治疗方法。术后持续疼痛（PPSP）的发病率高，对患者生活质量和康复有着重大影响，是癌症幸存者面临的重大挑战。目前，PPSP没有正式的定义，但人们对其有以下共识：①疼痛在手术后出现或加剧；②是急性术后疼痛的持续，或者在无症状期后出现疼痛；③疼痛持续至少3~6个月；④严重影响生活质量；⑤疼痛局限于手术区域和（或）与手术区域相关的神经或皮肤区域；⑥排除其他原因（如复发或感染）后仍然存在。

PPSP通常与癌症幸存者群体的手术类型相关，如乳腺手术（15%~55%，取决于评估的疼痛程度）、开胸手术（30%~50%）和截肢手术（30%~85%）。事实上PPSP可能发生在任何手术后，哪怕是非常小的手术。PPSP给患者造成了巨大的健康负担，Scandinavian的一项大型研究显示，约有20%的受试者在接受任何类型手术后，超过3个月出现了中度至重度疼痛。相当一部分PPSP患者的疼痛具有神经病理性特征，包括痛觉减退、感觉过敏、痛觉过敏和痛觉超敏。神经病理性疼痛会大大降低患者生活质量。

(1) 乳腺癌术后的持续疼痛：乳腺癌术后持续疼痛对乳腺癌幸存者来说是巨大的负担。从其解剖分布和患者报告的感觉特征来看，PPSP是一种定义明确的表型。乳腺手术后PPSP的发生率不同，这取决于所使用的定义和疼痛严重程度阈值。但据报道，有15%~25%的患者发生了PPSP。乳腺癌是一种很常见且生存率较高的癌症，因此，对于乳腺癌幸存者而言，PPSP是一个亟须解决的临床问题。乳腺癌术后的持续疼痛具有多种特征，包括疼痛、感觉异常、麻木和压迫感。神经病理性特征也很常见（68%），通常局限于乳腺、任何手术瘢痕、胸壁、腋窝和同侧上臂内侧。

(2) 术后持续疼痛的危险因素：人们对PPSP的发生和持续机制仍然知之甚少，组织损伤后会激活大量相互关联的信号通路和细胞过程。皮肤中密集的神经末梢纤维网与皮肤细胞和免疫细胞一起向局部和区域环境释放大量促炎信号分子。这会导致外周局部神经元敏化，随后传入的大量痛觉信号可能会导致脊髓中涉及疼痛信号转导的区域发生"伤害可塑性"变化。这一过程会导致膜兴奋性和突触效力增加，同时抑制作用减弱，从而使伤害性信号传导增强。有几种不同的细胞事件驱动着这一过程，如基因表达的改变，以及脊髓内神经免疫细胞（如小胶质细胞）的互相吸引和滞留。从急性疼痛到持续疼痛的过渡期是关键的，这段时期在一定程度上可以被改变和干预。目前已经发现了一些导致持续性疼痛的风险因素（表 29-1），这有利于在围术期识别出术后持续疼痛的高危患者。

表 29-1 术后持续疼痛的危险因素

患者因素	手术因素	其他因素
• 焦虑 • 抑郁 • 遗传因素 • 术前存在疼痛 • 疼痛灾难化 • 年轻[*] • 体重指数升高	• 手术时间长 • 神经退化或破坏 • 开放性手术 • 使用引流管	• 化疗 • 严重的术后疼痛 • 放疗 • 在小规模医院进行的手术

*. 年龄越大，幻肢痛的风险越大

2. 周围神经病变

周围神经病变很常见，是癌症幸存者疼痛的主要原因之一，周围神经病变还可能影响肿瘤治疗效果。周围神经病变可以发生在疾病过程的任何阶段，肿瘤相关的周围神经病变原因也各不相同，如肿瘤的直接作用（副肿瘤综合征），以及化疗所致周围神经病变（CIPN）。

(1) 化疗所致周围神经病变：虽然化疗药物可能具有中枢神经毒性作用，但周围感觉神经病变更为常见，发生率为 10%～100%。CIPN 的发生率受许多患者和治疗因素的影响，如并发症、化疗药物的选择和累积药物剂量。许多抗肿瘤药物具有神经毒性，CIPN 的症状通常严重到需要调整化疗剂量或停止化疗，从而选择次优治疗。因此，CIPN 是肿瘤患者在治疗过程中面临的重要问题。

(2) 病理生理学：CIPN 的病理生理学较为复杂，具体取决于使用的化疗药物（表 29-2），CIPN 主要是感觉性疾病，影响大小感觉纤维，对运动的影响较小，通常是亚临床症状。

皮肤感觉由密集的神经丛支配，其中包括有髓鞘的大直径 Aα 纤维和 Aβ 纤维，它们是低阈值组织机械感受器的传入神经元，以及小直径有髓鞘 Aδ 纤维和无髓鞘 C 纤维，它们从外周传递痛觉信号。无髓鞘纤维穿过表皮 – 真皮交界处

第29章 癌症幸存者的疼痛
Pain in cancer survivors

表 29-2 各类代表药物引起 CIPN 的主要特征

化疗药物	药物类别	特 点	可能机制	发 作	持续时间
顺铂 卡铂	铂类	• 疼痛 • 麻木 • 感觉异常 • 末梢反射消失	• TRPV1、TRPA、TRPM8 ↑ • P38 MAPK、ERK1 和 ERK2 的激活 • NMDA 受体效应 • 线粒体毒性	从 1 个月开始，3 个月达到顶峰（++）	80% 的患者在停止化疗后康复
奥沙利铂	铂类	• 感觉神经病变 • 80% 急性冷感觉异常	• TRPV1、TRPA、TRPM8 ↑ • P38 MAPK、ERK1 和 ERK2 的激活 • NMDA 受体效应 • 线粒体毒性 • 胞膜钾离子通道、TREK、TRAK ↓	急性发作，2~3 天	中位恢复期 3 个月
紫杉醇 多西紫杉醇	紫杉烷	• 感觉神经病变 • 肌肉病变/肌肉痉挛 • 本体感觉丧失	• 微管断裂 • 背根神经节神经毒性	第 1 次给药后出现一些症状，第 2 次给药后发病率 >50%（+）	75% 在 6 个月时有所恢复
硼替佐米	蛋白酶体抑制药	• 疼痛性感觉神经病变 • 自主神经病变	• 线粒体半胱天冬酶激活 • 脱髓鞘	剂量相关，累积效应大部分在第 2 个周期后（+）	60%~70% 在停药后 3 个月内恢复
沙利度胺	免疫调节药	• 感觉神经病变 • 肌肉痉挛	• 未明确	与每天剂量有关，与累积剂量无关	目前观察到神经病变恢复效果不佳
长春新碱	长春碱	• 感觉神经病变 • 下肢比上肢严重 • 自主神经病变 • 肌肉痉挛	• 线粒体和细胞 Ca^{2+} 通量的变化 • NMDA 受体效应 • 微管断裂 • 线粒体半胱天冬酶的激活	3 个月内（+）	70% 的患者在 2 年内完全康复

经 SAGE 许可，转载自 Brown MRD, Ramirez J D, and Farquhar-Smith P (2014) "Pain in cancer survivors". Br. J. Pain 8(4):139-153.

进入表皮，形成表皮内神经纤维。这些伤害感受器对热刺激、机械刺激和化学刺激做出反应。其他无髓鞘纤维支配关节囊和肌腱，这对平衡和活动非常重要。复杂的轴突运输系统将关键底物输送到外周，并将有害代谢产物运回细胞体。神经元的外周部分已经在恶劣的生理环境中工作，如果这一系统遭到破坏，神经元就很容易受到损害。化疗通过多种途径干扰神经元的正常功能，其中最主要的是破坏促进轴突运输的胞内微管结构，这也是紫杉烷类和长春新碱等长春碱的毒性机制。

线粒体毒性在 CIPN 的发展中也起着重要作用。线粒体毒性通过多种机制产生。含铂类化合物直接与线粒体 DNA 结合造成损伤；紫杉醇会导致线粒体肿胀、空泡化和功能障碍；而长春新碱和硼替佐米都激活线粒体半胱天冬酶，促进细胞凋亡。CIPN 主要是一种感觉神经病变，表现为感觉功能紊乱引起的体征和症状，如感觉异常、麻木、疼痛、振动、温度和本体感觉障碍。症状表现为长度依赖的感觉障碍分布，通常从手指或脚趾开始，逐渐向近心端扩散，形成典型的对称性"手套和袜子"样分布。CIPN 症状的出现与化疗之间存在时间关系，且具有剂量累积效应，药物剂量越大，神经毒性越强。化疗停止后，症状可能不会缓解，甚至会持续存在，这将导致患者身体机制和生活质量显著下降。另外，在治疗终止后，神经病变症状有时会继续存在甚至发生进展，这种情况被称为"滑行"现象，这也导致疾病进一步复杂化。这种现象在铂类药物中常见。

3. 放疗引起的疼痛

癌症治疗的另一个关键组成部分是针对性地应用电离辐射，通过损伤细胞 DNA 来诱导细胞死亡。放疗的直接和间接后果取决于许多因素。正常组织同样也会受到电离辐射的损伤，尤其是神经组织极易受到放疗损伤，电离辐射主要是通过急性电生理变化对神经组织产生直接损伤，另外还可改变血管导致局部神经元缺血从而对其产生间接损伤。长期影响一般是由活性氧和细胞因子诱导的纤维化引起的神经病理性疼痛。放射性臂丛神经损伤（RIBP）现已成为一种历史性疾病，但由于其潜在的病理生理变化及其对患者的破坏性影响，仍备受关注。由于乳腺癌放疗靶区适形性的改进及放疗总剂量和分次剂量的减少，RIBP 的发病率显著降低。

RIBP 的发病时间和持续时间均不固定。它包括早期一过性 PIBP，这是由可逆性水肿引起的。早期一过性 PIBP 的发病速度快，症状通常在 1 年内缓解。另外一种情况则需要数年时间才能形成，这种 RIBP 的特征轨迹是最初同侧手臂和手掌感觉异常，随后出现麻木，最后形成逐渐恶化的运动无力。腋窝清扫手术可能会导致局部炎症和水肿，从而加重疼痛和肢体功能障碍。当怀疑有 RIBP 时，应先考虑并排除副肿瘤性臂丛神经病变或肿瘤局部复发引起的直接侵袭，这两种情况都会导致剧烈疼痛，并伴有进行性感觉和运动功能障碍。这可与 RIBP 的进行性运动功能障碍相鉴别。对于癌症幸存者，及时进行影像学检查（如 MRI）有助于疾病诊断。

在治疗盆腔或睾丸恶性肿瘤时，腰骶丛神经容易受到电离辐射的损伤，其发生率低于 RIBP。腰骶丛神经病变的起病体征和症状通常更为隐匿，发展较晚，感觉相关的表现较少。

4. 芳香化酶抑制剂与疼痛

绝经后经常出现的全身关节疼痛被认为与雌激素浓度降低有关，雌激素依赖性乳腺癌的激素治疗有多种方法，如直接拮抗雌激素受体（他莫昔芬）或抑制雌激素生物合成[芳香化酶抑制剂（AI）]，这些方法可能是不可逆的（如"甾体类"依西美坦），也可能是可逆的（如"非甾体"阿那曲唑或来曲唑）。芳香化酶抑制剂有很多不良反应，其中最常见的是 AI 所致的关节痛（AIA），这也是对患者生活质量影响最大的不良反应。

(1) AIA 的原因：许多理论认为雌激素浓度的变化与疼痛的发生有关，其中包括雌二醇对疼痛信号通路的潜在直接影响。然而，在月经周期中，当雌二醇浓度最低时，疼痛耐受性最高。另一种理论认为 AIA 的产生与关节滑膜表达的雌激素受体浓度增加有关，雌激素受体可能与免疫调节及细胞因子活性增加共同导致疼痛。血浆中维生素 D 的浓度也可能在 AIA 的发生和发展过程中发挥重要作用。在一项针对 60 例服用来曲唑的女性进行的小型研究中，在维生素 D 血浆浓度高于 66ng/ml 的女性中，有 48% 的人出现了疼痛。而在维生素 D 浓度低于这一阈值的女性中，有 81% 的人出现了疼痛。然而，在一项随机对照试验中（比较高剂量和低剂量维生素 D 补充剂），没有观察到两组人群的 AIA 有显著差异。

(2) 通过影像学检查可以进一步了解 AIA 的病因：影像学检查发现腱鞘变化似乎是一个共同特征，包括腱鞘增厚和滑液增多，尤其是指屈肌腱。AIA 会导致患者拒绝使用 AI，一项研究报道称，在 100 例患者中，约 1/4 的患者停止了 AI 治疗，其中一半是因为关节痛。另一项研究也证实了这一发现，该研究显示约有 20% 的患者出现严重关节痛，她们因此停用 AI 治疗。

(3) 关于预防或治疗 AIA 的数据有限：一些患者可能会发现，更换所使用的 AI 可能会降低疼痛的强度。一项小型研究表明，度洛西汀能降低疼痛评分，停用 AI 通常能迅速缓解症状。但由于这些药物相对新颖，停药后持续疼痛的发生率尚不清楚。据观察，在使用依西美坦治疗后，AIA 仍会持续存在，这可能是由于治疗结束后自身免疫过程仍在继续。在某些病例中，小剂量泼尼松具有镇痛作用，这也支持这一假说。

5. 血液系统恶性肿瘤

(1) 移植物抗宿主病：多能造血干细胞的移植，即造血干细胞移植（HSCT）用于治疗许多血液系统恶性肿瘤，如白血病和多发性骨髓瘤。

HSCT 的一个重要并发症是移植物抗宿主病，这是移植后供体组织中存在的免疫细胞（主要是 T 细胞）攻击宿主组织的一种免疫症状。移植物抗宿主病是一种移植后并发症，通常会导致疼痛。这种病通常发生在黏膜部位，也会导致更广泛的多发性肌炎和筋膜炎。尽管近几十年来开展了大量研究，但移植物抗宿主疾病的治疗进展仍有限，疼痛管理的重点仍然还是支持性治疗。

(2) 带状疱疹后神经痛：免疫功能低下的患者，例如，接受 HSCT 的患者，容易出现机会性感染。据报道，15% 的自体造血干细胞移植患者体内的休眠带状疱疹病毒会重新活化，其中 1/3 的患者会出现带状疱疹后神经痛。同种异体基因造血干细胞移植后再次激活的发生率更高（>40%），其中约 40% 的患者会出现带状疱疹后神经痛。

三、癌症幸存者的疼痛管理

常规方法

癌症幸存者的疼痛治疗在一定程度上受到了限制，一方面是因为缺乏相对有效的镇痛药，另一方面是因为这一相对新的患者群体所带来的一些挑战。

通常情况下初始可以采用常规方法来控制癌症幸存者的疼痛。需要全面了解患者病史，并进行以疼痛症状为重点的检查。另外，需要复查所有相关的检查，如影像学检查和血液检查，并对后续或进一步治疗相关的肿瘤情况进行确定及随访。

癌痛管理策略应综合考虑多方面的因素。例如，肿瘤本身的特性、肿瘤相关的治疗、患者的"疼痛类型"、相关的并发症（如肾或肝损伤），以及患者表现状态。另外，患者的社会心理评估应纳入到初步评估中。

第29章 癌症幸存者的疼痛
Pain in cancer survivors

当建议进行介入手术时，应全面考虑患者其他因素，例如，身体情况、置入装置（如起搏器或神经调节装置）、感染风险及癌症幸存者常见的凝血问题。

通常的做法是采用 MDT 治疗模式。理想情况下，患者、肿瘤学家、专职卫生专业人员和患者的主治医生都应该参与疼痛管理计划的制订和实施。应定期评估患者的疼痛及其他症状，如心理疾病发病率、功能和生活质量的变化。在癌症幸存者中，医生应该时刻警惕患者的疼痛是否是由于疾病复发引起的，这是这类人群特有且关键的问题。

有关癌症幸存者群体中使用的一些特定疼痛管理技术的详细信息，请参阅本书的其他章节。

学习要点

- 癌症的早期发现、肿瘤治疗方法的改进及人口老龄化，都增加了癌症幸存者的数量。
- 由于疾病本身和（或）相关的治疗，导致疼痛在癌症幸存者中很常见。
- 癌症幸存者的疼痛通常很复杂，治疗起来可能很有挑战性。
- 管理癌症幸存者疼痛的临床医生必须时刻警惕患者的疼痛是否来源于肿瘤复发。

拓展阅读

[1] Cregg R, Anwar S, Farquhar-Smith P (2013). Persistent postsurgical pain. Curr Opin Support Palliat Care, 7(2), 144-52.
[2] Fazzari J, Sidhu J, Motkur S, Inman M, Buckley N, Clemons M, et al. (2020). Aapplying serum cytokine levels to predict pain severity in cancer patients. J Pain Res, 13, 313-21.
[3] Hou S, Huh B, Kim HK, Kim KH, Abdi S (2018). Treatment of chemotherapy-induced peripheral neuropathy: systematic review and recommendations. Pain Phys, 21(6), 571-92.
[4] Laroche F, Perrot S, Medkour T, Cottu PH, Pierga JY, Lotz JP, et al. (2017). Quality of life and impact of pain in women treated with aromatase inhibitors for breast cancer. A multicenter cohort study. PLoS One, 12(11), e0187165.
[5] Mantyh PW (2014). The neurobiology of skeletal pain. Eur J Neurosci, 39(3), 508-19.
[6] Schmidt BL (2014). The neurobiology of cancer pain. Neuroscientist, 20(5), 546-62.

第 30 章　在临终关怀及社区环境中对生命终末期复杂性疼痛的控制

Control of complex pain at the end of life in a hospice or community setting

Eugene Choi　Priya Krishnasamy　Umesh K. Gidwani　著

一、社区临终关怀环境中疼痛管理的伦理问题

（一）癌症患者疼痛治疗不足

癌症疼痛治疗不足的比例可能超过 40%，对于少数民族患者来说，治疗不足的风险可能要高出 1 倍。疼痛治疗不足的原因包括以下几点。

1. 临床医生缺乏相关知识和技能。
2. 临床医生由于担心药物不良反应、法律问题或担心加速死亡而不愿开药。
3. 患者可能因为各种原因隐瞒疼痛，包括希望得到临床医生的认可，或者担心分散医生对积极抗肿瘤治疗的注意力。
4. 患者可能因为担心药物成瘾或药物不良反应而不服用药物。
5. 未能正确认识疼痛和阿片类药物。
6. 阻碍理想镇痛策略实施的体制方面的局限包括：资金限制、专科医生数量有限、难以获得专科医生的诊疗资源，以及缺乏优先考虑疼痛管理的激励机制。

疼痛得不到控制会对患者造成不必要的痛苦，降低其抵抗疾病的能力，干扰其日常生活、延长住院时间或反复住院，中断治疗，并且还会降低患者、家属、护理人员和医疗保健提供者的满意度。认识到治疗不足的问题并愿意正视其原因是改善治疗效果的关键步骤。

（二）关于阿片类药物的常见误解

临床医生必须了解患者对阿片类药物治疗疼痛的普遍误解，以便开展预防疼痛治疗不足的相关教育。

阿片类药物治疗虽然会有成瘾性，但研究表明大多数癌痛患者的成瘾发生率低于5%。

虽然按需（仅疼痛时）服用阿片类药物治疗可以达到理想治疗效果。但是对于持续疼痛的患者，可以24h提供阿片类药物，这在有效控制疼痛的同时可减少不良反应，有助于提高患者生活质量。

人们普遍认为阿片类药物存在呼吸抑制的风险，因此不应在生命末期使用阿片类药物，但是如果使用得当，阿片类药物很少会导致呼吸抑制。阿片类药物治疗存在风险，但在必要时可以用纳洛酮来控制风险。呼吸抑制通常不是单独发生的，而是在镇静过度和意识模糊的情况下发生的，这些情况可以提醒医生严格把控用药量，以及考虑是否有必要使用拮抗药。虽然阿片类药物有加速死亡的风险，但是如果使用得当，阿片类药物不太可能加速死亡。当需要镇痛来减轻痛苦时，不应该停止使用镇痛药物。

（三）阿片类药物治疗中的成瘾和滥用问题

阿片类药物的使用有潜在问题。临床医生在开具处方时需要考虑到药物滥用、成瘾和注意力分散等风险。为避免阿片类药物滥用危害公共健康，临床医生在出于合法医疗目的开具阿片类药处方时，需要承担起风险管理的责任。

虽然大多数患者在接受癌症相关疼痛治疗时不会出现药物成瘾或滥用，但采取必要的监测和预防措施是很重要的。

- 与患者共同确定治疗目标，例如，治疗不一定要完全缓解疼痛，但需要改善功能状态。患者需知道治疗的风险和益处。

识别出容易出现药物使用问题的高危人群是风险管理的第一步，这些人可能会从与戒毒专家共同制订的阿片类药物治疗策略中获益。

以下几个简单问题可用于识别有药物使用问题的人群。
- 是否有酗酒或吸毒的个人史？
- 是否有酗酒或吸毒的家族史？
- 是否患有严重的精神障碍？

对于那些有药物使用问题的高危人群，以下策略可能会有所帮助。
- 少量多次的开具处方。

- 定期进行尿液药物检测，以确保未使用管制药品。
- 选择滥用可能性较低的阿片类药物进行治疗。
- 谨慎考虑使用额外的短效阿片类药物来治疗暴发性疼痛或诱发性疼痛。

二、药物使用障碍患者的疼痛管理

药物使用障碍：药物使用的不良反应导致患者功能障碍或带来痛苦。

对于有药物使用障碍的患者，过多关注药物滥用可能阻碍其获得有效的镇痛策略，护理过程中应采取减少伤害的护理模式。

（一）阿片类药物风险评估

对所有患者进行疼痛评估时，都应了解患者既往使用阿片类药物的经历，并确定有无滥用的风险因素。阿片类药物风险评估工具可以帮助识别高风险患者。该工具不是用来确定哪些患者应停止使用阿片类药物，而是用来帮助确定哪些患者可从临床团队提供的支持中受益。

阿片类药物风险评估工具

简短的自我报告筛查工具，用于评估阿片类药物滥用的风险。该工具将患者分为阿片类药物滥用低、中、高三个风险等级。具体内容如下。

(1) 药物滥用家族史（乙醇、非法药物、处方药）。

(2) 药物滥用个人史（乙醇、非法药物、处方药）。

(3) 年龄在 16—45 岁。

(4) 青春期前性虐待史。

(5) 心理疾病（注意力缺陷障碍、强迫症、双相情感障碍、精神分裂症、抑郁症）。

（二）降低风险的管理策略

针对有阿片类药物使用障碍风险的患者，明确的护理策略包括：开具短疗程处方、与医疗人员频繁交流、与戒毒专家共同管理、采用多学科团队管理、定期尿液药物检测、进行阿片类过量风险教育、必要时使用纳洛酮，以及考虑阿片类药物替代疗法（如辅助药物、介入疗法及包括放疗在内的肿瘤疼痛治疗）。

与患者充分沟通并建立共同的治疗目标，这对建立安全的医患关系至关重要。患者应该期待一个支持和协作的过程，医护人员应该对疼痛控制水平和疼痛缓解时间设定合理的期望值。通常情况下，疼痛治疗可能无法达到具体的数值目标，而功能性目标可能更适用，也更重要。

正接受美沙酮或丁丙诺啡治疗的阿片类药物使用障碍的患者，最初接受的阿片类药物起始剂量与普通患者相同，但这些患者可能需要更高的剂量才能有效控制疼痛。

三、双重效应原理

患者和临床医生经常担心阿片类药物治疗疼痛会有加速死亡的风险，他们可能也不确定积极镇痛治疗与顽固症状的自控镇静、医生协助的自杀及安乐死之间的界限。然而，不治疗疼痛会给患者、家属、护理人员和工作人员带来巨大痛苦。

WHO 声明患者有权接受疼痛治疗。

在美国，最高法院在 Vacco 对 Quill 的诉讼案（117 S. Ct. 2293，美国，1997年）中的裁决指出："宪法认可经受痛苦的患者可从他们生命最后几天经历的痛苦中获得解脱"。

天主教会规定："即使死亡迫在眉睫，但不能合法地中断对患者的正常护理。可以使用镇痛药来减轻临终者的痛苦，甚至冒着缩短他们生命的风险"。

临床医生需要平衡这些担忧与疼痛治疗中的责任和道义。

双重效应原则规定：如果干预措施的预期不良反应和效益无法分割，且满足以下情形，则认为该项干预措施是合理的。

1. 该项措施在道德上是好的或中立的。

2. 预期结果非常重要，以证明可能产生的不良影响是可以接受的，但是要努力将不良影响的风险降至最低。

3. 实施者的行为出于善意而非恶意，将采取的措施作为达到目的的手段，或者作为目的本身。

换言之，如果缓解患者的疼痛是明确的目标，并且其重要性足以证明镇静带来的不良影响（导致死亡的可能性不大）是可以接受的，那么使用镇静剂来减轻疼痛在道德上是合理的。

四、疼痛的补充和替代疗法

通过无创的心理和综合治疗，可以改善中度疼痛的管理。这些策略正在减轻疼痛的同时可以减少不良反应，并能改善患者机体和社会心理功能。虽然随机试验和 Meta 分析的数据并不完善，但也已经证明了以下疗法的一些潜在效用。

1. 心理治疗干预（如认知行为疗法、尊严疗法、生活回顾等）。
2. 身心疗法（如引导式意象、渐进式肌肉放松、腹式呼吸）。
3. 冥想。
4. 音乐疗法。
5. 按摩。
6. 灵气。
7. 区域反射疗法。
8. 针灸/指压。
9. 芳香疗法。
10. 催眠疗法。

五、难治性疼痛的自控镇静

药物使用、介入治疗和辅助治疗可以使 90%～95% 的患者获得理想的疼痛控制，但在一小部分患者中，这些治疗方法效果不佳，导致这部分患者在生命终末期承受了巨大的痛苦。针对难治性疼痛的自控镇静，也称为完全镇静、姑息镇静或临终镇静，可定义为针对临终患者顽固性疼痛的镇静。

据报道，临终关怀机构中患者的镇静使用率为 2%～50%。镇静的适应证包括焦虑、心理压力、呼吸困难、谵妄、躁动，偶尔还包括疼痛。只有在仔细评估医疗情况，与患者和家属进行充分讨论，确定治疗目标并获得知情同意后，才可实施自控镇静。

患者应符合以下标准：①缺乏镇静的各种积极努力无法获得缓解；②额外的介入性/非介入性治疗无法提供缓解；③额外的治疗可能导致治疗过度或出现不可接受的并发症，或者不太可能在理想的时间范围内提供缓解。

间歇性镇静是有效的，这是一种有时间限制的自控镇静试验（通常为 24～48h），目的是打破心理痛苦的恶性循环。镇静程度可深可浅。镇静可以是持续的，预计可能会持续到死亡，也可以是暂时性的。

如果患者因慢性疼痛一直规律服用阿片类药物，那么除镇静药外，还需要继续服用阿片类药物。

一旦开始使用镇静药，应与家人和医务人员保持密切联系，并澄清法律方面的影响。一旦达到预期效果，就不再增加镇静药剂量。

（一）开始镇静前

将拟开始的治疗计划和预期结果与患者（如果可能）、相关家属和所有工作人员充分讨论。审查人工营养和（或）水化的治疗计划，无论是计划停止还是继续，均需确保已与患者、家属和医疗团队充分讨论过该计划并将其记录在案。

将讨论过程及知情同意记录在案，并签署"拒绝抢救"同意书。确保周围环境安静祥和，尽量减少对患者的干扰。在开始镇静之前，确认患者是否希望得到有关精神方面的支持。审核药物和治疗医嘱，并中止那些会降低患者舒适度的操作（如生命体征监测、血糖检查）。

（二）开始镇静

许多药物可提供有效的镇静作用，但目前还没有对照试验比较其疗效。最常见的是苯二氮䓬类药物，也可以使用巴比妥类药物或丙泊酚。阿片类药物不适用于姑息性镇静，因为它们只提供短暂的镇静作用，并会引起一系列不良反应，包括谵妄、肌阵挛和呼吸抑制，尤其是在初次使用阿片类药物的患者中。

静脉输注速度和剂量应根据所需的镇静程度进行调整，镇静药物的起始剂量包括丸剂剂量和起始持续输注剂量。

咪达唑仑（SC, IV）：5mg 丸剂，1mg/h 输注。

劳拉西泮（SC, IV）：2～5mg 丸剂，0.5～1mg/h 输注。

硫喷妥钠（IV）：5～7mg/（kg·h）丸剂，之后 20～80mg/h 输注。

戊巴比妥（IV）：1～3mg/kg 丸剂，1mg/（kg·h）输注。

苯巴比妥（SC, IV）：200mg 丸剂（每 15 分钟可重复给药），之后 25mg/h 输注。

丙泊酚（IV）：20～50mg 丸剂（可重复），5～10mg/h 输注。

（三）姑息镇静的伦理问题

多项研究表明，如果使用得当，姑息镇静并不会加速死亡。即使是有相关风险因素的患者，服用镇静剂也未出现加速死亡。

根据不同的疾病情况，患者在镇静状态下可存活数天至数周。以主要效果为基础的滴定是将顽固性症状的镇静与安乐死区分开来的方法，并形成顽固性疼痛镇静治疗的法律、伦理和道德框架，以便于将其作为协助患者自杀或安乐死的替代方案。

难治性症状的镇静与安乐死最明显的区别在于减轻疼痛和痛苦的意图。

学习要点

- 疼痛是生命终末期最常见的症状。
- 需要在生物 – 心理 – 社会背景下对疼痛进行准确和全面的评估。
- 对疼痛进行及时和适当的处理至关重要的。
- 提供相应治疗的临床医生应掌握有效控制疼痛的关键原则。
- 这些患者可能更需要系统地增加强效阿片类药物的剂量,以实现疼痛控制。
- 对于难以控制的疼痛及特殊情况下的疼痛,可以使用其他方式来实现更好的疼痛控制。
- 在无法控制疼痛的情况下,自控镇静可能是治疗顽固性疼痛的有效策略。

拓展阅读

[1] Bhaskar AK (2012). Interventional management of cancer pain. Curr Opin Support Palliat Care, 6(1), 1-9.

[2] Cherny NI, Fallon M, Kassa S, Portenoy RK, Currow DC (eds) (2021). Oxford Textbook of Palliative Medicine, 6th edn. Oxford: Oxford University Press.

[3] Chow E, Zeng L, Salvo N, Dennis K, Ttsao M, Lutz S (2012). Update on the systematic review of palliative radiotherapy trials for bone metastases. Clin Oncol, 24(2), 112-24.

[4] Goldstein N, Morrison RS (eds) (2012). Evidence-Based Practice of Palliative Medicine. Philadelphia, PA: Saunders.

[5] Heijltjes MT, van Thiel GJMW, Rietjens JAC, van der Heide A, de Graeff A, van Delden JJM (2020). Changing practices in the use of continuous sedation at the end of life: a systematic review of the literature. J Pain Symptom Manage, 60 (4), 828-46.

[6] Hoskin PJ (2008). Opioids in context: relieving the pain of cancer. Tthe role of comprehensive pain management. Palliat Med, 22(4), 303-309.

[7] Muller-Busch H, Andres I, Jehser T (2003). Sedation in palliative care-a critical analysis of 7 years' experience. BMC Palliat Care, 2(1), 2.

[8] Zech DFK, Grond S, Lynch J, Hertel D, Lehmann KA (1995). Validation of the World Health Organization Guidelines for cancer pain relief. J Pain, 65(1), 65-76.

附录 缩略语
Index

缩略语	英文全称	中文名称
3D	three-dimensional	三维
ACC	anterior cingulate cortex	前扣带回皮质
AI	aromatase inhibitor	芳香化酶抑制剂
AIA	aromatase inhibitor-induced arthralgia	芳香化酶抑制剂所致的关节痛
AP	anteroposterior	正位
BITS	bilateral intrathoracic splanchnicectomy	双侧胸腔内脏神经切除术
BMI	body mass index	体重指数
BPI	Brief Pain Inventory	简明疼痛量表
CIBP	cancer-induced bone pain	骨癌痛
CIPN	chemotherapy-induced peripheral neuropathy	化疗所致周围神经病变
CM-PF	centromedian-parafascicular complex	中央中核 – 束旁核复合体
COMT	catechol-O- methyltransferase	儿茶酚 –O– 甲基转移酶
CPN	coeliac plexus neurolysis	腹腔神经丛松解术
CRF	conventional radiofrequency	传统射频消融术

CSCI	continuous subcutaneous infusion	持续皮下输注
CSF	cerebrospinal fluid	脑脊液
CT	computed tomography	计算机体层扫描
CYP	cytochrome P$_{450}$	细胞色素 P$_{450}$
DREZ	dorsal root entry zone	脊髓背根入髓区
eGFR	estimated glomerular filtration rate	肾小球滤过率
ERCP	endoscopic retrograde cholangiopancreatography	内镜逆行胰胆管造影术
GI	gastrointestinal	胃肠道
GP	general practitioner	全科医生
GPN	glossopharyngeal nerve	舌咽神经
HIFU	high-intensity focused ultrasound	高强度超声聚焦刀
HNC	head and neck cancers	头颈部恶性肿瘤
HSCT	haematopoietic stem cell transplantation	造血干细胞移植
IL	interleukin	白细胞介素
IPG	implantable pulse generator	置入式脉冲发生器
IR	immediate release	速释型
IT	intrathecal	椎管内
ITDD	intrathecal drug delivery	鞘内给药
IV	intravenous	静脉注射
LTR	local twitch reflex	局部抽搐反射
MDT	multidisciplinary team	多学科团队
MPS	myofascial pain syndrome	肌筋膜疼痛综合征

MR	modified release	缓释型
MRgFUS	magnetic resonance-guided focused ultrasound	MR引导聚焦超声
MRI	magnetic resonance imaging	磁共振成像
MTrP	myofascial trigger point	肌筋膜触发点
NGF	nerve growth factor	神经生长因子
NICE	National Institute for Health and Care Excellence	英国国家卫生与临床优化研究所
NMDA	N-methyl-D-aspartate	N-甲基-D-天门冬氨酸
NRS	numerical rating scale	数字分级评分法
NSAID	non-steroidal anti-inflammatory drug	非甾体抗炎药
PCA	patient-controlled analgesia	患者自控镇痛
PCC	percutaneous cervical cordotomy	经皮颈髓切断术
PET	positron emission tomography	正电子发射体层成像
PMMA	polymethylmethacrylate	聚甲基丙烯酸甲酯
PPSP	persistent post-surgical pain	术后持续疼痛
PRF	pulsed radiofrequency	脉冲射频
PTM	patient therapy manager	患者治疗管理人员
PV	percutaneous vertebroplasty	经皮椎体成形术
RF	radiofrequency	射频
RFA	radiofrequency ablation	射频消融术
RIBP	radiation-induced brachial plexopathy	放射性臂丛神经损伤
RVM	rostral ventromedial medulla	延髓头端腹内侧区
SC	subcutaneous	皮下
SCS	spinal cord stimulation	脊髓电刺激疗法

SPG	sphenopalatine ganglion	蝶腭神经节
SSRI	selective serotonin reuptake inhibitor	选择性 5- 羟色胺再摄取抑制药
TENS	transcutaneous electrical nerve stimulation	经皮神经电刺激疗法
TGN	trigeminal nerve	三叉神经
TNF	tumour necrosis factor	肿瘤坏死因子
t-RFA	targeted radiofrequency ablation	射频热凝靶点消融术
USGDN	ultrasound-guided dry needling	超声引导下针刺触发点治疗
USgFUS	ultrasound-guided focused ultrasound	超声引导聚焦超声
VAS	visual analogue scale	视觉模拟法
VP	ventral posterior nucleus	腹后核
VPL	ventral posterolateral nucleus	腹后外侧核
VPM	ventral posteromedial nucleus	腹后内侧核
VRS	verbal rating scale	语言分级评分法
WFI	water for injection	注射用水
WHO	World Health Organization	世界卫生组织